图解

《千金方》

周 宇 主编

黑龙江科学技术出版社
HEILONGJIANG SCIENCE AND TECHNOLOGY PRESS

图书在版编目（ＣＩＰ）数据

图解《千金方》/ 周宇主编 . −− 哈尔滨：黑龙江科学
技术出版社，2020.5
ISBN 978−7−5719−0483−8

Ⅰ . ①图… Ⅱ . ①周… Ⅲ . ①《千金方》– 图解
Ⅳ . ① R289.342−64

中国版本图书馆 CIP 数据核字 (2020) 第 069970 号

图解《千金方》
TUJIE《QIANJINFANG》

主　　编 周　宇
责任编辑 回　博
封面设计 李　荣
出　　版 黑龙江科学技术出版社
地　　址 哈尔滨市南岗区公安街 70−2 号
邮　　编 150007
电　　话（0451）53642106
传　　真（0451）53642143
网　　址 www.lkcbs.cn
发　　行 全国新华书店
印　　刷 德富泰（唐山）印务有限公司
开　　本 710 mm×1000 mm　1/16
印　　张 16
字　　数 300 千字
版　　次 2020 年 5 月第 1 版
印　　次 2020 年 5 月第 1 次印刷
书　　号 ISBN 978−7−5719−0483−8
定　　价 36.00 元

前言

《千金方》全称《备急千金要方》，也称《千金要方》，系唐代医药学家孙思邈所著的一本医学巨作，是我国最早的医学百科全书。孙思邈所著的这部巨作，是集唐代及以前的诊治经验之大成，也是孙思邈在长期的行医过程中对临床经验的总结。书中不仅有他自己的诊疗经验，也汲取了百家之长，取材广泛，内容丰富，遍涉临床各科及针灸、食疗、药物、预防、卫生保健等，可谓价值千金的中医瑰宝。原著按照妇、幼、五官、内、外等科室进行分别介绍，其中不仅有医学知识理论的讲解，亦有名方、验方的介绍。这样的分门别类，有纲有目，内容非常丰富，与当今的科别分类极其相近，可见当时孙思邈的医学造诣是相当深厚的。作为综合性临床医学巨著，《千金方》蕴含了与治病、养生有关的方方面面，对后世医家影响极大，其中的经典方剂沿用至今，很多内容仍起着指导作用，有极高的学术价值

在数千年之后的今天，我们把这一综合性临床医学巨著经过整理重新呈现给读者，旨在全面、简明地展示《千金方》的精华，加深读者对《千金方》这一医学名著的认知和理解，将这一中医文化瑰宝继续传承。在编写过程中，我们尽量地保持了原著的风貌，但内容较以前更为精练，分别对各科疾病的医治方法以及孙思邈所倡导的养生原则等进行了介绍。为方便读者阅读和理解，本书在精确翻译原著内容的基础上，插入大量精美图片和解说性文字，让喜欢研究中医及关注养生的读者，都能轻松读懂这部国学巨著。本书体例简明、图文并茂，具有以下鲜明特点。

1. 尊重原著，与时俱进。本书在为大家尽可能呈现原著原貌的同时，与时俱进，进行了一些创新，图解的表现形式就是这部医典的最大改观。其最接近现代医学的学科分类，妇、幼、内、外、五官科，并针对现代人的健康特点选取方剂，便于读者查找疾病的治疗方剂。

2. 科学实用，简单易懂。本书完美展示数百幅中药本草图片，并对每一种方剂分量进行精确数字化把握。同时，秉承实用、易懂的原则，对原著进行了整合，删去配药冗长、繁多的方子，只留下简单易行、便于购买采集的方剂，一改医学典籍难懂的传统，让读者轻松看医书。

3. 图片精美，贴心方便。书中尽可能地展示了市面上常见的中草药成品图，使读者更为直观地识别草药；还贴心地增加了草药目前的市场参考价格，以便读者按图索骥，无论是从治病还是从消费角度，更方便地选择适合自己的药物。

现代社会，由于生活节奏加快，工作压力巨大，病痛、亚健康几乎出现在每一个人的身上，各种疾病的发病率也在逐年攀升，如何养生、如何治病业已成为现代人最为关心的事情。希望本书能让那些在巨大压力下生活的人们对疾病的预防、日常的养生以及病后的诊疗有充分的认识，同时给广大喜欢经典著作、关注养生的读者带来原汁原味的养生书。

另外，需要注意的是，对于书中所提到的一些有毒药物，如硫黄、乌头等，希望读者朋友要在医生的指导下服用，以免引起身体不适。

目录

◎卷一　序例◎

大医习业第一

凡欲为大医，必须谙《素问》、《甲乙》、《黄帝针经》、明堂流注、十二经脉、三部九候、五脏六腑、表里孔穴、本草药对、张仲景、王叔和、阮河南、范东阳、张苗、靳邵等诸部经方。又须妙解阴阳禄命、诸家相法，及灼龟五兆、《周易》六壬，并须精熟，如此乃得为大医。若不尔者，如无目夜游，动致颠殒。次须熟读此方，寻思妙理，留意钻研，始可与言于医道者矣。又须涉猎群书。何者？若不读五经，不知有仁义之道；不读三史，不知有古今之事；不读诸子，睹事则不能默而识之；不读《内经》，则不知有慈悲喜舍之德；不读《庄》《老》，不能任真体运，则吉凶拘忌，触涂而生。至于五行休王、七耀天文，并须探赜。若能具而学之，则于医道无所滞碍，尽善尽美矣。

大医精诚第二

张湛曰：夫经方之难精，由来尚矣。今病有内同而外异，亦有内异而外同，故五脏六腑之盈虚，血脉荣卫之通塞，固非耳目之所察，必先诊候以审之。而寸口关尺有浮沉弦紧之乱，腧穴流注有高下浅深之差，肌肤筋骨有厚薄刚柔之异，唯用心精微者，始可与言于兹矣。今以至精至微之事，求之于至粗至浅之思，其不殆哉。若盈而益之，虚而损之，通而彻之，塞而壅之，寒而冷之，热而温之，是重加其疾而望其生，吾见其死矣。故医方卜筮，艺能之难精者也。既非神授，何以得其幽微。世有愚者，读方三年，便谓天下无病可治；及治病三年，乃知天下无方可用。故学者必须博极医源，精勤不倦，不得道听途说，而言医道已了，深自误哉。

凡大医治病，必当安神定志，无欲无求，先发大慈恻隐之心，誓愿普救含灵之苦。若有疾厄来求救者，不得问其贵贱贫富，长幼妍媸，怨亲善友，华夷愚智，普同一等，皆如至亲之想。亦不得瞻前顾后，自虑吉凶，护惜身命。见彼苦恼，若己有之，深心凄怆。勿避险巇、昼夜寒暑、饥渴疲劳，一心赴救，无作功夫形迹之心。如此可为苍生大医，反此则是含灵巨贼。自古名贤治病，多用生命以济危急，虽曰贱畜贵人，至于爱命，人畜一也，损彼益己，物情同患，况于人乎。夫杀生求生，去生更远。吾今此方，所以不用生命为药者，良由此也。其虻虫、水蛭之属，市有先死者，则市而用之，不在此例。只如鸡卵一物，以其混沌未分，必有大段要急之处，不得已隐忍而用之。能不用者，斯为大哲亦所不及也。其有患疮痍、下痢，臭秽不可瞻视，人所恶见者，但发惭愧、凄怜、忧恤之意，不得起一念芥蒂之心，是吾之志也。

夫大医之体，欲得澄神内视，望之俨然。宽裕汪汪，不皎不昧。省病诊疾，至意深心。详察形候，纤毫勿失。处判针药，无得参差。虽曰病宜速救。要须临事不惑。唯当审谛覃思，不得于性命之上，率尔自逞俊快，邀射名誉，甚不仁矣。又到病家，纵绮罗满目，勿左右顾眄；丝竹凑耳，无得似有所娱；珍馐迭荐，食如无味；醽醁兼陈，看有若无。所以尔者，夫一人向隅，满堂不乐，而况病人苦楚，不离斯须，而医者安然欢娱，傲然自得，兹乃人神之所共耻，至人之所不为，斯盖医之本意也。

夫为医之法，不得多语调笑，谈谑喧哗，道说是非，议论人物，炫耀声名，訾毁诸医，自矜己德。偶然治瘥一病，则昂头戴面，而有自许之貌，谓天下无双，此医人之膏肓也。老君曰：人行阳德，人自报之；人行阴德，鬼神报之。人行阳恶，人自报之；人行阴恶，鬼神害之。寻此二途，阴阳报施，岂诬也哉。所以医人不得恃己所长，专心经略财物，但作救苦之心，于冥运道中，自感多福者耳。又不得以彼宝贵，处以珍贵之药，令彼难求，自炫功能，谅非忠恕之道。志存救济，故亦曲碎论之，学者不可耻言之鄙俚也。

治病略例第三

夫天布五行以植万类，人禀五常以为五脏，经络腑输，阴阳会通，玄冥幽微，变化难极。《易》曰：非天下之至赜，其孰能与于此。观今之医，不念思求经旨，以演其所知，各承家伎，始终循旧，省病问疾，务在口给，相对斯须，便处汤药，按寸不及尺，握手不及足，人迎趺阳，三部不参，动数发息，不满五十，短期未知决诊，九候曾无仿佛，明堂阙庭，尽不见察，所谓窥管而已。夫欲视死别生，固亦难矣。此皆医之深戒，病者司不谨以察之，而自防虑也。古来医人，皆相嫉害。扁鹊为秦太医令李醯所害，即其事也。一医处方，不得使别医和合，脱或私加毒药，令人增疾，渐以致困，如此者非一，特须慎之。宁可不服其药，以任天真，不得使愚医相嫉，贼人性命。甚可哀伤。

夫百病之本，有中风伤寒，寒热温疟，中恶霍乱，大腹水肿，肠澼下痢，大小便不通，贲豚上气，咳逆呕吐，黄疸消渴，留饮癖食，坚积积瘕，惊邪癫痫，鬼疰，喉痹齿痛，耳聋目盲，金疮踒折，痈肿恶疮，痔瘘瘤瘿，男子五劳七伤、虚乏羸瘦，女子带下崩中、血闭阴蚀，虫蛇蛊毒所伤，此皆大略宗兆，其间变动枝叶，各依端绪以取之。又有冷热劳损，伤饱房劳，惊悸恐惧，忧恚怵惕；又有产乳落胎，堕下瘀血；又有贪饵五石，以求房中之乐。此皆病之根源，为患生诸枝叶也。不可不知其本末，但向医说男女长幼之病，有半与病源相附会者，便可服药也。男子者，众阳所归，常居于燥，阳气游动，强力施泄，便成劳损，损伤之病，亦以众矣。若比之女人，则十倍易治。凡女子十四已上，则有月事。月事来日得风冷湿热，四时之病相协者，皆自说之。不尔，与治误相触动，更增困也。处方者，亦应问之。

凡用药皆随土地所宜。江南岭表，其地暑湿，其人肌肤薄脆，腠理开疏，用药轻省。关中河北，土地刚燥，其人皮肤坚硬，腠理闭塞，用药重复。世有少盛之人，不避风湿，触犯禁忌，暴竭精液，虽得微疾，皆不可轻以利药下之。一利大重，竭其精液，困滞着床，动经年月也。凡长宿病，宜服利汤，不须尽剂，候利之足则止。病源未除者，于后更合耳。稍有气力，堪尽剂，则不论也。病源须服利汤取除者，服利汤后，宜将丸散时时助之。

凡病服利汤得瘥者，此后慎不中服补汤也。若得补汤，病势还复成也。更重泻之，则其人重受弊也。若初差，气力未甚平复者，但消息之；须服药者，当以平药和之。夫常患之人，不妨行走，气力未衰，欲将补益，冷热随宜丸散者，可先服利汤，泻除胸腹中壅积痰实，然后可服补药也。夫极虚劳应服补汤者，不过三剂即止。若治风病应服治风汤者，皆非三五剂可知也。自有滞风洞虚，即服十数剂，乃至百余日可瘥也。故曰：实则泻之，虚则补之。

夫二仪之内，阴阳之中，唯

人最贵。人者，禀受天地中和之气，法律礼乐，莫不由人。

人始生，先成其精，精成而脑髓生。头圆法天，足方象地，眼目应日月，五脏法五星，六腑法六律，以心为中极。大肠长一丈二尺，以应十二时；小肠长二丈四尺，以应二十四气。身有三百六十五络，以应一岁。人有九窍，以应九州。天有寒暑，人有虚实；天有刑德，人有爱憎；天有阴阳，人有男女；月有大小，人有长短。所以服食五谷，不能将节，冷热咸苦更相抵触，共为攻击，变成疾病。凡医诊候，固是不易。又问而知之，别病深浅，名曰巧医。仲景曰：凡欲和汤合药，针灸之法，宜应精思，必通十二经脉，辨三百六十孔穴荣卫气行，知病所在，宜治之法，不可不通。古者上医相色，色脉与形不得相失，黑乘赤者死，赤乘青者生。中医听声，声合五音，火闻水声，烦闷干惊；木闻金声，恐畏相刑。脾者土也，生育万物，回助四傍，善者不见，死则归之。太过则四肢不举，不及则九窍不通。六识闭塞，犹如醉人。四季运转，终而复始。下医诊脉，知病元由，流转移动，四时逆顺，相害相生，审知脏腑之微，此乃为妙也。

诊候第四

夫欲理病，先察其源。候其病机，五脏未虚，六腑未竭，血脉未乱，精神未散，服药必活。若病已成，可得半愈。病势已过，命将难全。

夫诊候之法，常以平旦，阴气未动，阳气未散，饮食未进，经脉未盛，络脉调均，气血未乱。精取其脉，知其逆顺。非其时不用也，深察三部九候而明告之。古之善为医者，上医医国，中医医人，下医医病。又曰：上医听声，中医察色，下医诊脉。又曰：上医医未病之病，中医医欲病之病，下医医已病之病。若不加心用意，于事混淆，即病者难以救矣。

何谓三部？寸关尺也。上部为天，肺也；中部为人，脾也；下部为地，肾也。何谓九候？部各有三，合为九候。上部天，两额动脉，主头角之气也；上部地，两颊动脉，主口齿之气也；上部人，耳前动脉，主耳目之气也。中部天，手太阴，肺之气也；中①部地，手阳明，胸中之气也；中部人，手少阴，心之气也。下部天，足厥阴，肝之

---

① 中：原作"下"，据真本改。

气也；下部地，足少阴，肾之气也；下部人，足太阴，脾之气也。合为九候。

夫形盛脉细，少气不足以息者死；形瘦脉大，胸中多气者死；形气相得者生；三五不调者病；三部九候皆相失者死。愚医不通三部九候，及四时之经，或用汤药倒错，针灸失度，顺方治病，更增他疾，遂致灭亡。哀哉蒸民，枉死者半。可为世无良医，为其解释经说。地水火风，和合成人。凡人火气不调，举身蒸热；风气不调，全身强直，诸毛孔闭塞；水气不调，身体浮肿，气满喘粗；土气不调，四肢不举，言无音声。火去则身冷，风止则气绝，水竭则无血，土散则身裂。然愚医不思脉道，反治其病，使脏中五行共相克切，如火炽然，重加其油，不可不慎。凡四气合德，四神安和。一气不调，百一病生。四神动作，四百四病同时俱发。又云：一百一病，不治自愈；一百一病，须治而愈；一百一病，虽治难愈；一百一病，真死不治。

张仲景曰：欲疗诸病，当先以汤荡涤五脏六腑，开通诸脉，治道①阴阳，破散邪气，润泽枯朽，悦人皮肤，益人气血。水能净万物，故用汤也。若四肢病久，风冷发动，次当用散，散能逐邪。风气湿痹，表里移走，居无常处者，散当平之。次当用丸，丸药者，能逐风冷，破积聚，消诸坚癖，进饮食，调和荣卫。能参合而行之者，可谓上工。故曰医者意也。又曰：不须汗而强汗之者，出其津液，枯竭而死；须汗而不与汗之者，使诸毛孔闭塞，令人闷绝而死。又不须下而强下之者，令人开肠，洞泄不禁而死；须下而不与下之者，使人心内懊恼，胀满烦乱，浮肿而死。又不须灸而强与灸者，令人火邪入腹，干错五脏，重加其烦而死；须灸而不与灸之者，令人冷结重凝，久而弥固，气上冲心，无地消散，病笃而死。

黄帝问曰：淫邪泮衍奈何？岐伯对曰：正邪从外袭内，而未有定舍，及②淫于脏不得定处，与荣卫俱行，而与魂魄飞扬，使人卧不得安而喜梦也。凡气淫于腑，则有余于外，不足于内；气淫于脏，则有余于内，不足于外。问曰：有余、不足有形乎？对曰：阴盛则梦涉大水而恐惧，阳盛则梦蹈大火而燔灼，阴阳俱盛则梦相杀毁伤；上盛则梦飞扬，下盛则梦堕坠；甚饱则梦与《巢源》云梦行，甚饥则梦取《巢源》云梦卧；肝气盛则梦怒，肺气盛则梦恐惧、哭泣，心气盛则梦喜笑及恐畏，脾气盛则梦歌乐、体重、手足不举，肾气盛则梦腰脊两解而不属。凡此十二盛者，至而泻之立已。厥气客于心，则梦见丘山烟火；客于肺，则梦飞扬，见

① 治道：宋本作"顺治"。
② 及：真本、《灵枢》并作"反"。

金铁之器奇物；客于肝，则梦见山林树木；客于脾，则梦见丘陵大泽、坏屋风雨；客于肾，则梦见临渊，没居水中；客于膀胱，则梦见游行，客于胃，则梦见饮食；客于大肠，则梦见田野；客于小肠，则梦见聚邑、街衢；客于胆，则梦见斗讼、自刳；客于阴器，则梦交接斗内；客于项，则梦见斩首；客于胻，则梦见行走而不能前进，及池渠阱窬中居；客于股，则梦见礼节拜跪；客于胞膛，则梦见溲溺便利。凡此十五不足者，至而补之立已。善诊候者，亦可深思此意，乃尽善尽美矣。

《史记》曰：病有六不治：骄恣不论于理，一不治也；轻身重财，二不治也；衣食不能适，三不治也；阴阳并脏气不定，四不治也；形羸不能服药，五不治也；信巫不信医，六不治也。生候尚存，形色未改，病未入腠理，针药及时，能将节调理，委以良医，病无不愈。

处方第五

夫疗寒以热药，疗热以寒药，饮食不消以吐下药，鬼疰蛊毒以蛊毒药，痈肿疮瘤以疮瘤药，风湿以风湿药，风、劳、气冷各随其所宜。雷公云：药有三品，病有三阶。药有甘苦，轻重不同。病有新久，寒温亦异。重热、腻滑、咸酢药石、饮食等，于风病为治，余病非对。轻冷、粗涩、甘苦药草、饮食等，于热病为治，余病非对。轻热、辛苦、淡药、饮食等，于冷病为治，余病非对。其大纲略显其源流，自余睹状可知，临事制宜，当识斯要。

《药对》曰：夫众病积聚，皆起于虚，虚生百病。积者，五脏之所积；聚者，六腑之所聚。如斯等疾，多从旧方，不假增损。虚而劳者，其弊万端，宜应随病增减。古之善为医者，皆自采药，审其体性所主，取其时节早晚，早则药势未成，晚则盛势已歇。今之为医，不自采药，且不委节气早晚，只供采取，用以为药。又不知冷热消息、分两多少，徒有疗病之心，永无必愈之效。此实浮惑。聊复审其冷热，记其增损之主耳。虚劳而苦头痛，复热，加枸杞、葳蕤；虚而欲吐，加人参；虚而不安，亦加人参；虚而多梦纷纭，加龙骨；虚而多热，加地黄、牡蛎、地肤子、甘草；虚而冷，加当归、芎䓖、干姜；

虚而损，加钟乳、棘刺、肉苁蓉、巴戟天；虚而大热，加黄芩、天门冬；虚而多忘，加茯神、远志；虚而惊悸不安，加龙齿、紫石英、沙参、小草，冷则用紫石英、小草，若客热即用沙参、龙齿，不冷不热无用之；虚而口干，加麦门冬、知母；虚而吸吸，加胡麻、覆盆子、柏子仁；虚而多气，兼微咳，加五味子、大枣；虚而身强，腰中不利，加磁石、杜仲；虚而多冷，加桂心、吴茱萸、附子、乌头；虚而小便赤，加黄芩；虚而客热，加地骨皮、白水黄芪；虚而冷，用陇西黄芪；虚而痰，复①有气，加生姜、半夏、枳实；虚而小肠利，加桑螵蛸、龙骨、鸡膍胵；虚而小肠不利，加茯苓、泽泻；虚而溺白，加厚朴。诸药无有一一历而用之，但据体性冷热，的相主对，聊叙增损之一隅，入处方者宜准此。

用药第六

上药一百二十种，为君，主养命以应天。无毒，多服、久服不伤人。欲轻身益气、不老延年者，本上经。

中药一百二十种，为臣，主养性以应人。有毒无毒，斟酌其宜。欲遏病、补虚羸者，本中经。

下药一百二十五种，为佐使，主治病以应地。多毒，不可久服。欲除寒热邪气、破积聚、愈疾者，本下经。

三品合三百六十五种，法三百六十五度，每一度应一日，以成一岁。倍其数，合七百三十名也。

凡药有君臣佐使，以相宣摄。合和者，宜用一君、二臣、三佐、五使②，又可一君、三臣、九佐使也。又有阴阳配合，子母兄弟，根茎花实，草石骨肉。有单行者，有相须者，有相使者，有相畏者，有相恶者，有相反者，有相杀者。凡此七情，合和之时，用意视之，当用相须、相使者良，勿用相恶、相反者。若有毒宜制，可用相畏、相杀者，不尔，勿合用也。

又有酸、咸、甘、苦、辛五味，又有寒、热、温、凉四气，及有毒、无毒、阴干、曝干、采造时月、生熟、土地所出、真伪陈新，并各有法。其相使、相畏七情，列之如下，处方之日，宜善究之。

玉石上部

玉泉　畏款冬花。

玉屑　恶鹿角。

丹砂　恶磁石，畏咸水。

曾青　畏菟丝子。

石胆　水英为使，畏牡桂、菌桂、芫花、辛夷、白薇。

云母　泽泻为使，畏鮀甲及流水，恶徐长卿。

---

① 复：真本作"腹"。

② 三佐五使：〔考异〕："真本作五佐二字。"

钟乳　蛇床子、菟丝子为使，恶牡丹、玄石、牡蒙，畏紫石英、蘘草。

朴硝　畏麦句姜。

硝石　为使，恶苦参、苦菜、畏女菀。

芒硝　石韦为使，恶麦句姜

矾石　甘草为使，恶牡蛎。

滑石　石韦为使，恶曾青。

紫石英　长石为使，畏扁青、附子，不欲蛇甲、黄连、麦句姜。

白石英　恶马目毒公。

赤石脂　恶大黄，畏芫花。

黄石脂　曾青为使，恶细辛，畏蜚蠊、扁青、附子。

白石脂　燕粪为使，恶松脂，畏黄芩。

太一余粮　杜仲为使，畏铁落、菖蒲、贝母。

玉石中部

水银　畏磁石。

殷孽　恶防己，畏术。

孔公孽　木兰为使，恶细辛。

阳起石　桑螵蛸为使，恶泽泻、菌桂、雷丸、蛇蜕皮，畏菟丝子。

凝水石　畏地榆，解巴豆毒。

石膏　鸡子为使，恶莽草、毒公。

磁石　柴胡为使，畏黄石脂，恶牡丹、莽草。

玄石　恶松脂、柏子仁、菌桂。

理石　滑石为使，畏麻黄。

玉石下部

青琅玕　得水银良，畏鸡骨，杀锡[1]毒。

礜石　得火良，棘针为使，恶虎掌、毒公、鹜屎、细辛，畏水。

特生礜石　得火良，畏水。

方解石　恶巴豆。

代赭　畏天雄。

大盐　漏芦为使。

草药上部

六芝　薯蓣为使，得发良，恶恒山，畏扁青、茵陈。

---

① 锡：真本作"银"。

天门冬　垣衣、地黄为使，畏曾青。

麦门冬　地黄、车前为使。恶款冬、苦瓠，畏苦参、青蘘。

荠术　防风、地榆为使。

女萎、葳蕤　畏卤咸。

干地黄　得麦门冬、清酒良，恶贝母，畏芜荑。

菖蒲　秦艽、秦皮为使，恶地胆、麻黄。

远志　得茯苓、冬葵子、龙骨良，杀天雄、附子毒，畏真珠、蜚蠊、藜芦、齐蛤。

泽泻　畏海蛤、文蛤。

薯蓣　紫芝为使，恶甘遂。

菊花　术、枸杞根、桑根白皮为使。

甘草　术、干漆、苦参为使，恶远志，反甘遂、大戟、芫花、海藻。

人参　茯苓为使，恶溲疏，反藜芦。

石斛　陆英为使。恶凝水石、巴豆，畏白僵蚕、雷丸。

牛膝　恶萤火、龟甲、陆英，畏车前。

细辛　曾青、枣根为使，恶狼毒、山茱萸、黄芪，畏滑石、硝石，反藜芦。

独活　蠡实为使。

柴胡　半夏为使，恶皂荚，畏女菀、藜芦。

菴蕳子　荆子、薏苡仁为使，恶细辛、干姜。

菥蓂子　得荆子、细辛良，恶干姜、苦参。

龙胆　贯众为使，恶防葵、地黄。

菟丝子　得酒良，薯蓣、松脂为使，恶藋菌。

巴戟天　覆盆子为使，恶朝生、雷丸、丹参。

蒺藜子　乌头为使。

防风　恶干姜、藜芦、白蔹、芫花，杀附子毒。

络石　杜仲、牡丹为使，恶铁落，畏菖蒲、贝母。

黄连　黄芩、龙骨、理石为使，恶菊花、芫花、玄参、白藓皮，畏款冬，胜乌头，解巴豆毒。

沙参　恶防己，反藜芦。

丹参　畏咸水，反藜芦。

天名精　垣衣为使。

决明子　蓍[①]实为使，恶大麻子。

_____
① 蓍：真本作"楮"。

芎䓖　白芷为使。

续断　地黄为使，恶雷丸。

黄芪　恶龟甲。

杜若　得辛夷、细辛良，恶柴胡、前胡。

蛇床子　恶牡丹、巴豆、贝母。

茜根　畏鼠姑。

飞廉　得乌头良，恶麻黄。

薇衔　得秦皮良。

五味子　苁蓉为使，恶葳蕤，胜乌头。

草药中部

当归　恶䕡茹，畏菖蒲、海藻、牡蒙。

秦艽　菖蒲为使。

黄芩　山茱萸、龙骨为使，恶葱实，畏丹砂、牡丹、藜芦。

芍药　雷丸为使，恶石斛、芒硝，畏硝石、鳖甲、小蓟，反藜芦。

干姜　秦椒为使，恶黄连、黄芩、天鼠粪，杀半夏、莨菪毒。

藁本　恶䕡茹。

麻黄　厚朴为使，恶辛夷、石韦。

葛根　杀野葛、巴豆、百药毒。

前胡　半夏为使，恶皂角，畏藜芦。

贝母　厚朴、白薇为使，恶桃花，畏秦艽、矾石、莽草，反乌头。

栝楼　枸杞为使，恶干姜，畏牛膝、干漆，反乌头。

玄参　恶黄芪、干姜、大枣、山茱萸，反藜芦。

苦参　玄参为使，恶贝母、漏芦、菟丝子，反藜芦。

石龙芮　大戟为使，畏蛇蜕皮、吴茱萸。

石韦　滑石、杏仁为使，得菖蒲良。

狗脊　草薢为使，恶败酱。

草薢　虫鱼中部薏苡为使，畏葵根、大黄、柴胡、牡蛎、前胡。

瞿麦　蘘草、牡丹为使，恶桑螵蛸。

白芷　当归为使，恶旋复花。

紫菀　款冬为使，恶天雄、瞿麦、雷丸、远志，畏茵陈。

白藓皮　恶桑螵蛸、桔梗、茯苓、草薢。

白薇　恶黄芪、大黄、大戟、干姜、干漆、大枣、山茱萸。

紫参　畏辛夷。

仙灵脾　薯蓣为使。

款冬花　杏仁为使，得紫菀良，恶皂荚、硝石、玄参，畏贝母、辛夷、麻黄、黄芩、黄连、黄芪、青葙。

牡丹　畏菟丝子。

防己　殷蘖为使，恶细辛，畏萆薢，杀雄黄毒。

女菀　畏卤咸。

泽兰　防己为使。

地榆　得发良，恶麦门冬。

海藻　反甘草。

草药下部

大黄　黄芩为使。

桔梗　节皮为使，畏白及、龙胆、龙眼。

甘遂　瓜蒂为使，恶远志，反甘草。

葶苈　榆皮为使，得酒良，恶僵蚕、石龙芮。

芫花　决明为使，反甘草。

泽漆　小豆为使，恶薯蓣。

大戟　反甘草。

钩吻　半夏为使，恶黄芩。

藜芦　黄连为使，反细辛、芍药、五参，恶大黄。

乌头、乌喙　莽草为使，反半夏、栝楼、贝母、白蔹、白及，恶藜芦。

天雄　远志为使，恶腐婢。

附子　地胆为使，恶蜈蚣，畏防风、甘草、黄芪、人参、乌韭、大豆。

贯众　藿菌为使。

半夏　射干为使，恶皂荚，畏雄黄、生姜、干姜、秦皮、龟甲，反乌头。

虎掌　蜀漆为使，畏莽草。

蜀漆　栝楼为使，恶贯众。

恒山　畏玉札。

狼牙　芜荑为使，恶秦艽、地榆。

白蔹　代赭为使，反乌头。

白及　紫石英为使，恶理石、李核仁、杏仁。

藿菌　得酒良，畏鸡子。

蔄菇　甘草为使，恶麦门冬。

茛草　畏鼠妇。

夏枯草　土瓜为使。

狼毒　大豆为使，恶麦句姜。

鬼臼　畏垣衣。

木药上部

茯苓、茯神　马蔺为使，恶白薇，畏牡蒙、地榆、雄黄、秦艽、龟甲。

柏子仁　牡蛎、桂心、瓜子为使，畏菊花、羊蹄、诸石、面曲。

杜仲　恶蛇蜕、玄参。

干漆　半夏为使，畏鸡子。

蔓荆子　恶乌头、石膏。

牡荆实　防风为使，恶石膏。

五加皮　远志为使，畏蛇蜕、玄参。

黄檗　恶干漆。

辛夷　芎穷为使，恶五石脂，畏菖蒲、蒲黄、黄连、石膏、黄环。

酸枣仁　恶防己。

槐子　天雄、景天为使。

木药中部

厚朴　干姜为使，恶泽泻、寒水石、硝石。

山茱萸　蓼实为使，恶橘梗、防风、防己。

吴茱萸　蓼实为使，恶丹参、硝石、白垩，畏紫石英。

秦皮　大戟为使，恶吴茱萸。

占斯　解狼毒毒。

栀子　解踯躅毒。

秦椒　恶栝楼、防葵，畏雌黄。

桑根白皮　续断、桂心、麻子为使。

木药下部

黄环　鸢尾为使，恶茯苓、防己。

石楠　五加皮为使。

巴豆　芫花为使，恶蘘草，畏大黄、黄连、藜芦，杀斑蝥毒。

蜀椒　杏仁为使，畏款冬。

栾华　决明为使。

雷丸　荔实、厚朴为使，恶葛根。

溲疏　漏芦为使。

皂荚　柏子为使，恶麦门冬，畏空青、人参、苦参。

兽上部

龙骨　得人参、牛黄良，畏石膏。

龙角　畏干漆、蜀椒、理石。

牛黄　人参为使，恶龙骨、地黄、龙胆、蜚蠊，畏牛膝。

白胶　得火良，畏大黄。

阿胶　得火良，畏大黄。

兽中部

犀角　松脂为使，恶雚菌、雷丸。

羖羊角　菟丝子为使。

鹿茸　麻勃为使。

鹿角　杜仲为使。

兽下部

麋脂　畏大黄，恶甘草。

虫鱼上部

蜜蜡　恶芫花、齐蛤。

蜂子　畏黄芩、芍药、牡蛎。

牡蛎　贝母为使，得甘草、牛膝、远志、蛇床良，恶麻黄、吴茱萸、辛夷。

桑螵蛸　畏旋复花。

海蛤　蜀漆为使，畏狗胆、甘遂、芫花。

龟甲　恶沙参、蜚蠊。

虫鱼中部

伏翼　苋实、云实为使。

猬皮　得酒良，畏橘梗、麦门冬。

露蜂房　恶干姜、丹参、黄芩、芍药、牡蛎。

蟅虫　畏皂荚、菖蒲。

蛴螬　蜚虫为使，恶附子。

鳖甲　恶矾石。

鲍鱼甲　蜀漆为使，畏狗胆、甘遂、芫花。

乌贼鱼骨　恶白蔹、白及。

蟹　杀莨菪毒、漆毒。

天鼠粪　恶白蔹、白薇。

虫鱼下部

蛇蜕　畏磁石及酒。

蜣螂　畏羊角、石膏。

斑蝥　马刀为使，畏巴豆、丹参、空青，恶肤青。

地胆　恶甘草。

马刀　得水良。

果上部

大枣　杀乌头毒。

果下部

杏仁　得火良，恶黄芪、黄芩、葛根，解锡、胡粉毒，畏蓑草。

菜上部

冬葵子　黄芩为使。

菜中部

葱实　解藜芦毒。

米上部

麻蕡、麻子　畏牡蛎、白薇，恶茯苓。

米中部

大豆及黄卷　恶五参、龙胆，得前胡、乌喙、杏仁、牡蛎良，杀乌头毒。

大麦　食蜜为使。

酱　杀药毒、火毒。

上一百九十七种有相制使，其余皆无，故不备录。

或曰：古人用药至少，分两亦轻，瘥病极多。观君处方，非不烦重，分两亦多，而瘥病不及古人者，何也？答曰：石者日月长远，药在土中自养经久，气味真实，百姓少欲，禀气中和，感病轻微，易为医疗。今时日月短促，药力轻虚，人多巧诈，感病厚重，难以为医。病轻用药须少，痾重用药即多，此则医之一隅，何足怪也。又古之医有自将采取，

阴干、曝干，皆悉如法，用药必依土地，所以治十得九。今之医者，但知诊脉处方，不委采药时节，至于出处土地、新陈虚实，皆不悉，所以治十不得五六者，实由于此。夫处方者，常须加意，重复用药，药乃有力，若学古人，徒自误耳。将来学者，须详熟之。

凡紫石英、白石英、朱砂、雄黄、硫黄等，皆须光明映澈、色理鲜静者为佳。不然，令人身体干燥、发热口干而死。

凡草石药，皆须土地坚实，气味浓烈。不尔，治病不愈。

凡狼毒、枳实、橘皮、半夏、麻黄、吴茱萸，皆欲得陈久者良，其余唯须精新也。

合和第七

问曰：凡合和汤药，治诸草石虫兽，用水升数消杀之法则云何？答曰：凡草有根、茎、枝、叶、皮、骨、花、实，诸虫有毛、翅、皮、甲、头、足、尾、骨之属，有须烧炼炮炙，生熟有定，一如后法。顺方者福，逆之者殃。或须皮去肉，或去皮须肉，或须根茎，或须花实，依方炼治，极令净洁。然后升合称两，勿令参差。药有相生相杀，气力有强有弱，君臣相理，佐使相持。若不广通诸经，则不知有好有恶，或医自以意加减，不依方分，使诸草石强弱相欺，入人腹中不能治病，更加斗争，草石相反，使人迷乱，力甚刀剑。若调和得所，虽未能治病，犹得安利五脏，于病无所增剧。例曰②：诸经方用药，所有熬炼节度，皆脚注之。今方则不然，于此篇具条之，更不烦方下别注也。

凡药治择熬炮讫，然后称之以充用，不得生称。

---

① 自：宋本作"生"。
② 例曰：宋本作"剢"。［考异］："真本别提。"

凡用石药及玉，皆碎如米粒，绵裹纳汤酒中。

凡钟乳等诸石，以玉槌水研，三日三夜漂炼，务令极细。

凡银屑，以水银和成泥。

凡礜石，赤泥团之，入火半日，乃熟可用，仍不得过之。不炼，生入药，使人破心肝。

凡朴硝、矾石，烧令汁尽，乃入丸散。芒硝、朴硝，皆绞汤讫，纳汁中，更上火两三沸，烊尽乃服。

凡汤中用丹砂、雄黄者，熟末如粉，临服纳汤中，搅令调和服之。

凡汤中用完物，皆擘破，干枣、栀子之类是也。用细核物，亦打碎，山茱萸、五味子、蕤核、决明子之类是也。细花子物，正尔完用之，旋复花、菊花、地肤子、葵子之类是也。米麦豆辈，亦完用之。

凡橘皮、吴茱萸、椒等，入汤不㕮咀。

凡诸果实仁，皆去尖及双仁者，汤柔挞去皮，仍切之。用栀子者去皮，用蒲黄者汤成下。

凡麦门冬、生姜入汤，皆切，三捣三绞取汁，汤成去滓下之，煮五六沸，依如升数，不可共药煮之。一法薄切用。

凡麦门冬，皆微润，抽去心。

凡麻黄，去节，先别煮两三沸，掠去沫，更益水如本数，乃余药，不尔，令人烦，寸斩之。小草、瞿麦五分斩之，细辛、白前三分斩之，膏中细锉也。

凡牛膝、石斛等，入汤酒拍碎用之；石斛入丸散者，先以砧槌极打令碎，乃入臼，不尔，捣不熟，入酒亦然。

凡桂、厚朴、杜仲、秦皮、木兰之辈，皆削去上虚软甲错，取里有味者称之。茯苓、猪苓，削除黑皮。牡丹、巴戟天、远志、野葛等，皆捶破去心。紫菀，洗去土，曝干，乃称之。薤白、葱白，除青令尽。莽草、石楠、茵芋、泽兰，剔取叶及嫩茎，去大枝。鬼臼、黄连，皆除根毛。石韦、辛夷，拭去毛，辛夷又去心。蜀椒，去闭口者及目。用大枣、乌梅，皆去核。用鬼箭，削取羽皮。

凡茯苓、芍药，补药须白者，泻药唯赤者。

凡菟丝子，暖汤淘汰去沙土，干漉，暖酒渍，经一宿漉出，曝微白，捣之；不尽者更以酒渍，经三五日乃出，更晒微干，捣之，须臾悉尽，极易碎。

凡用甘草、厚朴、枳实、石楠、茵芋、藜芦、皂荚之类，皆炙之。而枳实去穰，藜芦去头，皂荚去皮、子。

凡用椒实，微熬令汗出，则有势力。

凡汤、丸、散，用天雄、附子、乌头、乌喙、侧子，皆糖灰炮令微拆，削去黑皮乃称之。唯姜附汤及膏酒中生用，亦削去皮乃称之，直理破作七八片。

凡半夏，热汤洗去上滑，一云十洗四破，乃称之，以入汤；若膏、酒、丸、散，皆糖灰炮之。

凡巴豆，去皮、心、膜，熬令紫色。桃仁、杏仁、葶苈、胡麻诸有脂膏药，皆熬黄黑，别捣令如膏，指㧋视泯泯尔，乃以向成散，稍稍下臼中，合研，捣令消散，乃复都以轻绢筛之，须尽，又纳臼中，依法捣数百杵也。汤、膏中虽有生用者，并捣破。

凡用麦、曲末、大豆黄卷、泽兰、芜荑，皆微炒。干漆炒令烟断。用乌梅入丸散者，熬之。用熟艾者，先炒，细擘，合诸药捣令细散不可筛者，纳散中和之。

凡用诸毛羽、齿牙、蹄甲、龟鳖、鲮鲤等甲、皮、肉、骨、角、筋，鹿茸等，皆炙之。蛇蜕皮微炙。

凡用斑蝥等诸虫，皆去足翅，微熬。用桑螵蛸，中破炙之。牡蛎，熬令黄色。僵蚕、蜂房，微炒之。

凡汤中用麝香、犀角、鹿角、羚羊角、牛黄，须末如粉，临服纳汤中，搅令调和服之。

凡丸散用胶，先炙，使通体沸起燥，乃可捣，有不沸处，更炙之；断下汤直尔用之，勿炙；诸汤中用阿胶，皆绞汤毕，纳汁中，更上火两三沸，令烊。

凡用蜜，先火煎，掠去沫，令色微黄，则丸经久不坏。掠之多少，随蜜精粗，遂至大稠，于丸弥佳。

凡丸中用蜡，烊，投少蜜中，搅调以和药。

凡汤中用饴糖，皆汤成下。诸汤用酒者，皆临熟下之。

凡药有宜丸者、宜散者、宜汤者、宜酒渍者、宜膏煎者，亦有一物兼宜者，亦有不入汤酒者，并随药性，不得违之。其不宜汤酒者，列之如下：

朱砂熟入汤　雌黄　云母　阳起石入酒　矾石入酒　硫黄入酒　钟乳入酒　孔公孽入酒　礜石入酒　银屑　白垩　铜镜鼻　胡粉　铅丹　卤咸入酒　石灰入酒　藜灰

上石类一十七种。

野葛　狼毒　毒公　鬼臼　莽草　蒴藋入酒　巴豆　踯躅入酒　皂荚入酒　藋菌　藜芦　茼茹　贯众入酒　芜荑　雷丸　狼牙　鸢尾　蒺藜入酒　女菀

菓耳^①　紫葳入酒　薇衔入酒　白及　牡蒙　飞廉　蛇衔　占斯　辛夷　石楠入酒　楝实虎杖入酒　单渍　虎掌　蓄根^②　阳桃入酒　麻勃苦瓠　瓜蒂　陟厘　狼跋子入酒　云实　槐子入酒　地肤子　蛇床子入酒　青葙子　茺蔚子　王不留行　薪蓂子　菟丝子入酒

上草木之类四十八种

蜂子　蜜蜡　白马茎　狗阴　雀卵　鸡子　雄鹊　伏翼　鼠妇　樗鸡　萤火　蠮螉　僵蚕　蜈蚣蛴螬　斑蝥　芫青　亭长　蛇胆　虻虫　䗪蠦　蝼蛄　马刀　赭魁　蛤蟆　猬皮　生鼠　生龟入酒　蜗牛　诸鸟兽入酒　虫鱼膏　骨髓　胆

血　屎溺

上虫兽之类二十九种。

古秤唯有铢两，而无分名。今则以十黍为一铢，六铢为一分，四分为一两，十六两为一斤，此则神农之秤也。吴人以二两为一两，隋人以三两为一两。今依四分为一两秤为定。方家凡云等分者，皆是丸散，随病轻重，所须多少，无定铢两，三种五种皆悉分两同等耳。凡丸散云若干分两者，是品诸药宜多宜少之分两，非必止于若干之分两也。假令日服三方寸匕，须瘥止，是三五两药耳。凡散药有云刀圭者，十分方寸匕之一，准如梧桐子大也。方寸匕者，作匕正方一寸，抄散，取不落为度。钱匕者，以大钱上全抄之。若云半钱匕者，则是一钱抄取一边尔，并用五铢钱也。钱五匕者，今五铢钱边五字者以抄之，亦令不落为度。一撮者，四刀圭也。十撮为一勺，二勺^③为一合。以药升分之者，谓药有虚实，轻重不得用斤两，则以升平之。药升方作上径一寸，下径六分，深八分，纳散药，勿按抑之，正尔微动令平调耳。今人分药，不复用此。

凡丸药，有云如细麻大者，即胡麻也，不必扁扁，但令较略大小相称尔。如黍粟者亦然，以十六黍为一大豆也。如麻子者，即今大麻子，准三细麻也。如胡豆者，今青斑豆也，以二大麻子准之。如小豆者，今赤小豆也，粒有大小，以三大麻子准之。如大豆者，以二小豆准之。如梧桐子者，以二大豆准之。一方寸匕散，以蜜和得如梧桐子十丸为定，如弹丸及鸡子黄者，以十梧桐子准之。

凡方云巴豆若干枚者，粒有大小，当先去心皮，乃称之，以一分准十六

---

① 菓耳：即苍耳。

② 蓄根：真本作"茅根"。

③ 二勺：真本作"十勺"。

枚。附子、乌头若干枚者，去皮毕，以半两准一枚。枳实若干枚者，去穰毕，以一分准二枚。橘皮一分准三枚。枣有大小，以三枚准一两。云干姜一累者，以半两为正本草云一两为正。

凡方云半夏一升者，洗毕称，五两为正。椒一升，三两为正。吴茱萸一升，五两为正。菟丝子一升，九两为正。菴蕳子一升，四两为正。蛇床子一升，三两半为正。地肤子一升，四两为正。此其不同也。云某子一升者，其子各有虚实，轻重不可通以秤准，皆取平升为正。

凡方云桂一尺者，削去皮毕，重半两为正。甘草一尺者，重二两为正。云某草一束者，重三两为正。一把者，重二两为正。

凡云蜜一斤者，有七合。猪膏一斤者，一升二合。

凡汤酒膏药，旧方皆云㕮咀者，谓称毕，捣之如大豆，又使吹去细末。此于事殊不允当，药有易碎、难碎，多末、少末，称两则不复均平。今皆细切之，较略令㕮咀者，乃得无末而片粒调和也。

凡云末之者，谓捣筛如法也。

凡丸散，先细切，曝燥，乃捣之。有各捣者，有合捣者，并随方所言。其润湿药，如天门冬、干地黄辈，皆先切，曝干，独捣令偏碎，更出细擘，曝干。若值阴雨，可微火烘之，既燥，小停冷，乃捣之。

凡湿药，燥皆大耗，当先增分两，须得屑乃称之为正，其汤酒中不须如此。

凡筛丸药，用重密绢，令细，于蜜丸即易熟。若筛散，草药用轻疏绢，于酒中服即不泥。其石药亦用细绢筛，令如丸药者。凡筛丸散药毕，皆更合于臼中，以杵捣之数百过，视其色理和同为佳。

凡煮汤，当取井华水，极令静洁，升斗分量勿使多少，煮之调和，候火用心，一如炼法。

凡煮汤，用微火，令小沸，其水数依方多少。大略二十两药用水一斗，煮取四升，以此为率。皆绞去滓，而后酌量也。然则利汤欲生，少水而多取汁者，为病须快利，是以少水而多取汁；补汤欲熟，多水而少取汁者，为病须补益，是以多水而少取汁。好详视之，不得令水多少。汤熟，用新布，两人以尺木绞之，澄去垽浊。分再服、三服者，第二、第三服以纸覆令密，勿令泄气。欲服以铜器于热汤上暖之，勿令器中有水气。

凡渍药酒，皆须切细，生绢袋盛之，乃入酒，密封，随寒暑日数，视其浓烈，便可漉出，不必待至酒尽也。滓可曝燥，微捣，更渍饮之，亦可散服。

凡建中、肾沥诸补汤滓，合两剂加水煮竭饮之，亦敌一剂新药，贫人当依此用，皆应先曝令燥也。

凡合膏，先以苦酒渍，令淹浃，不用多汁，密覆勿泄。云晬时者，周时也，从今旦至明旦。亦有止一宿。煮膏当三上三下，以泄其热势，令药味得出。上之，使匝匝沸，乃下之，取沸静，良久乃止，宁欲小生。其中有薤白者，以两头微焦黄为候。有白芷、附子者，亦令小黄色为度。猪肪皆勿令经水，腊月者弥佳。绞膏亦以新布绞之。若是可服之膏，膏滓亦堪酒煮饮之，可摩之膏，膏滓则宜以敷病上。此盖欲兼尽其药力故也。

凡膏中有雄黄、朱砂辈，皆别捣，细研如面，须绞膏毕乃投中，以物疾搅至于凝强，勿使沉聚在下不调也。有水银者，于凝膏中研，令消散，胡粉亦尔。

凡捣药法，烧香，洒扫净洁，不得杂语喧呼，当使童子捣之，务令细熟，杵数可至千万杵，过多为佳。

凡合肾气、薯蓣及诸大补五石、大麝香丸、金牙散、大酒煎膏等，合时、煎时，并勿令妇人、小儿、产母、丧孝、痼疾、六根不具足人，及鸡、犬、六畜等见之，大忌，切宜慎之。其续命汤、麻黄等诸小汤，不在禁忌之限。比来田野下里家，因市得药，随便市上雇人捣合，非止诸不如法，至于石斛、菟丝子等难捣之药，费人功力，赁作捣者，隐主悉盗弃之。又为尘埃秽气入药中，罗筛粗恶，随风飘扬，众口尝之，众鼻之，药之精气，一切都尽，与朽木不殊。又复服饵不能尽如法，服尽之后，反加虚损，遂谤医者处方不效。夫如此者，非医之咎，自缘发意甚误，宜熟思之也。

服饵第八

若用毒药治病，先起如黍粟，病去即止，不去倍之，不去十之，取去为度。病在胸膈以上者，先食而后服药；病在心腹以下者，先服药而后食；病在四肢血脉者，宜空腹而在旦；病在骨髓者，宜饱满而在夜。

凡服丸散，不云酒、水饮者，本方如此，是可通用也。

凡服利汤欲得侵早。凡服汤欲得稍热服之，即易消下不吐，若冷则吐呕不下，若太热即破人咽喉，务在用意。汤必须澄清，若浊令人心闷不解。中间相去如步行十里久再服，若太促数，前汤未消，后汤来冲，必当吐逆，仍问病者腹中药消散，乃可进服。

凡服汤法，大约皆分为三服，取三升，然后乘病人谷气强进，一服最须多，次一服渐少，后一服最须少。如此即甚安稳，所以病人于后气力渐微，故汤须渐少。凡服补汤，欲得服三升半，昼三夜一，中间间食，则汤气溉灌百脉，易得药力。凡服汤不得太缓太急也，又须左右仰覆卧各一，食顷即汤势遍行腹中，又于室中行，皆可一百步许，一日勿出外，即大益。凡服汤三日，常忌酒，缘汤忌酒故也。凡服治风汤，第一服厚覆取汗，若得汗即须薄覆，勿令大汗，中间亦须间食，不尔令人无力，更益虚羸。

　　凡丸药皆如梧桐子，补者十丸为始，从一服渐加，不过四十丸，过亦损人。云一日三度服，欲得引日多时不阙，药气渐渍，熏蒸五脏，积久为佳，不必顿服，早尽为善，徒弃名药，获益甚少。

　　凡人四十以下有病，可服泻药，不甚须服补药。必若有所损，不在此限。四十以上，则不可服泻药，须服补药。五十以上，四时勿阙补药。如此乃可延年，得养生之术耳。《素问》曰：实即泻之，虚即补之，不虚不实，以经调之。此其大略也。凡有脏腑积聚，无问少长，须泻则泻。凡有虚损，无问少长，须补即补。以意量度而用之。

　　凡服痔漏疳䘌等药，皆慎猪、鸡、鱼、油等，至瘥。

　　凡服泻药，不过以利为度，慎勿过多，令人下利无度，大损人也。

　　凡诸恶疮，瘥后皆百日慎口，不尔即疮发也。

　　凡服酒药，欲得使酒气相接，无得断绝，绝则不得药力，多少皆以知为度。不可令至醉及吐，则大损人也。

　　凡服药，皆断生冷、酢滑、猪犬鸡鱼、油面、蒜及果实等。其大补，丸散，切忌陈臭宿滞之物。有空青忌食生血物，天门冬忌鲤鱼，白术忌桃李及雀肉、胡荽、大蒜、青鱼等物，地黄忌芜荑，甘草忌菘菜、海藻，细辛忌生菜，菟丝子忌兔肉，牛膝忌牛肉，黄连、橘梗忌猪肉，牡丹忌胡荽，藜芦忌狸肉，半夏、菖蒲忌饴糖及羊肉，恒山、桂心忌生葱、生菜，商陆忌犬肉，茯苓忌醋物，柏子仁忌湿面，巴豆忌芦笋羹及猪肉，鳖甲忌苋菜。

凡服药，忌见死尸，及产妇秽污触之，兼及愤怒忧劳。

凡饵汤药，其粥食肉菜皆须大熟，熟即易消，与药相宜，若生则难消，复损药力。仍须少食菜及硬物，于药为佳。亦少进盐醋乃善。亦不得苦心用力，及房室喜怒。是以治病用药力，唯在将息得力，太半于药有益，所以病者务在将息节慎。节慎之至，可以长生，岂唯愈病而已。

凡服泻汤及诸丸、散、酒等，至食时须食者，皆先与一口冷醋饭，须臾乃进食为佳。

凡人忽遇风发，身心顿恶，或不能言，有如此者，当服大、小续命汤及西州续命、排风、越婢等汤，于无风处密室之中，日夜四五服，勿计剂数多少，亦勿虑虚，常使头面、手足、腹背汗出不绝为佳。服汤之时，汤消即食粥，粥消即服汤，亦少与羊肉肤将补。若风大重者，相续五日五夜服汤不绝，即经二日停汤，以羹臛自补，将息四体。若小瘥，即当停药，渐渐将息。如其不瘥，当更服汤攻之，以瘥为度。

凡患风，服汤，非得大汗，其风不去，所以诸风方中皆有麻黄，至如西州续命即用八两，越婢六两，大、小续命或用一两、三两、四两，故知非汗不瘥。所以治风非密室不得辄服汤药，徒自误耳，惟更加增，未见损减矣。

凡人五十以上大虚者，服三石更生，慎勿用五石也。四时常以平旦服一二升，暖饮，终身勿绝，及一时勿食蒜、油、猪、鸡、鱼、鹅、鸭、牛、马等肉，即无病矣。

◎卷二 妇人方（上）◎

求子第一

论六首　方十五首　灸法六首　转女为男法三首

论曰：夫妇人之别有方者，以其胎妊、生产、崩伤之异故也。是以妇人之病，比之男子十倍难疗。《经》言：妇人者，众阴所集，常与湿居。十四以上，阴气浮溢，百想经心，内伤五脏，外损姿颜，月水去留，前后交互，瘀血停凝，中道断绝，其中伤堕，不可具论。生熟二脏，虚实交错，恶血内漏，气脉损竭。或饮食无度，损伤非一，或疮痍未愈，便合阴阳，或便利于悬厕之上，风从下入，便成十二痼疾，所以妇人别立方也。若是四时节气为病，虚实冷热为患者，故与丈夫同也。惟怀胎妊而挟病者，避其毒药耳。其杂病与丈夫同，则散在诸卷中，可得而知也。然而女人嗜欲多于丈夫，感病倍于男子，加以慈恋爱憎、嫉妒忧恚，染着坚牢，情不自抑，所以为病根深，疗之难瘥。故养生之家，特须教子女学习此三卷妇人方，令其精晓，即于仓卒之秋，何忧畏也？夫四德者，女子立身之枢机；产育者，妇人性命之长务。若不通明于此，则何以免于夭枉者哉。故传母之徒，亦不可不学，常宜缮写一本，怀挟随身，以防不虞也。

论曰：人之情性皆愿贤己而疾不及人，至于学问，则随情逐物，堕于事业，讵肯专一，推求至理，莫不虚弃光阴，没齿无益。夫婚姻养育者，人伦之本，王化之基。圣人设教，备论厥旨，后生莫能精晓，临事之日，昏尔若愚，是则徒愿贤己而疾不及人之谬也。斯实不达贤己之趣，而妄徇虚声，以终无用。今具述求子之法，以贻后嗣，同志之士，或可览焉。

论曰：夫欲求子者，当先知夫妻本命，五行相生，及与德合，并本命不在子休废死墓中者，则求子必得；若其本命五行相克，及与刑杀冲破，并在于休废死墓中者，则求子了不可得，慎无措意。纵或得者，于后终亦累人。若其相生并遇福德者，仍须依法如方，避诸禁忌，则所诞儿子尽善尽美，难以具陈矣。

论曰：凡人无子，当为夫妻俱有五劳七伤、虚赢百病所致，故有绝嗣之殃。夫治之法，男服七子散，女服紫石门冬丸，及坐药、荡胞汤，无不有子也。

七子散　治丈夫风虚目暗，精气衰少，无子，补不足。方：

五味子　牡荆子　菟丝子　车前子　菥蓂子　石斛　薯蓣　干地黄　杜仲鹿茸　远志各八铢　附子　蛇床子　芎穷各六铢　山茱萸　天雄　人参　茯苓黄芪　黄牛膝各三铢　桂心十铢　巴戟天十二铢　苁蓉十铢　钟乳粉八铢

上二十四味，治下筛。酒服方寸匕，日二。不知，增至二匕，以知为度。禁如药法。不能酒者，蜜和丸服亦得。一方加覆盆子八铢。求子法，一依后房中篇。

朴硝荡胞汤　治妇人立身以来全不产，及断绪久不产三十年者。方：

朴硝　牡丹　当归　大黄　桃仁生用各三铢　细辛　厚朴　桔梗　赤芍药人参　茯苓　桂心　甘草　牛膝　橘皮各一铢　虻虫十枚　水蛭十枚　附子六铢

上十八味，㕮咀，以清酒五升、水五升合煮，取三升，分四服，日三夜一，每服相去三时，更服如常。覆被取少汗，汗不出，冬日着火笼之。必下积血，

及冷赤脓如赤小豆汁，本为妇人子宫内有此恶物令然。或天阴脐下痛，或月水不调，为有冷血，不受胎，若斟酌下尽，气力弱，大困，不堪更服，亦可二三服即止。如大闷不堪，可食酢饭冷浆，一口即止。然恐去恶物不尽，不大得药力。若能忍能服尽，大好。一日后，仍着导药。《千金翼方》不用橘梗、甘草。

治全不产及断绪，服前朴硝汤后，着坐导药。方：

皂荚　山茱萸《千金翼方》作苦瓠当归各一两　细辛　五味子　干姜各二两　大黄矾石　戎盐　蜀椒各半两

上十味，末之，以绢袋盛，大如指，长

三寸，盛药令满。纳妇人阴中，坐卧任意，勿行走急，小便时去之，更安新者。一日一度，必下青黄冷汁，汁尽止，即可幸御，自有子。若未见病出，亦可至十日安之。一本别有葶苈、砒霜各半两。此药为服朴硝汤，恐去冷恶物出不尽，以导药下之。值天阴冷不疼，不须着导药。亦有着盐为导药者，然不如此药。其服朴硝汤后，即安导药，经一日外，服紫石门冬丸。

紫石门冬丸 治全不产及断绪。方：

紫石英 天门冬各三两 当归 芎䓖 紫葳 卷柏 桂心 乌头 干地黄 牡蒙《千金翼方》作牡荆，《外台》作牡蒙 禹余粮 石斛 辛夷各二两 人参桑寄生 续断 细辛 厚朴 干姜 食茱萸 牡丹 牛膝各二十两 柏子仁一两 薯蓣 乌贼骨 甘草各一两半

上二十六味，末之，蜜和丸。酒服如梧桐子大十丸，日三，渐增至三十丸，以腹中热为度。不禁房室，夫行不在不可服，禁如药法。比来服者，不至尽剂即有娠。

白薇丸 主令妇人有子。方：

白薇 细辛 防风 人参 秦椒 白蔹一云白芷 桂心 牛膝 秦芄 芜荑 沙参 芍药 五味子 白僵蚕 牡丹 蛴螬各一两 干漆 柏子仁 干姜 卷柏 附子 芎䓖 各二十铢 紫石英 桃仁各一两半 钟乳 干地黄 白石英各二两 鼠妇半两 水蛭 虻虫各十五枚 吴茱萸十八铢 麻布叩腹头一尺，烧

上三十二味，末之，蜜和丸。酒服如梧子大十五丸，日再，稍加至三十丸。当有所去，小觉有异即停服。

金城太守白薇丸 治月水不利、闭塞，绝产十八年，服此药二十八日有子。方：

白薇 细辛各三十铢 人参杜衡《古今录验》用牡蛎 牡蒙 厚朴 半夏 白僵蚕各十八铢 牛膝 沙参 干姜 秦芄半两 蜀椒一两半 当归十八铢 附子一两半 防风一两半 紫菀十八铢

上十七味为末，蜜和丸如梧子大。先食服三丸，不知，稍增至四五丸。此药不可常服，觉有娠则止，用之大验。《崔氏》有桔梗、丹参十八铢。

又方 治妇人久无子或断绪，上热

下冷，百病皆治之。方：

白薇十八铢　紫石英二十铢　泽兰　禹余粮各二两　当归一两　赤石脂一两　白芷一两半　芎䓖一两　藁本　石膏　菴䕡子　卷柏各二十铢　蛇床子一两　桂心二两半　细辛三两　覆盆子　桃仁各二两半　干地黄　干姜　蜀椒　车前子各十八铢　蒲黄二两半　人参一两半　白龙骨　远志　麦门冬　茯苓各二两　橘皮半两

上二十八味为末。蜜和丸如梧子大。酒服十五丸，日再。渐增至四十丸，以知为度，亦可至五十丸。慎猪、鸡、生冷、酢滑、鱼、蒜、驴、马、牛肉等。觉有娠即停。三月正择食时，可食牛肝及心，至四月、五月不须，不可故杀，令子短寿，遇得者大良。

论曰：古者求子，多用庆云散、承泽丸，今代人绝不用此，虽未试验，其法可重，故述之。

庆云散　主丈夫阳气不足，不能施化，施化无成。方：

覆盆子　五味子各一升　天雄一两　石斛　白术各三两　桑寄生四两　天门冬九两　菟丝子一升　紫石英二两

上九味，治下筛。酒服方寸匕，先食，日三服。素不耐冷者，去寄生，加细辛四两；阳气不少而无子者，去石斛，加槟榔十五枚，良。

承泽丸　主妇人下焦三十六疾，不孕绝产。方：

梅核仁　辛夷各一升　葛上亭长七枚　泽兰子五合　溲疏二两　藁本一两

上六味，末之，蜜和丸。先食，服如大豆二丸，日三，不知稍增。若腹中无坚癖积聚者，去亭长，加通草一两；恶甘者，和药先以苦酒搜散，乃纳少蜜和为丸。

大黄丸　主带下百病，无子，服药十日下血，二十日下长虫及清黄汁，三十日病除，五十日肥白。方：

大黄破如米豆，熬令黑　柴胡　朴硝各一升　芎䓖五两　干姜一升　蜀椒二两　茯苓如鸡子大一枚

上七味为末，蜜和丸，如梧桐子大。先食服七丸，米饮下，加至十丸，以知为度，五日微下。

吉祥丸　治女人积年不孕。方：

天麻一两　五味子二两　覆盆子一升　桃花二两　柳絮一两　白术二两　芎䓖二两　牡丹一两　桃仁一百枚　菟丝子一升　茯苓一两　楮实子一升　干地黄一两　桂心一两

上十四味为末，蜜和丸，如豆大。每服空心，饮若酒下五丸，日中一服，晚一服。

硝石大黄丸　治十二癥癖及妇人带下，绝产无子，并服寒食药而腹中有癖者，当先服大丸下之，乃服寒食药耳。大丸不下水谷，但下病耳，不令人虚极。

秦椒丸　治妇人绝产，生来未产，荡涤腑脏，使玉门受子精。方：

秦椒　天雄各十八铢　玄参　人参　白蔹　鼠妇　白芷　黄芪　桔梗　露蜂房　白僵蚕　桃仁　蛴螬　白薇　细辛　芜荑各一两　牡蒙　沙参　防风　甘草　牡丹皮　牛膝　卷柏　五味子　芍药　桂心　大黄　石斛　白术各二十铢柏子仁　茯苓　当归　干姜各一两半　泽兰　干地黄　芎䓖各一两十八铢　干漆　白石英　紫石英　附子各二两　钟乳二两半　水蛭七十枚　虻虫百枚　麻布叩幞头七寸，烧

上四十四味为末，蜜和丸如梧子大。酒服十丸，日再，稍加至二十丸。若有所去如豆汁、鼻涕，此是病出。觉有异即停。

灸法

妇人绝子，灸然谷五十壮，在内踝前直下一寸。

妇人绝嗣不生，胞门闭塞，灸关元三十壮，报之。

妇人妊子不成，若堕落，腹痛，漏见赤，灸胞门五十壮，在关元左边二寸是也，右边二寸名子户。

妇人绝嗣不生，灸气门穴，在关元旁三寸，各百壮。

妇人子脏闭塞，不受精，疼，灸胞门五十壮。

妇人绝嗣不生，漏赤白，灸泉门十壮，三报之，穴在横骨当阴上际。

论曰：阴阳调和，二气相感，阳施阴化，是以有娠，而三阴所会则多生女。但妊娠二月名曰始膏，精气成于胞里。至于三月名曰始胎，血脉不流，象形而变，未有定仪，见物而化。是时男女未分，故未满三月者，可服药、方术转之。令生男也。

丹参丸　治妇人始觉有孕，养胎并转女为男。方：

丹参　续断　芍药　白胶　白术　柏子仁各二两　人参　芎䓖　干姜各三十铢　当归　橘皮　吴茱萸各一两十八铢　白芷　冠缨烧灰，各一两　芜荑十八铢　干地黄一两半　甘草二两　犬卵一具，干　东门上雄鸡头一枚

上十九味为末，蜜和丸如梧子大。

酒服十丸，日再，稍加至二十丸。

又方：

取原蚕矢一枚，井花水服之，日三。

又方：

取弓弩弦一枚，绛囊盛，带妇人左臂。一法以系腰下，满百日去之。

又方：

取雄黄一两，绛囊盛，带之。要女者，带雌黄。

又方：

以斧一柄，于产妇卧床下置之，仍系刃向下，勿令人知。如不信者，待鸡抱卵时，依此置于窠下，一窠儿子尽为雄也。

妊娠恶阻第二

论二首　方四首　法二首

论曰：何以知妇人妊娠？脉平而虚者，乳子法也。《经》云：阴搏阳别，谓之有子。此是血气和调，阳施阴化也。诊其手少阴脉动甚者，妊子也。少阴，心脉也，心主血脉。又肾名胞门、子户。尺中，肾脉也。尺中之脉按之不绝，法妊娠也。三部脉沉浮正等，按之无绝者，有娠也。

妊娠初时，寸微小，呼吸五至，三月而尺数也。

妊娠四月欲知男女者，左疾为男，右疾为女；左右俱疾，为产二子。又法，左手沉实为男，右手浮大为女；左右手俱沉实，猥生[①]二男；俱浮大，猥生二女。尺脉若左偏大为男，右偏大为女，左右俱大，产二子。大者，如实状。又法，左手尺中浮大者男，右手尺中沉细者女；若来而断绝者，月水不利。又法，左右尺俱浮为产二男，不然，女作男生；俱沉为产二女，不尔，男作女生。又法，得太阴脉为男，得太阳脉为女；太阴脉沉，太阳脉浮。又，遣妊娠人面南行，还复呼之，左回首者是男，右回首者是女。又，看上圊时，夫从后急呼之，左回首是男，右回首是女。又，妇人妊娠，其夫左乳房有核是男，右乳房有核是女。

妊娠欲知将产者，怀妊离经，其脉浮，设腹痛引腰脊，为今出也。但离经者，不病也。又法，欲生，其脉离经，夜半觉痛，日中则生也。

论曰：凡妇人虚羸，血气不足，肾气又弱，或当风饮冷太过，心下有痰水[②]者，欲有胎而喜病阻。所谓欲有胎者，其人月水尚来，颜色、肌肤如常，

① 猥生：猥；多也。

② 痰水：原作"淡水"据《病源》《医方类聚》改。

但苦沉重愦闷，不欲食饮，又不知其患所在，脉理顺时平和，则是欲有娠也。如此经二月，日后，便觉不通，则结胎也。阻病者，患心中愦愦，头重眼眩，四肢沉重懈惰，不欲执作，恶闻食气，欲啖咸酸果实，多卧少起，世谓恶食。其至三四月日以上，皆大剧吐逆，不能自胜举也。此由经血既闭，水渍于脏，脏气不宣通，故心烦愦闷，气逆而呕吐也。血脉不通，经络否涩，则四肢沉重，挟风则头目眩也。觉如此候者，便宜服半夏茯苓汤数剂，后将茯苓丸，痰水消除，便欲食也。既得食力，体强气盛，力足养胎，母便健矣。古今治阻病方有十数首，不问虚实、冷热、长少，殆死者活于此方。

半夏茯苓汤　治妊娠阻病，心中愦闷，空烦吐逆，恶闻食气，头眩体重，四肢百节疼烦沉重，多卧少起，恶寒汗出，疲极黄瘦。方：

半夏三十株　茯苓　干地黄各十八铢　橘皮　细辛　人参　芍药　旋复花　芎穷　桔梗　甘草各十二铢　生姜三十铢

上十二味，㕮咀，以水一斗，煮取三升，分三服。若病阻积月日不得治，及服药冷热失候，病变客热烦渴，口生疮者，去橘皮、细辛，加前胡、知母各十二铢；若变冷下痢者，去干地黄，入桂心十二铢；若食少，胃中虚，生热，大便闭塞，小便赤少者，宜加大黄十八铢，去地黄，加黄芩六铢。余依方服一剂得下后，消息看气力、冷热增损，方调定，更服一剂汤，便急服茯苓丸，令能食便强健也。忌生冷、醋滑、油腻、菘菜、海藻。

茯苓丸　治妊娠阻病，患心中烦闷，头眩体重，憎闻饮食气，便呕逆吐闷颠倒，四肢垂弱，不自胜持，服之即效。要先服半夏茯苓汤两剂后，可将服此方：

茯苓　人参　桂心熬　干姜　半夏　橘皮各一两　白术　葛根　甘草　枳实各二两

上十味，末之，蜜和为丸如梧子。饮服二十丸，渐加至三十丸，日三。《肘后》不用干姜、半夏、橘皮、白术、葛根，只五味。又云：妊娠忌桂，故熬。

青竹茹汤　治妊娠恶阻，呕吐，不下食。方：

青竹茹　橘皮各十八铢　茯苓　生姜各一两　半夏三十铢

上五味，㕮咀，以水六升，煮取二升半。分三服，不瘥频作。

橘皮汤 治妊娠呕吐，不下食。方：

橘皮 竹茹 人参 白术各十八铢 生姜一两 厚朴十二铢

上六味，㕮咀，以水七升，煮以二升半。分三服，不瘥重作。

养胎第三

论二首 方二十三首 禁忌一首 逐月养胎二十首

论曰：旧说凡受胎三月，逐物变化，禀质未定。故妊娠三月，欲得观犀象猛兽、珠玉宝物；欲得见贤人君子、盛德大师；观礼乐、钟鼓、俎豆，军旅陈设，焚烧名香；口诵诗书、古今箴诫；居处简静，割不正不食，席不正不坐；弹琴瑟，调心神，和情性，节嗜欲。庶事清净，生子皆良，长寿忠孝，仁义聪慧，无疾。斯盖文王胎教者也。

论曰：儿在胎，日月未满，阴阳未备，腑脏骨节皆未成足，故自初讫于将产，饮食居处，皆有禁忌。

妊娠食羊肝，令子多厄。

妊娠食山羊肉，令子多病。

妊娠食驴马肉，令子延月。

妊娠食骡肉，产难。

妊娠食兔肉、犬肉，令子无音声并缺唇。

妊娠食鸡子及干鲤鱼，令子多疮。

妊娠食鸡肉、糯米，令子多寸白虫。

妊娠食椹并鸭子，令子倒出，心寒。

妊娠食雀肉并豆酱，令子满面多皯黯黑子。

妊娠食雀肉、饮酒，令子心淫情乱，不畏羞耻。

妊娠食鳖，令子项短。

妊娠食冰浆，绝胎。

妊娠勿向非常之地大小便，必半产杀人。

徐之才逐月养胎方

妊娠一月，名始胚。饮食精熟，酸美受御，宜食大麦，毋食腥辛，是谓才正。

妊娠一月，足厥阴脉养，不可针灸其经。足厥阴内属于肝，肝主筋及血。一月之时，血行痞涩，不为力事，寝必安静，无令恐畏。

妊娠一月，阴阳新合为胎。寒多为痛，热多卒惊，举重腰痛，腹满胞急，卒有所下，当预安之。宜服**乌雌鸡汤**。方：

乌雌鸡一只，治如食法 茯苓二两 吴茱萸一升 芍药 白术各三两 麦门冬五合 人参三两 阿胶二两 甘草一两 生姜各一两

上十味，㕮咀，以水一斗二升煮鸡，取汁六升；去鸡下药，煎取三升，纳酒三升并胶，烊尽，取三升，放温。每服一升，日三。

补胎汤 若曾伤一月胎者，当预服此方：

细辛一两 干地黄 白术各三两 生姜四两 大麦 吴茱萸各五合 乌梅一升 防风二两

上八味，㕮咀，以水七升，煮取二升半。分三服，先食服。寒多者，倍细辛、茱萸；热多，渴者，去细辛、茱萸，加栝楼根二两；若有所思，去大麦，加柏子仁三合。一方有人参一两。

妊娠二月，名始膏。无食辛臊，居必静处，男子勿劳，百节皆痛，是为胎始结。

妊娠二月，足少阳脉养，不可针灸其经。足少阳内属于胆，主精。二月之时，儿精成于胞里，当慎护惊动也。

妊娠二月，始阴阳踞经。有寒多坏不成，有热即萎悴；中风寒，有所动摇，心满，脐下悬急，腰背强痛，卒有所下，乍寒乍热，**艾叶汤**主之。方：

艾叶 丹参 当归 麻黄各二两 人参 阿胶各三两 甘草一两 生姜六两 大枣十二枚

上九味，㕮咀，以酒三升、水一斗，煮减半，去滓纳胶，煎取三升，分三服。一方用乌雌鸡一只，宿肥者，治如食法，割头取血，纳三升酒中相和鸡，以水一斗二升，先煮取汁，去鸡纳药，煎取三升，纳血、酒并胶，煎取三升。分温三服。

黄连汤 若曾伤二月胎者，当预服此方：

黄连 人参各一两 吴茱萸五合 生姜三两 生地黄五两一方用阿胶

上五味，㕮咀，以酢浆七升，煮取三升。分四服，日三夜一，十日一作。若颇觉不安，加乌梅一升，加乌梅者，不用浆，直用水耳。一方用当归半两。

妊娠三月，名始胎。当此之时，未有定仪，见物而化。欲生男者，操弓矢；欲生女者，弄珠玑。欲子美好，数视璧玉；欲子贤良，端坐清虚，是谓外

象而内感者也。

妊娠三月，手心主脉养，不可针灸其经。手心主内属于心，无悲哀、思虑、惊动。

妊娠三月，为定形。有寒大便青，有热小便难，不赤即黄。卒惊恐、忧愁、嗔怒、喜、顿仆，动于经脉，腹满，绕脐苦痛，或腰背痛，卒有所下，**雄鸡汤**主之。方：

雄鸡一只，治如食法　甘草　人参　茯苓　阿胶各二两　黄芩　白术各一两　麦门　冬各五合　芍药四两　大枣十二枚　擘生姜一两

上十一味，㕮咀，以水一斗五升，煮鸡减半，出鸡纳药，煮取半，纳清酒三升并胶，煎取三升。分三服，一日尽之，当温卧。一方用当归、芎穷各二两，不用黄芩、生姜。

茯神汤　若曾伤三月胎者，当预服此方：

茯神　丹参　龙骨各一两　阿胶　当归　甘草　人参各二两　赤小豆二十一粒　大枣二十一枚

上九味，㕮咀，以酢浆一斗，煮取三升。分四服，先食服，七日后服一剂。腰痛者，加桑寄生二两。《深师》有薤白二两、麻子一升。

妊娠四月，始受水精，以成血脉。食宜稻粳，羹宜鱼雁，是谓盛血气，以通耳目而行经络。

妊娠四月，手少阳脉养，不可针灸其经。手少阳内输三焦。四月之时，儿六腑顺成。当静形体，和心志，节饮食。

妊娠四月，有寒心下愠愠欲呕，胸膈满，不欲食；有热小便难，数数如淋状，脐下苦急。卒风寒，颈项强痛，寒热。或惊动身躯，腰背腹痛，往来有时，胎上迫胸，心烦不得安，卒有所下，**菊花汤**主之。方：

菊花如鸡子大一枚　麦门冬一升　麻黄　阿胶各三两　人参一两半　甘草　当归各二两　生姜五两　半夏四两　大枣十二枚

上十味，㕮咀，以水八升，煮减半，纳清酒三升并阿胶，煎取三升。分三服，温卧。当汗，以粉粉之，护风寒四五日。一方用乌雌鸡一只，煮水煎药。

调中汤　若曾伤四月胎者，当预服此方：

白芍药四两　续断　芎穷　甘草各一两　白术　柴胡各三两　当归一两半　乌梅一升　生姜四两　厚朴　枳实　生李根白皮各三两

上十二味，㕮咀，以水一斗，煮取三升。分四服，日三夜一，八日后复服一剂。

妊娠五月，始受火精，以成其气。卧必晏起，沐浴浣衣，深其居处，厚其衣裳。朝吸天光，以避寒殃。其食稻麦，其羹牛羊，和以茱萸，调以五味，是谓养气，以定五脏。

妊娠五月，足太阴脉养，不可针灸其经。足太阴内输于脾。五月之时，儿四肢皆成，无大饥，无甚饱，无食干燥，无自灸热，无大劳倦。

妊娠五月，有热苦头眩，心乱呕吐；有寒苦腹满痛，小便数。卒有恐怖，四肢疼痛，寒热，胎动无常处，腹痛，闷顿欲仆，卒有所下，**阿胶汤**主之。方：

阿胶四两　旋复花二合　麦门冬一升　人参一两　吴茱萸七合　生姜六两　当归　芍药　甘草　黄芩各二两

上十味，㕮咀，以水九升，煮药减半，纳清酒三升并胶，微火煎，取三升半。分四服，日三夜一，先食服便愈，不瘥再服。一方用乌雌鸡一只，割取咽血，纳酒中；以水煮鸡以煎药，减半，纳酒并胶，煎取三升半，分四服。

安中汤　曾伤五月胎者，当预服此方：

黄芩一两　当归　芎穷　人参　干地黄各二两　甘草　芍药各三两　生姜六两　麦门冬一升　五味子五合　大枣三十五枚　大麻仁五合

上十二味，㕮咀，以水七升、清酒五升，煮取三升半。分四服，日三夜一，七日复服一剂。

妊娠六月，始受金精，以成其筋。身欲微劳，无得静处，出游于野，数观走犬，及视走马。食宜鸷鸟、猛兽之肉，是谓变腠理纫筋，以养其力，以坚背膂。

妊娠六月，足阳明脉养，不可针灸其经。足阳明内属于胃，主其口目。六月之时，儿口目皆成。调五味，食甘美，无大饱。

妊娠六月，卒有所动不安，寒热往来，腹内胀满，身体肿，惊怖，忽有所下，腹痛如欲产，手足烦疼，宜服**麦门冬汤**。方：

麦门冬一升　人参　甘草　黄芩各二两　干地黄三两　阿胶四两　生姜六两　大枣十五枚

上八味，㕮咀，以水七升，煮减半，纳清酒二升并胶，煎取三升。分三服，中间进糜粥。一方用乌雌鸡一只，煮水以煎药。

若曾伤六月胎者，当预服**柴胡汤**柴胡汤：宋本作"调中汤"。方：

柴胡四两　白术　芍药一方作紫葳　甘草各二两　苁蓉一两　芎穷二两　麦门冬二两　干地黄五两　大枣三十枚　生姜六两

上十味，㕮咀，以水一斗，煮取三升。分四服，日三夜一，中间进糜粥。勿食生冷及坚硬之物。七日更服一剂。

妊娠七月，始受木精，以成其骨。劳身摇肢，无使定止，动作屈伸，以运血气。居处必燥，饮食避寒，常食稻粳，以密腠理，是谓养骨而坚齿。

妊娠七月，手太阴脉养，不可针灸其经。手太阴内属于肺，主皮毛，七月之时，儿皮毛已成。无大言，无号哭，无薄衣，无洗浴，无寒饮。

妊娠七月，忽惊恐摇动，腹痛，卒有所下，手足厥冷，脉若伤寒，烦热，腹满，短气，常苦颈项及腰背强，**葱白汤**主之。方：

葱白长三四寸，十四茎　半夏一升　生姜八两　甘草　当归　黄芪各三两　麦门冬一升　阿胶四两　人参一两半　黄芩一两　旋复花一合

上十一味，㕮咀，以水八升，煮减半，纳清酒三升及胶，煎取四升。服一升，日三夜一。温卧，当汗出。若不出者，加麻黄二两，煮、服如前法。若秋后，勿强渍汗。一方以黄雌鸡一只，割咽取血，纳酒中，煮鸡取汁以煎药。

若曾伤七月胎者，当预服**杏仁汤**。方：

杏仁　甘草各二两　麦门冬　吴茱萸各一升　钟乳　干姜各二两　五味子五合　紫菀一两　粳米五合

上九味，㕮咀，以水八升，煮取三升半。分四服，日三夜一，中间进食，七日服一剂。一方用白鸡一只，煮汁煎药。

妊娠八月，始受土精，以成肤革。和心静息，无使气极，是谓密腠理，而光泽颜色。

妊娠八月，手阳明脉养，不可针灸其经。手阳明内属于大肠，主九窍。八月之时，儿九窍皆成。无食燥物，无辄失食，无忍大起。

妊娠八月，中风寒，有所犯触，身体尽痛，乍寒乍热，胎动不安，常苦头眩痛，绕脐下寒，时时小便白如米汁，或青或黄，或使寒栗，腰背苦冷而痛，**芍药汤**主之。方：

芍药　生姜各四两　厚朴二两　甘草　当归　白术　人参各三两　薤白切一升

上八味，㕮咀，以水五升、清酒四升，合煮取三升。分三服，日再夜一。一方用乌雌鸡煮汁以煎药。若曾伤八月胎者，当预服**葵子汤**。方：

　　葵子二升　　生姜六两　　甘草二两　　芍药四两　　白术　　柴胡各三两　　大枣二十枚　　厚朴二两

　　上八味，㕮咀，以水九升，煮取三升。分三服，日三，十日一剂。一方用乌雌鸡一只，煮水以煎药。

　　妊娠九月，始受石精，以成皮毛，六腑百节，莫不毕备。饮醴食甘，缓带自持而待之，是谓养毛发、致才力。

　　妊娠九月，足少阴脉养，不可针灸其经。足少阴内属于肾，肾主续缕。九月之时，儿脉续缕皆成。无处湿冷，无著炙衣。

　　妊娠九月，若卒得下痢，腹满悬急，胎上冲心，腰背痛，不可转侧，短气，**半夏汤**方：

　　半夏　　麦门冬各五两　　吴茱萸　　当归　　阿胶各三两　　干姜一两　　大枣十二枚

　　上七味，㕮咀，以水九升，煮取三升，去滓，纳白蜜八合，微火上温。分四服，痢即止。一方用乌雌鸡一只，煮汁以煎药。

　　若曾伤九月胎者，当预服**猪肾汤**。方：

　　猪肾一具　　白术四两　　茯苓　　桑寄生　　干姜　　干地黄　　芎穷各三两　　麦门冬一升　　附子中者一枚　　大豆三合。

　　上十味，㕮咀，以水一斗，煮肾令熟，去肾，纳诸药，煎取三升半。分四服，日三夜一，十日更一剂。

　　妊娠十月，五脏俱备，六腑齐通，纳天地气于丹田，故使关节、人神皆备，俟时而生。

　　妊娠一月始胚，二月始膏，三月始胞，四月形体成，五月能动，六月筋骨立，七月毛发生，八月脏腑具，九月谷气入胃，十月诸神备，日满即产矣。宜服滑胎药，入月即服。

　　丹参膏　养胎，临月服，令滑易产。方：

　　丹参半斤　　芎穷　　当归各三两　　蜀椒五合，有热者，以大麻仁五合代

　　上四味，㕮咀，以清酒溲湿，停一宿以成。煎猪膏四升，微火煎，膏色赤如血，膏成，新布绞去滓。每日取如枣许，纳酒中服之，不可逆服。至临月乃可服，旧用常验。

　　甘草散　令易生，母无

疾病，未生一月，日预服，过三十日，行步动作如故，儿生堕地，皆不自觉。方：

　　甘草二两　大豆黄卷　黄芩一方作茯苓　干姜　桂心　麻子仁　大麦蘖一方用粳米　吴茱萸各三两

　　上八味，治下筛。酒服方寸匕，日三。暖水服亦得。

　　千金丸　主养胎，及产难颠倒，胞不出，服一丸；伤毁不下，产余病汗不出，烦满不止，气逆满，以酒服一丸，良。一名保生丸。方：

　　甘草　贝母　秦椒　干姜　桂心　黄芩　石斛　石膏　粳米　大豆黄卷各六铢　当归十三铢　麻子三合

　　上十二味为末，蜜和丸如弹子大。每服一丸，日三，用枣汤下。一方用蒲黄一两。

　　蒸大黄丸　治妊娠养胎，令易产。方：

　　大黄三十铢，蒸　枳实　芎穷　白术　杏仁各十八铢　芍药　干姜　厚朴各十二铢　吴茱萸一两

　　上九味为末，蜜和丸如梧子大。空腹酒下二丸，日三。不知，稍加之。

　　滑胎，令易产。方：

　　车前子一升　阿胶八两　滑石二两

　　上三味治下筛。饮服方寸匕，日再。至生月乃服。药利九窍，不可先服。

妊娠诸病第四

此篇有十章　方八十九首　灸法三首

胎动及数堕胎第一　方六首　灸法一首

治妊娠二三月，上至八九月，胎动不安，腰痛，已有所见。方：

　　艾叶　阿胶　芎穷《肘后》不用　当归各三两　甘草一两

　　上五味，㕮咀，以水八升，煮取三升，去滓，纳胶令消。分三服，日三。

　　治妊娠胎动去血，腰腹痛。方：

　　芎穷　当归　青竹茹各三两　阿胶二两

　　上四味，㕮咀，以水一斗半，煮银二斤，取六升，去银纳药，煎取二升半，纳胶令烊。分三服，不瘥重作。一方用甘草二两。

葱白汤 治妊娠胎动不安，腹痛。方：

葱白切一升 阿胶二两 当归 续断 芎䓖各三两

上五味，㕮咀，以水一斗，先煮银六七两，取七升，去银纳药，煎取二升半，下胶令烊。分三服，不瘥重作。

治妊娠胎动，昼夜叫呼，口噤唇寨，及下重、痢不息。方：

艾叶一升，㕮咀，以好酒五升，煮取四升，去滓更煎，取一升服。口闭者，格口灌之，药下即瘥。亦治妊娠腰痛及妊娠热病，并妊娠卒下血。

治妊娠六七月，胎不安，常服**旋复花汤**。方：

旋复花一两 厚朴 白术 黄芩 茯苓 枳实各三两 半夏 芍药 生姜各二两

上九味，㕮咀，以水一斗，煮取二升半。分五服，日三夜二，先食服。

治妊娠数堕胎。方：

取赤小豆为末，酒服方匕，日二。亦治妊娠数月，月水尚来者。

又方 妊娠三月，灸膝下一寸七壮。

漏胞第二 　方四首

治妊娠下血如故，名曰漏胞，胞干便死。方：

生地黄半斤，㕮咀，以清酒二升，煮三沸，绞去滓。服之无时，能多服佳。姚大夫加黄雌鸡一头，治如食法；《崔氏》取鸡血和药中服之。

治妊娠血下不止，名曰漏胞，血尽子死。方：

干地黄，捣末，以三指撮，酒服，不过三服。

又方：

生地黄汁一升，以清酒四合，煮三四沸。顿服之，不止频服。

又方：

干地黄四两 干姜二两

上二味，治下筛。以酒服方寸匕，日再，三服。

子烦第三方 　二首

治妊娠常苦烦闷，此是子烦，**竹沥汤**。方：

竹沥一升 防风 黄芩麦门冬各三两 茯苓四两

上五味，㕮咀，以水四

升，合竹沥，煮取二升。分三服，不瘥再作。

又方：

时时服竹沥，随多少，取瘥止。

心腹腰痛及胀满第四　　方二十首

治妊娠心痛。方：

青竹皮一升，以酒二升，煮三两沸，顿服之。

又方：

破生鸡子一枚，和酒服之。

又方：

青竹茹一升　羊脂八两　白蜜三两

上三味，合煎。食顷服如枣核大三枚，日三。

又方：

蜜一升，和井底泥，泥心下。

又方：

烧枣二七枚，末。童尿服之，立愈。

治妊娠腹中痛。方：

生地黄三斤，捣绞取汁，用清酒一升，合煎减半，顿服，良。

又方：

烧车釭脂，纳酒中服。亦治妊娠咳嗽，并难产三日不出。

又方：

顿服一升蜜，良。

治妊娠腹中满痛入心，不得饮食。方：

白术六两　芍药四两　黄芩三两

上三味，㕮咀，以水六升，煮取三升。分三服，半日令药尽。微下水，令易生，月饮一剂，为善。

治妊娠忽苦心腹痛。方：

烧盐令赤热，三指撮，酒服之，立瘥。

治妊娠伤胎结血，心腹痛。方：

服小儿尿二升，顿服之，立瘥，大良。

治妊娠中恶，心腹痛。方：

新生鸡产二枚，破着杯中，以糯米粉和如粥，顿服。亦治妊娠卒胎动不安，或但腰痛，或胎转抢心，或下血不止。

又方：

以水三升洗夫靴，剔汁温服。

治妊娠中蛊，心腹痛。方：

烧败鼓皮，酒服方寸匕。须臾，自呼蛊主姓名。

治妊娠腰痛。方：

大豆二升，以酒三升，煮取二升，顿服之。亦治常人卒腰痛。

又方：

麻子三升，以水五升，煮取汁三升，分五
服。亦治心痛。

又方：

榆白皮三两　豉二两

上二味熟捣，蜜丸如梧桐子大，服二七
丸。亦治心痛。

又方：

烧牛屎焦，末。水服方寸匕，日三服。

又方：

地黄汁八合，酒五合，合煎，分温服。

治妊娠胀满。方：

秤锤烧之，淬酒中服，亦治妊娠猝下血。

伤寒第五方　十六首

治妊娠伤寒，头痛壮热，肢节烦疼。方：

石膏八两　前胡　栀子仁　知母各四两　大青　黄芩各三两　葱白切一升

上七味，㕮咀，以水七升，煮取二升半，去滓。分五服，相去如人行七八
里久再服。

治妊娠头痛壮热，心烦呕吐，不下食。方：

生芦根一升　知母四两　青竹茹三两　粳米五合

上四味，㕮咀，以水五升，煮取二升半。稍稍饮之，尽更作，瘥止。

治妊娠伤寒服汤后，头痛壮热不歇，宜用此汤拭其身。方：

麻黄半斤　竹叶切，一升　石膏末三升

上三味，以水五升，煮取一升，去滓。冷，用以拭身体，又以故布裛头
额、胸心，燥则易之。患疟者，加恒山五两。

治妊娠伤寒。方：

葱白十茎　生姜二两，切

上二味，以水三升，煮取一升半，顿服取汗。

治妊娠中风，寒热，腹中绞痛，不可针灸。方：

鲫鱼一头，烧作灰，捣末。酒服方寸匕，取汗。

治妊娠遭时疾，令子不落。方：

取灶中黄土，水和涂脐。干，复涂之。一方酒和涂。方五寸。又泔清和涂之，并佳。

又方：

犬尿泥涂腹，勿令干。

治妊娠热病。方：

葱白五两　豆豉二升

上二味，以水六升，煮取二升。分二服，取汗。

又方：

葱白一把，以水三升，煮令熟，服之取汗，食葱令尽。亦主安胎。若胎已死者，须臾即出。

又方：

车辖脂，酒服，大良。

又方：

水服伏龙肝一鸡子大。

又方：

井底泥，泥心下三寸，立愈。

又方：

青羊屎，涂腹上。

治大热烦闷者。方：

葛根汁二升，分三服，如人行五里久进一服。

又方：

槐实烧灰，服方寸匕，酒和服。

又方：

烧大枣七枚，末，酒和服。

疟病第六_{方二首}

治妊娠患疟，汤方：

恒山二两　甘草一两　黄芩三两　乌
梅十四枚　石膏八两

上五味，㕮咀，以酒、水各一升半，
合渍药一宿，煮三四沸，去滓。初服六合，
次服四合，后服二合，凡三服。

又方：

恒山　竹叶各三两　石膏八两　粳米
一百粒，《崔氏》《外台》作糯米，《集验》《救急》作秫米

上四味，㕮咀，以水六升，煮取二升半，去滓。分三服：第一服，取未发
前一食顷服之；第二服，取临欲发服之；余一服，用以涂头额及胸前、五心。
药滓置头边，当一日勿近水及进饮食，过发后乃进粥食。

血第七_{方十一首}

治妊娠忽暴下血数升，胎燥不动。方：

榆白皮三两　当归　生姜各二两　干地黄四两　葵子一升《肘后》不用

上五味，㕮咀，以水五升，煮取二升半。分三服，不瘥更作，服之，甚良。

马通汤　治妊娠卒惊奔走，或从高堕下，暴出血数升。方：

马通汁一升　干地黄四两　当归三两　阿胶四两　艾叶三两

上五味，㕮咀，以水五升，煮取二升半，去滓，纳马通汁及胶，令烊。分
三服，不瘥重作。

胶艾汤　治妊娠二三月，上至七八月，其人顿仆失踞，胎动不下[1]，伤损
腰腹痛欲死，若有所见，及胎奔上抢心，短气。方：

阿胶二两　艾叶三两　芎穷　芍药　甘草　当归各二两　干地黄四两

上七味，㕮咀，以水五升、好酒三升合煮，取三升，去滓纳胶，更上火令
消尽。分三服，日三，不瘥更作。

治妊娠卒下血。方：

葵子一升，以水五升，煮取二升。分三服，瘥止。

又方：

生地黄切一升，以酒五升，煮取三升，分三服。亦治落身后血。

又方：

葵根茎烧作灰，以酒服方寸匕，日三。

---

① 下：宋本作"安"。

蟹爪汤 治妊娠僵仆失据，胎动转上抢心，甚者血从口出，逆不得息，或注下血一斗五升，胎不出，子死则寒，熨人腹中，急如产状，虚乏少气，困顿欲死，烦闷反复，服药母即得安，下血亦止，其当产者立生。方：

蟹爪一升　甘草　桂心各二尺　阿胶二两

上四味，㕮咀，以东流水一斗，煮取三升，去滓，纳胶烊尽，能为一服佳。不能者，食顷再服。若口急不能饮者，格口灌之，药下便活也，与母俱生；若胎已死，独母活也；若不僵仆，平安妊娠，无有所见，下血，服此汤即止。或云桂不安胎，亦未必尔。

治妊娠胎堕，下血不止。方：

丹参十二二两，㕮咀，以清酒五升，煮取三升。温服一升，日三。

又方：

地黄汁和代赭末，服方寸匕。

又方：

桑蝎虫屎烧灰，酒服方寸匕。

香豉汤 治半产，下血不尽，苦来去烦满，欲死。方：

香豉一升半，以水三升，煮三沸，漉去滓，纳成末鹿角一方匕。顿服之，须臾血自下。鹿角烧亦得。

小便病第八 方十五首　灸法一首

治妊娠小便不利。方：

葵子一升　榆白皮一把，切

上二味，以水五升，煮五沸。服一升，日三。

又方：

葵子　茯苓各一两

上二味为末。以水服方寸匕，日三，小便利则止。仲景云：妊娠有水气，身重，小便不利，洒淅恶寒，起即头眩。

治妊娠患子淋。方：

葵子一升，以水三升，煮取二升，分再服。

又方：

葵根一把，以水三升，煮取二升，分再服。

治妊娠小便不通利。方：

芜菁子十合，为末，水和服方寸匕，日三服。

治妊娠尿血。方：

黍穰烧灰，酒服方寸匕，日三服。

治妇人无故尿血。方：

龙骨五两，治下筛，酒服方寸匕，空腹服，日三，久者二十服愈。

又方：

爪甲　乱发

上二味并烧末，等分。酒服方寸匕，日三，饮服亦得。

又方：

鹿角屑　大豆黄卷　桂心各一两

上三味，治下筛。酒服方寸匕，日三服。

又方：

取去爪甲烧作灰，酒服之。

又方：

取故船上竹茹，曝干，捣末。酒服方寸匕，日三，亦主遗尿。

治妇人遗尿，不知出时。方：

白薇　芍药各一两

上二味治下筛。酒服方寸匕，日三。

又方：

胡燕窠中草，烧末，酒服半钱匕。亦治丈夫。

又方：

矾石　牡蛎各二两

上二味治下筛。酒服方寸匕。亦治丈夫。

又方：

烧遗尿人荐草灰，服之瘥。

又方：

灸横骨当阴门七壮。

下痢第九 方八首　灸法一首

治妊娠下痢。方：

酸石榴皮　黄芩　人参各三两　檗皮四

两 粳米三合

上五味，㕮咀，以水七升，煮取二升半，分三服。

治妊娠患脓血赤滞、鱼脑白滞，脐腹绞痛，不可忍者。方：

薤白切一升 酸石榴皮二两 阿胶二两 黄檗三两《产宝》作黄连 地榆
四两

上五味，㕮咀，以水七升，煮取二升半。分三服，不瘥更作。

治妊娠下痢。方：

白杨皮一斤，㕮咀，以水一大升，煮取二小升，分三服。

又方：

烧中衣带三寸，末，服之。

又方：

羊脂如棋子大十枚，温酒一升，投中。顿服之，日三。

治妊娠注下不止。方：

阿胶 艾叶 酸石榴皮各二两

上三味，㕮咀，以水七升，煮取二升，去滓，纳胶令烊，分三服。

治妊娠及产已，寒热下痢。方：

黄连一升 栀子二十枚 黄檗一斤

上三味，㕮咀，以水五升，渍一宿，煮三沸，服一升，一日一夜令尽。呕者加橘皮一两、生姜二两。亦治丈夫常痢。

治妇人痢，欲痢辄先心痛，腹胀满，日夜五六十行。方：

曲 石榴皮 黄檗一作麦蘖 乌梅 黄连 艾各一两 防己二两 阿胶 干姜各三两 附子五两

上十味为末，蜜和丸如梧子大。饮服二十丸，日三，渐加至三十、四十丸。

妇人水泻痢，灸气海百壮，三报。

水肿第十方五首

治妊娠体肿，有水气，心腹急满。

汤方：

茯苓 白术各四两《崔氏》无术 黄芩三两 旋复花二两 杏仁三两

上五味，㕮咀，以水六升，煮取二升半，分三服。

鲤鱼汤 治妊娠腹大，胎间有水气。方：

鲤鱼一头，重二斤　白术五两　生姜三两　芍药　当归各三两　茯苓四两

上六味，㕮咀，以水一斗二升，先煮鱼熟，澄清，取八升，纳药，煎取三升，分五服。

治妊娠毒肿。方：

芜菁根净洗，去皮，捣，酢和如薄泥，勿令有汁，猛火煮之二、三沸，适性敷肿，以帛急裹之，日再。寒时温覆，非根时用子，若肿在咽中，取汁含咽之。

又方：

烧牛屎，酢和敷之，干则易。亦可服方寸匕，日三。

治妊娠手脚皆肿，挛急。方：

赤小豆五升　商陆根一斤，切

上二味，以水三斗，煮取一斗，稍稍饮之，尽更作。一方加泽漆一斤。

产难第五

论一首八条　方二十一首　针法一首

论曰：产妇虽是秽恶，然将痛之时，及未产已产，并不得令死丧污秽家人来，视之则生难。若已产者，则伤儿也。

妇人产乳，忌反支月，若值此月，当在牛皮上，若灰上，勿令水血恶物着地，则杀人，及浣濯衣水，皆以器盛，过此忌月乃止。

凡生产不依产图，脱有犯触，于后母子皆死。若不至死，即母子俱病，庶事皆不称心。若能依图，无所犯触，母即无病，子亦易养。

凡欲产时，特忌多人瞻视，惟得二三人在旁，待产讫，乃可告语诸人也。若人众看之，无不难产耳。

凡产妇第一不得匆匆忙怕，旁人极须稳审，皆不得预缓预急及忧悒，忧悒则难产。若腹痛，眼中火生，此儿回转，未即生也。儿出讫，一切人及母皆忌问是男是女。儿始落地，与新汲井水五咽，忌与暖汤物，勿令母看视秽污。

凡产妇慎食热药、热面食，常识此，饮食当如人肌温温也。

凡欲临产时，必先脱寻常所着衣，以笼灶头及灶口，令至密，即易产也。

凡产难及子死腹中，并逆生与胞胎不出，诸篇方可通检用之。

治产难，或半生，或胎不下，或子死腹中，或着脊，及坐草数日不产，血

气上抢心，母面无颜色，气欲绝者。方：

成煎猪膏一升　白蜜一升　醇酒二升

上三味合煎，取二升，分再服，不能再服，可随所能服之。治产后恶血不除，上抢心痛，烦急者，以地黄汁代醇酒。

治难产方：

槐枝切，二升　瞿麦　通草各五两　牛膝四两　榆白皮切　大麻仁各一升

上六味，㕮咀，以水一斗二升，煮取三升半，分五服。

治产难累日，气力乏尽，不能得生，此是宿有病者。方：

赤小豆二升　阿胶二两

上二味，以水九升，煮豆令熟，去滓，纳胶令烊。一服五合，不觉更服，不过三服即出。

又方：

槐子十四枚　蒲黄一合

上二味，合纳酒中，温服。须臾，不生再服之。水服亦得。

又方：

生地黄汁半升　生姜汁半升

上二味合煎熟，顿服之。

治产难，及日月未足而欲产者。方：

知母一两，为末，蜜丸如兔屎，每服一丸。痛不止，更服一丸。

治产难。方：

吞皂荚子二枚。

治产难三日不出。方：

取鼠头烧作屑，井花水服方寸匕，日三。

又方：

车轴脂吞大豆许两丸。

又方：

烧大刀环，以酒一杯沃之，顿服即出，救死不分娩者。

又方：

烧药杵令赤，纳酒中，饮之。

治难产方：

取厕前已用草二七枚，烧灰，水调服之。

又方：

令夫唾妇口中二七过，立出。

难产，针两肩井，入一寸，泻之，须臾即分娩。

羚羊角散　治产后心闷，是血气上冲心所致者。方：

羚羊角一枚，烧作灰，下筛。以东流水服方寸匕。若未瘥，须臾再服，取闷瘥乃止。

又方：

羊角烧作灰，以温酒服方寸匕。不瘥，须臾再服。《备急方》以治产难。

治产乳绝方：

半夏一两，捣筛，丸如大豆，纳鼻孔中，即愈。此是扁鹊法也。

又方：

神曲末，水服方寸匕。亦治产难。

又方：

赤小豆捣为散，东流水服方寸匕，不瘥更服。

又方：

含醇醋噀面而即愈。凡闷即噀之，愈。

又方：

取醇醋和产血，如枣许大，服之。

治心闷。方：

产后心闷，眼不得开，即当顶上取发如两指大，强以人牵之，眼即开。

子死腹中第六

论一首　方十七首

论曰：凡妇人产难，死生之候，母面赤，舌青者，儿死母活；母唇口青，口两边沫出者，母子俱死；母面青，舌赤，口中沫出者，母死子活。

治动胎及产难，子死腹中，并妊娠两儿一死一生，服之令死者出，生胎安，神验。方：

蟹爪一升　甘草二尺　阿胶三两

上三味，以东流水一斗，先煮蟹爪、甘草得三升，去滓，纳胶令烊，顿服之。不能，分再服。若人困，拗口纳药，药入即活。煎药作东向灶，用苇薪煮之。

真朱汤 治胎死腹中。方：

熟真珠一两 榆白皮切，一升

上二味，以苦酒三升，煮取一升，顿服，死胎立出。

治子死腹中不出。方：

以牛屎涂母腹上，立出。

又方：

取灶心黄土三指撮，以酒服之，立出。土当着儿头上出，亦治逆生及横生不出，手足先见者。

又方：

服水银三两，立出。

又方：

三家鸡卵各一枚，三家盐各一撮，三家水各一升，合煮，令产妇东向饮之，立出。

又方：

取夫尿二升，煮令沸，饮之。

又方：

吞槐子二七枚，亦治逆生。

又方：

酢二升，拗口开，灌之即出。

又方：

瞿麦一斤，以水八升，煮取一升，服一升，不出再服。

治胎死腹中，干燥着背。方：

葵子一升 阿胶五两

上二味，以水五升，煮取二升，顿服之，未出，再煮服。

治妊娠未足月，而胎卒死不出，其母欲死。方：

以苦酒浓煮大豆，每服一升，死胎立出。不能顿服，分再服。一方用醇酒煮大豆，亦治积聚成瘕。

治妊娠胎死腹中，若子生，胞衣不出，腹中引腰背痛。方：

甘草一尺　蒲黄二合　筒桂四寸　香豉二升　鸡子一枚

上五味，以水六升，煮取一升，顿服之，胎胞秽恶尽去，大良。

治妊娠得病须去胎。方：

以鸡子一枚，盐三指撮，和服立下。此与阮河南疗难产同。

又方：

麦蘖一升为，蜜和一升，服之立下。

又方：

七月七日神曲三升，酢一升，煮两沸。宿不食，旦顿服，即下。

又方：

大麦曲五升，酒一斗，煮三沸。去滓，分五服，令尽，当宿勿食，其子如糜。令母肥盛无疾苦，千金不传。

逆生第七

论一首　方十四首

论曰：凡产难，或儿横生、侧生，或手足先出，可以针锥刺儿手足，入一二分许，儿得痛，惊转即缩，自当回顺也。

治逆生。方：

以盐涂儿足底，又可急爪搔之，并以盐摩产妇腹上即愈。

又方：

以盐和粉涂儿足下即顺。《子母秘录》云：盐和胡粉

又方：

取梁上尘，如弹丸许二枚，治末三指撮，温酒服之。

治逆生及横生不出，手足先见者。方：

烧蛇蜕皮为末，服一刀圭亦云三指撮，面向东，酒服即顺。

又方：

以蝉壳二枚，治为末，三指撮许，温酒服之。《崔氏》《外台》《子母秘录》作弹丸二枚，为末，酒服。

又方：

取夫阴毛二七茎，烧，以猪膏和丸如大豆，吞之，儿手即持丸出。神验。

又方：

蛇蜕皮烧灰，猪膏和丸，东向服。

又方：

以手中指取釜底墨，交画儿足下，即顺生。

又方：

取父名书儿足下，即顺生。

治横生及足先出者。方：

取梁上尘、灶突墨、酒服之。

又方：

取车釭中脂，书儿脚下及掌中。

治纵横生不可出者。方：

菟丝子为末，酒若米汁服方寸匕，即生。车前子亦好，服法如上。

又方：

水若酒服灶突黑尘。

治产时子但趋谷道者。方：

熬盐熨之，自止。

◎卷三　妇人方（中）◎

虚损第一

论一首三条　方二十一首

论曰：凡妇人非只临产须忧，至于产后，大须将慎，危笃之至，其在于斯。勿以产时无他，乃纵心恣意，无所不犯。犯时微若秋毫，感病广于嵩岱。何则？产后之病，难治于余病也。妇人产讫，五脏虚羸，惟得将补，不可转①泻。若其有病，不须驮药。若行驮药，转更增虚，就中更虚，向生路远。所以妇人产后百日以来，极须殷勤忧畏，勿纵心犯触，及即便行房。若有所犯，必身反强直，犹如角弓反张，名曰蓐风，则是其犯候也。若似角弓，命同转烛。凡百女人，宜好思之。苟或在微不慎，戏笑作病，一朝困卧，控告无所，纵多出财宝，遍处求医，医者未必解此。纵得医来，大命已去，何处追寻？学者于此一方，大须精熟，不得同于常方耳。特忌上厕便利，宜室中盆上佳。

凡产后满百日，乃可合会，不尔，至死虚羸，百病滋长，慎之。

凡妇人皆患风气，脐下虚冷，莫不由此，早行房故也。

凡产后七日内，恶血未尽，不可服汤，候脐下块散，乃进羊肉汤。有痛甚切者，不在此例。后三两日消息，可服泽兰丸，比至满月，丸尽为佳。不尔，虚损不可平复也。全极消瘦不可救者，服五石泽兰丸。凡在蓐，必须服泽兰丸补之，服法必七日外，不得早服也。

凡妇人因暑月产乳，取凉太多，得风冷，腹中积聚，百病竞起，迄至于老，百方治不能瘥，桃仁煎主之，出蓐后服之。妇人纵令无病，每至秋冬，须服一两剂，以至年内常将服之佳。

四顺理中丸　已产讫，可服此方：

甘草二两　人参　白术　干姜各一两

上四味末之，蜜和丸如梧子。服十丸，稍增至二十丸。新生脏虚，此所以养脏气也。

桃仁煎　治妇人产后百疾诸气，补益悦泽。方：

① 转：宋本作"轻"。

桃仁一千二百枚，捣令细熟，以上好酒一斗五升，研滤三四遍，如作麦粥法，以极细为佳；纳长颈瓷瓶中，密塞，以面封之，纳汤中煮一伏时，不停火，亦勿令火猛，使瓶口常出在汤上，无令沉没，熟讫出。温酒服一合，日再服，虽丈夫亦可服之。

石斛地黄煎 治妇人虚赢短气，胸逆满闷，风气。方：

石斛四两 生地黄汁八升 桃仁半升 桂心二两 甘草四两 大黄八两 紫菀四两 麦门冬二升 茯苓一斤 醇酒八升

上十味为末，于铜器中，炭火上熬，纳鹿角胶一斤，耗得一斗，次纳饴三斤、白蜜三升和调，更于铜器中，釜上煎，微耗，以生竹搅，无令着，耗令相得，药成。先食，酒服，如弹子一丸，日三；不知，稍加至二丸。一方用人参三两。

地黄羊脂煎 治妇人产后欲令肥白，饮食平调。方：

生地黄汁一斗 生姜汁五升 羊脂二斤 白蜜五升

上四味，先煎地黄令得五升，次纳羊脂，合煎减半，纳姜汁复煎令减，合蜜着铜器中，煎如饴。取鸡子大一枚，投热酒中服，日三。

地黄酒 治产后百病，未产前一月当预酿之，产讫，蓐中服之。方：

地黄汁一升 好曲一斗 好米二升

上三味，先以地黄汁渍曲令发，准家法酘之至熟，封七日，取清服之。常使酒气相接，勿令断绝。慎蒜、生冷、酢滑、猪、鸡、鱼。一切妇人皆须服之。但夏三月热，不可合，春秋冬并得合服。地黄并滓纳米中炊合用之，一石十石一准此，一升为率。先服羊肉当归汤三剂，乃服之佳。

羊肉汤 治产后虚赢，喘乏，白汗出，腹中绞痛。方：

肥羊肉三斤，去脂 当归一两姚氏用葱白 桂心二两 芍药四两《子母秘录》作葱白 甘草二两 生姜四两 芎䓖三两《子母秘录》作豉一升 干地黄五两

上八味㕮咀，以水一斗半，先煮肉，取七升，去肉，纳余药，煮取三升，去滓。分三服，不瘥重作。《千金翼方》有葱白一斤。《子母秘录》：若胸中微热，加黄芩、麦门冬各一两；头痛，加石膏一两；中风，加防风一两；大便不利，加大黄一两；小便难，加葵子一两；上气咳逆，加五味子一两。

猪肾汤 治产后虚赢，喘乏，乍寒乍热，病如疟状，名为蓐劳。方：

猪肾一具，去脂，四破，无则用羊肾代 香豉，绵裹 白粳米 葱白各一斗

上四味，以水三斗，煮取五升，去滓。任情服之，不瘥更作。《广济方》有人参、当归各二两，为六味。

羊肉黄芪汤 治产后虚乏，补益。方：

羊肉三斤　黄芪三两　大枣三十枚　茯苓　甘草　当归　桂心　麦门冬　干地黄各一两

上十味㕮咀，以水二斗煮羊肉，取一斗，去肉，纳诸药，煎取三升，去滓。分三服，日三。

鹿肉汤　治产后虚羸劳损，补乏。方：

鹿肉四斤　干地黄　甘草　芎穷各三两　人参　当归各二两　黄芪　芍药　麦门冬　茯苓各二两　半夏一升　大枣二十枚　生姜二两

上十三味㕮咀，以水二斗五升煮肉，取一斗三升，去肉纳药，煎取五升，去滓。分四服，日三夜一。

獐骨汤　治产后虚乏，五劳七伤，虚损不足，脏腑冷热不调。方：

獐骨一具　远志　黄芪　芍药　干姜　防风　茯苓一作茯神　厚朴各三两　当归　橘皮　甘草　独活　芎穷各二两　桂心　生姜各四两

上十五味㕮咀，以水三斗煮獐骨，取二斗，去骨纳药，煎取五升，去滓，分五服。

当归芍药汤　治产后虚损，逆害饮食。方：

当归一两半　芍药　人参　桂心　生姜　甘草各一两　大枣二十枚　干地黄一两

上八味㕮咀，以水七升，煮取三升，去滓。分三服，日三。

杏仁汤　治产后虚气。方：

杏仁　橘皮　白前　人参各三两　桂心四两　苏叶一升　半夏一升　生姜十两　麦门冬一两

上九味㕮咀，以水一斗二升，煮取三升半，去滓，分五服。

治妇人产后上气，奔豚、积劳、脏气不足，胸中烦躁，关元以下如怀五千钱，伏方：

厚朴　桂心　当归　细辛　芍药　石膏各三两　甘草　黄芩　泽泻各二两　吴茱萸五两《千金翼方》作大黄　干地黄四两　橘梗三两　干姜一两

上十三味㕮咀，以水一斗二升，煮取三升，去滓。分三服，服三剂佳。

乳蜜汤　治产后七伤虚损，少气不足，并主肾劳寒冷，补气。方：

牛乳七升，无则用羊乳　白蜜一升半　当归　人参　独活各三两　大枣二十枚　甘草　桂心各二两

上八味㕮咀，诸药以乳蜜中，煮取三升，去滓，分四服。

五石汤 治产后虚冷七伤，时寒热，体痛乏力，补肾并治百病。方：

紫石英　钟乳　白石英　赤石脂　石膏　茯苓　白术　桂心　芎䓖　甘草各二两　薤白六两　人参　当归各三两　生姜八两　大枣二十枚

上十五味，五石并末之，诸药各㕮咀，以水一斗二升，煮取三升六合，去滓，分六服。若中风，加葛根、独活各二两；下痢，加龙骨一两。

三石汤 主病如前。方：

紫石英二两　白石英二两半　钟乳二两半　生姜　当归　人参甘草各二两　茯苓　干地黄　桂心各三两　半夏五两　大枣十五枚

上十二味，三石末之，㕮咀诸药，以水一斗二升，煮取三升，去滓，分四服。若中风，加葛根四两。

内补黄芪汤 主妇人七伤，身体疼痛，小腹急满，面目黄黑，不能食饮，并诸虚乏不足，少气，心悸不安。方：

黄芪　当归　芍药　干地黄　半夏各三两　茯苓　人参　桂心　远志　麦门冬　甘草　五味子　白术　泽泻各二两　干姜四两　大枣三十枚

上十六味㕮咀，以水一斗半，煮取三升，去滓。一服五合，日三夜一服。

吴茱萸汤 治产后虚羸，盗汗，啬恶寒。方：

吴茱萸三两，以清酒三升渍一宿，煮如蚁鼻[①]沸，减得二升许。中分之，顿服一升，日再，间日再作服。亦治产后腹中疾痛。

猪膏煎 治产后体虚，寒热自汗出。方：

猪膏一升　清酒五合　生姜汁一升　白蜜一升

上四味煎令调和，五上五下膏成。随意以酒服方寸匕。当炭火上熬。

鲤鱼汤 主妇人体虚，流汗不止，或时盗汗。方：

鲤鱼二斤　葱白切，一升　豉一升　干姜二两　桂心二两

上五味，㕮咀四物，以水一斗煮鱼，取六升，去鱼，纳诸药，微火煮取二升，去滓。分再服，取微汗即愈。勿用生鱼。

桂枝加附子汤 治产后风虚，汗出不止，小便难，四肢微急，难以屈伸者。方：

桂枝　芍药各三两　甘草一两半　附子二枚　生姜三两　大枣十二枚

上六味㕮咀，以水七升，煎取三升，分为三服。

---

① 蚁鼻：宋本作"鱼目"。

虚烦第二

方十一首

薤白汤 治产后胸中烦热逆气。方：

薤白 半夏 甘草 人参 知母各二两 石膏四两 栝楼根三两 麦门冬半升

上八味㕮咀，以水一斗三升，煮取四升，去滓。分五服，日三夜二。热甚即加石膏、知母各一两。

竹根汤 治产后虚烦。方：

甘竹根，细切一斗五升，以水二斗，煮取七升，去滓，纳小麦二升、大枣二十枚，复煮麦熟三四沸，纳甘草一两、麦门冬一升，汤成去滓。服五合，不瘥更服，取瘥。短气亦服之。

人参当归汤 治产后烦闷不安。方：

人参 当归 麦门冬 桂心 干地黄各一两 大枣二十个 粳米一升 淡竹叶三升 芍药四两

上九味㕮咀，以水一斗二升，先煮竹叶及米，取八升，去滓纳药，煮取三升，去滓，分三服。若烦闷不安者，当取豉一升，以水三升，煮取一升，尽服之，甚良。

甘竹茹汤 治产后内虚，烦热短气。方：

甘竹茹一升 人参 茯苓 甘草各一两 黄芩三两

上五味㕮咀，以水六升，煮取二升，去滓。分三服，日三。

知母汤 治产后乍寒乍热，通身温壮，胸心烦闷。方：

知母三两 芍药 黄芩各二两 桂心 甘草各一两

上五味㕮咀，以水五升，煮取二升半，分三服。一方不用桂心，加生地黄。

竹叶汤 治产后心中烦闷不解。方：

生淡竹叶 麦门冬各一升 甘草二两 生姜 茯苓各三两 大枣十四个 小麦五合

上七味㕮咀，以水一斗，先煮竹叶、小麦，取八升，纳诸药，煮取三升，去滓，分三服。若心中虚悸者，加人参二两；其人食少无谷气者，加粳米五合；气逆者，加半夏二两。

淡竹茹汤　治产后虚烦，头痛，短气欲绝，心中闷乱不解，必效。方：

生淡竹茹一升　麦门冬五合　甘草一两　小麦五合　生姜三两《产宝》用干葛　大枣十四枚《产宝》用石膏三两

上六味㕮咀，以水一斗，煮竹茹、小麦，取八升，去滓，乃纳诸药，煮取一升，去滓。分二服，羸人分作三服。若有人参入一两；若无人参，纳茯苓一两半亦佳。人参、茯苓皆治心烦闷及心虚惊悸，安定精神，有则为良，无自依方服一剂，不瘥更作。若气逆者，加半夏二两。

赤小豆散　治产后烦闷，不能食，虚满。方：

赤小豆三七枚，烧作末，以冷水和，顿服之。

蒲黄散　治产后烦闷。方：

蒲黄以东流水和方寸匕，服极良。

蜀漆汤　治产后虚热往来，心胸烦满，骨节疼痛及头痛壮热，晡时辄甚，又如微疟。方：

蜀漆叶一两　黄芪五两　桂心　甘草　黄芩各一两　知母　芍药各二两生地黄一斤

上八味㕮咀，以水一斗，煮取三升，分三服。此汤治寒热，不伤人。

芍药汤　治产后虚热头痛。方：

白芍药　干地黄　牡蛎各五两　桂心三两

上四味㕮咀，以水一斗，煮取二升半，去滓。分三服，日三。此汤不伤损人，无毒。亦治腹中拘急痛。若通身发热，加黄芩二两。

中风第三

论一首　方三十首

论曰：凡产后角弓反张及诸风病，不得用毒药，惟宜单行一两味，亦不得大发汗。特忌转泻吐利，必死无疑。大豆紫汤，产后大善。

大豆紫汤　治产后百病，及中风痱痓，或背强口噤，或但烦热苦渴，或头身皆重，或身痒，剧者呕逆直视。此皆因虚风冷湿，及劳伤所为。方：

大豆五升　清酒一斗

上二味，以铁铛猛火熬豆，令极热，焦烟出，以酒沃之，去滓。服一升，日夜数过，服之尽，更合，小汗则愈。一以去风，二则消血结。如妊娠伤折，胎死在腹中三日，服此酒即瘥。

独活紫汤 治产后百日中风痉，口噤不开，并治血气痛，劳伤，补肾。方：

独活一斤　大豆五升　酒一斗三升

上三味，先以酒渍独活，再宿，若急，须微火煮之，令减三升，去滓。别熬大豆极焦，使烟出，以独活酒活沃之，去豆。服一升，日三夜二。

小独活汤 治如前状。方：

独活八两　葛根六两　甘草二两　生姜六两

上四味，㕮咀，以水九升，煮取三升，去滓。分四服，微汗佳。

甘草汤 治在蓐中风，背强不得转动，名曰风痉。方：

甘草　干地黄　麦门冬　麻黄各二两　芎穷黄芩　栝楼根各三两　杏仁五十枚　葛根半斤

上九味口㕮咀，以水一斗五升、酒五升，合煮葛根，取八升，去滓，纳诸药，煮取三升，去滓。分再服，一剂不瘥，更合良。《千金翼方》《崔氏》有前胡三两。

独活汤 治产后中风，口噤不能言。方：

独活五两　防风　秦艽　桂心　白术　甘草　当归　附子各二两　葛根三两　生姜五两　防己一两

上十一味㕮咀，以水一斗二升，煮取三升，去滓，分三服。

鸡粪酒 治产后中风及百病，并男子中一切风，神效。方：

鸡粪一升，熬令黄　乌豆一升，熬令声绝，勿焦

上二味，以清酒三升半，先淋鸡粪，次淋豆，取汁。一服一升，温服取汗。病重者，凡四五日服之，无不愈。

竹叶汤 治产后中风，发热，面正赤，喘气，头痛。方：

淡竹叶一握　葛根三两　防风二两　橘梗　甘草　人参各一两　大附子一枚　生姜五两　大枣十五枚　桂心一两

上十味㕮咀，以水一斗，煮取二升半，去滓。分三服，日三，温服使汗出。若颈项强者，用大附子；若呕者，加半夏四两。

防风汤 治产后中风，背急，短气《千金翼方》作里急短气。方：

防风五两　当归　芍药　人参　甘草　干姜各二两　独活　葛根各五两

上八味㕮咀，以水九升，煮取三升，去滓。分三服，日三。

鹿肉汤 治产后风虚，头痛壮热，言语邪僻。方：

鹿肉三斤 芍药三两 半夏一升 干地黄二两 独活三两 生姜六两 桂心 芎穷各一两 甘草 阿胶各一两 人参 茯苓各四两《千金翼方》作茯神 秦艽 黄芩 黄芪各三两

上十五味㕮咀，以水二斗煮肉，得一斗二升，去肉纳药，煎取三升，去滓，纳胶令烊。分四服，日三夜一。

独活汤 治产后中风。方：

独活一斤 桂心三两 秦艽五两

上三味㕮咀，以酒一斗半，渍三日。饮五合，稍加至一升，不能多饮，随性服。

大豆汤 治产后卒中风，发病倒闷不知人，及妊娠挟风，兼治在蓐诸疾。方：

大豆五升，炒令微焦 葛根 独活各八两 防己六两

上四味㕮咀，以酒一斗二升煮豆，取八升，去滓纳药，煮取四升，去滓。分六服，日四夜二。

五石汤 治产后卒中风，发疾口噤，倒闷吐沫，瘛疭眩冒不知人，及湿痹缓弱，身体痉，妊娠百病。方：

白石英 钟乳 赤石脂 石膏各二两 紫石英三两 牡蛎 人参 黄芩 白术 甘草 栝楼根 芎穷 桂心 防己 当归 干姜各二两 独活三两 葛根四两

上十八味，末五石，㕮咀诸药，以水一斗四升，煮取三升半。分五服，日三夜二。一方有滑石、寒水石各二两，枣二十枚。

四石汤 治产后卒中风，发疾口噤，瘛疭闷满不知人，并缓急诸风毒痹，身体痉强，及挟胎中风，妇人百病。方：

紫石英 白石英 石膏 赤石脂各三两 独活 生姜各六两 葛根四两 桂心 芎穷 甘草 芍药 黄芩各二两

上十二味㕮咀，以水一斗二升，煮取三升半，去滓。分五服，日三夜二。治妇人在蓐得风，盖四肢苦烦热，皆自发露所为。若头痛，与**小柴胡汤**；头不痛，但烦热，与**三物黄芩汤**。

小柴胡汤方：

柴胡半斤 黄芩 人参 甘草各三两 生姜二两 大枣十二枚 半夏半升

上七味㕮咀，以水一斗二升，煮取六升，去滓。服一升，日三服。

三物黄芩汤方：

黄芩　苦参各二两　干地黄四两

上㕮咀，以水八升，煮取二升，去滓。适寒温，服一升，日二，多吐下虫。

甘草汤　治产后腹中伤绝，寒热恍惚，狂言见鬼，此病中风内绝，脏气虚所为。方：

甘草　芍药各五两　通草三两《产宝》用当归　羊肉三斤

上四味㕮咀，以水一斗六升煮肉，取一斗，去肉纳药，煮取六升，去滓。分五服，日三夜二。

羊肉汤　治产后中风，久绝不产，月水不利，乍赤乍白，及男子虚劳冷甚。方：

羊肉二斤　成𥮌大蒜去皮，切，三升　香豉三升

上三味，以水一斗三升，煮取五升，去滓，纳酥一升，更煮取三升，分温三服。

葛根汤　治产后中风，口噤痉痹，气息迫急，眩冒困顿，并产后诸疾。方：

葛根　生姜各六两　独活四两　当归三两　甘草　桂心　茯苓　石膏　人参　白术　芎䓖　防风各二两

上十二味㕮咀，以水一斗二升，煮取三升，去滓。分三服，日三。

防风酒　治产后中风。方：

防风　独活各一斤　女萎　桂心各二两　茵芋　一两　石斛五两

上六味㕮咀，以酒二斗渍三宿。初服一合，稍加至三四合，日三。

木防己膏　治产后中风。方：

木防己半斤　茵芋五两

上二味㕮咀，以苦酒九升渍一宿，猪膏四升，煎三上三下膏成，灸手摩千遍瘥。

治产后中柔风，举体疼痛，自汗出者，及余百疾。方：

独活八两　当归四两

上二味㕮咀，以酒八升，煮取四升，去滓。分四服，日三夜一，取微汗。葛氏单行独活，《短剧》加当归。若上气者，加桂心二两，不瘥更作。

浴汤　治产后中风流肿。方：

盐五升，熬令赤　鸡毛一把，烧作灰

上二味，以水一石煮盐作汤，纳鸡毛灰

着汤中。适冷暖以浴，大良。又浴妇人阴冷肿痛。凡风肿，面欲裂破者，以紫汤一服瘥，神效。紫汤是炒黑豆作者。

治产后中风，头面手臂通满方：

大豆三升，以水六升，煮取一升半，去豆澄清。更煎取一升，纳白术八两、附子三两、独活三两、生姜八两，添水一斗，煎取五升，纳好酒五升，合煎，取五升，去滓。分五服，日三夜二，间粥，频服三剂。

茯神汤 治产后忽苦，心中冲悸，或志意不定，恍恍惚惚，言语错谬，心虚所致。方：

茯神四两 人参 茯苓各三两 芍药 甘草 当归 桂心各一两 生姜八两 大枣三十枚

上九味㕮咀，以水一斗，煮取三升，去滓。分三服，日三，甚良。

远志汤 治产后忽苦，心中冲悸不定，志意不安，言语错误，惚惚愦愦，情不自觉。方：

远志 人参 甘草 当归 桂心 麦门冬各二两 芍药一两 茯苓五两 生姜六两 大枣二十枚

上十味㕮咀，以水一斗，煮取三升，去滓。分三服，日三，羸者分四服。产后得此，正是心虚所致。无当归用芎䓖；若其人心胸中逆气，加半夏三两。

茯苓汤 治产后暴苦，心悸不定，言语错谬，恍恍惚惚，心中愦愦，此皆心虚所致。方：

茯苓五两 甘草 芍药 桂心各二两 生姜六两 当归二两 麦门冬一升 大枣三十枚

上八味㕮咀，以水一斗，煮取三升，去滓。分三服，日三。无当归，可用芎䓖；若苦心志不定，加人参二两，亦可纳远志二两；若苦烦闷短气，加生竹叶一升，先以水一斗三升，煮竹叶取一斗，纳药；若有微风，加独活三两、麻黄二两、桂心二两，用水一斗五升；若颈强苦急，背膊强者，加独活、葛根各三两，麻黄、桂心各二两，生姜八两，用水一斗半。

安心汤 治产后心冲悸不定，恍恍惚惚，不自知觉，言语错误，虚烦短气，志意不定，此是心虚所致。方：

远志 甘草各二两 人参 茯神 当归 芍药各三两 麦门冬一升 大枣三十枚

上八味㕮咀，以水一斗，煮取三升，去滓，分三服，日三。若苦虚烦短气者，加淡竹叶二升，水一斗二升。煮竹叶，取一斗，纳药；若胸中少气者，益甘草为三两善。

甘草丸　治产后心虚不足，虚悸，心神不安，乏气，或若恍恍惚惚，不自觉知者。方：

甘草三两　人参二两　远志三两　麦门冬二两　菖蒲三两　泽泻一两　桂心一两　干姜二两　茯苓二两　大枣五十枚

上十味为末，蜜丸如大豆。酒服二十丸，日四五服，夜再服，不知稍加。若无泽泻，以白术代之；若胸中冷，增干姜。

人参丸　治产后大虚心悸，志意不安，不自觉恍惚恐畏，夜不得眠，虚烦少气。方：

人参　甘草　茯苓各三两　麦门冬　菖蒲　泽泻　薯蓣　干姜各二两　桂心一两　大枣五十枚

上十味为末，以蜜枣膏和丸，如梧子，未食酒服二十丸，日三夜一，不知稍增。若有远志，纳二两为善；若风气，加当归、独活三两。亦治男子虚损心悸。

大远志丸　治产后心虚不足，心下虚悸，志意不安，恍恍惚惚，腹中拘急痛，夜卧不安，胸中吸吸少气，内补伤损，益气，安定心神，亦治虚损。方：

远志　甘草　茯苓　麦门冬　人参　当归　白术　泽泻　独活　菖蒲各三两　薯蓣　阿胶各二两　干姜四两　干地黄五两　桂心三两。

上十五味为末，蜜和丸如大豆，未食温酒服二十丸，日三，不知稍增，至五十丸。若太虚，身体冷，少津液，加钟乳三两为善。

心腹痛第四

方二十六首

蜀椒汤　治产后心痛，此大寒冷所为。方：

蜀椒二合　芍药一两　当归　半夏　甘草　桂心　人参　茯苓各二两　蜜一升　生姜汁五合

上十味㕮咀，以水九升，煮椒令沸，然后纳诸药，煮取二升半，去滓，纳姜汁及蜜，煎取三升。一服五合，渐加至六合。禁勿冷食。

大岩蜜汤　治产后心痛。方：

干地黄　当归　独活　甘草　芍药　桂心　细辛　小草各二两　吴茱萸一

升　干姜三两

上十味咬咀，以水九升，煮取三升，纳蜜五合，重煮。分三服，日三。《胡洽》不用独活、桂心、甘草，《千金翼方》不用蜜。

干地黄汤　治产后两胁满痛，兼除百病。方：

干地黄　芍药各三两　当归　蒲黄各二两　生姜五两　桂心六两　甘草一两　大枣二十枚

上八味咬咀，以水一斗，煮取二升半，去滓。分服，日三。

芍药汤　治产后苦少腹痛。方：

芍药六两　桂心三两　甘草二两　胶饴八两　生姜三两　大枣十二枚

上六味咬咀，以水七升，煮取四升，去滓，纳胶饴令烊。分三服，日三。

当归汤　治妇人寒疝，虚劳不足，若产后腹中绞痛。方：

当归二两　生姜五两　芍药二两《子母秘录》作甘草　羊肉一斤

上四味咬咀，以水八升，煮羊肉熟，取汁煎药，得三升。适寒温服七合，日三。《金匮要略》《胡洽》不用芍药，名小羊肉汤。

桃仁芍药汤　治产后腹中疾痛。方：

桃仁半升　芍药　芎䓖　当归　干漆　桂心　甘草各二两

上七味，咬咀，以水八升，煮取三升，分三服。

羊肉汤　治产后及伤身大虚，上气腹痛，兼微风。方：

肥羊肉二斤，如无，用獐、鹿肉　茯苓　黄芪　干姜各三两　甘草独活桂心　人参各二两　麦门冬七合　生地黄五两　大枣十二枚

上十一味咬咀，以水二斗煮肉，取一斗，去肉纳药，煮取三升半，去滓。分四服，日三夜一。千金翼方无干姜。

羊肉当归汤　治产后腹中、心下切痛，不能食，往来寒热，若中风乏气力方：

羊肉三斤　当归　黄芩《肘后》用黄芪　芎䓖　甘草　防风各二两《肘后》用人参　芍药三两　生姜四两

上八味咬咀，以水一斗二升，先煮肉熟，减半，纳余药，取三升，去滓。分三服，日三。《胡洽》以黄芪代黄芩，白术代芍药，名大羊肉汤。《子母秘录》以桂心代防风，加大枣十七枚。

羊肉杜仲汤　治产后腰痛、咳嗽。方：

羊肉四斤　杜仲　紫菀各三两　五味子　细辛　款冬花　人参　厚朴　芎䓖　附子　萆薢　甘草　黄芪各二两　当归　桂心　白术各三两　生姜八两

大枣三十枚

上十八味㕮咀，以水二斗半煮肉，取汁一斗五升，去肉纳药，煎取三升半，去滓。分五服，日三夜二。

羊肉生地黄汤　治产后三日腹痛，补中益脏，强气力，消血。方：

羊肉三斤　生地黄切，二升　桂心　当归　甘草　芎䓖　人参各二两芍药三两

上八味㕮咀，以水二斗煮肉，取一斗，去肉纳药，煎取三升。分四服，日三夜一。

内补当归建中汤　治产后虚羸不足，腹中痛不止，吸吸少气，或苦小腹拘急，痛引腰背，不能饮食，产后一月，日得服四五剂为善，令人力壮。方：

当归四两　芍药六两　甘草二两　生姜六两　桂心三两　大枣十枚

上六味㕮咀，以水一斗，煮取三升，去滓。分三服，一日令尽。若大虚，纳饴糖六两，汤成，纳之于火上，饴消；若无生姜，则以干姜三两代之；若其人去血过多，崩伤内竭不止，加地黄六两、阿胶二两，合八种，汤成去滓，纳阿胶；若无当归，以芎䓖代之。

内补芎䓖汤　治妇人产后虚羸，及崩伤过多，虚竭，腹中绞痛。方：

芎䓖　干地黄各四两　芍药五两　桂心二两　甘草　干姜各三两　大枣四十枚

上七味㕮咀，以水一斗二升，煮取三升，去滓。分三服，日三，不瘥复作，至三剂。若有寒，苦微下，加附子三两。治妇人虚羸，少气伤绝，腹中拘急痛，崩伤虚竭，面目无色，及唾吐血，甚良。

大补中当归汤　治产后虚损不足，腹中拘急，或溺血，少腹苦痛，或从高堕下犯内，及金疮血多内伤，男子亦宜服之。方：

当归　续断　桂心　芎䓖　干姜　麦门冬各三两　芍药四两　吴茱萸一升干地黄六两　甘草　白芷各二两　大枣四十枚

上十二味口㕮咀，以酒一斗，渍药一宿，明旦以水一斗合煮，取五升，去滓。分五服，日三夜二。有黄芪，人参二两益加。

桂心酒　治产后疹痛，及猝心腹痛。方：

桂心三两，以酒三升，煮取二升，去滓。分三服，日三。

生牛膝酒　治产后腹中苦痛。方：

生牛膝五两，以酒五升，煮取二升，去滓，分二服。若用干牛膝根，以酒渍之一宿，然后可煮。

治产后腹中如弦，常坚痛，无聊赖。方：

当归末二方寸匕，纳蜜一升煎之，适寒温，顿服之。

吴茱萸汤 治妇人先有寒冷，胸满痛，或心腹刺痛，或呕吐食少，或肿，或寒，或下痢，气息绵惙欲绝，产后益剧，皆主之。方：

吴茱萸二两　防风　桔梗　干姜　甘草　细辛　当归各十二铢　干地黄十八铢

以上八味㕮咀，以水四升，煮取一升半，去滓，分再服。

蒲黄汤 治产后余疾，胸中少气，腹痛，头疼，余血未尽，除腹中胀满欲死。方：

蒲黄五两　桂心　芎䓖各一两　桃仁二十枚　芒硝一两　生姜　生地黄各五两　大枣十五枚

上八味㕮咀，以水九升，煮取二升半，去滓，纳芒硝，分三服，日三，良验。

败酱汤 治产后疹痛，引腰腹中，如锥刀所刺。方：

败酱三两　桂心　芎䓖各一两半　当归一两

上四味㕮咀，以清酒二升、水四升，微火煮取二升，去滓。适寒温服七合，日三服，食前服之。《千金翼方》只用败酱一味。

芎䓖汤 治产后腹痛。方：

芎䓖　甘草各二两　蒲黄　女萎各一两半　芍药　大黄各三十铢　当归十八铢　桂心　桃仁　黄芪《千金翼方》作黄芩　前胡各一两　生地黄一升

上十二味㕮咀，以水一斗、酒三升合煮，取二升，去滓。分四服，日三夜一。

独活汤 治产后腹痛，引腰背拘急痛。方：

独活　当归　桂心　芍药　生姜各三两　甘草二两　大枣二十枚

上七味㕮咀，以水八升，煮取三升，去滓。分三服，服相去如人行十里久进之。

芍药黄芪汤 治产后心腹痛。方：

芍药四两　黄芪　白芷　桂心　生姜　人参　芎䓖　当归　干地黄　甘草各二两　茯苓三两　大枣十枚

上十二味㕮咀，以酒、水各五升合煮，取三升，去滓。先食服一升，日三。《千金翼方》无人参、当归、芎䓖、地黄、茯苓，为七味。

治产后腹胀痛，不可忍者。方：

煮黍黏根为饮，一服即愈。

治妇人心痛。方：

布裹盐如弹丸，烧作灰，酒服之愈。

又方：

烧秤锤投酒中，服亦佳。

又方：

炒大豆投酒中服佳。

恶露第五

方二十九首

干地黄汤 治产后恶露不尽，除诸疾，补不足。方：

干地黄三两 芎穷 桂心 黄芪 当归各二两 人参 防风 茯苓 细辛 芍药 甘草各一两

上十一味㕮咀，以水一斗，煮取三升，去滓。分三服，日再夜一。

桃仁汤 治产后往来寒热，恶露不尽。方：

桃仁五两 吴茱萸二升 黄芪 当归 芍药各三两 生姜 醍醐百炼酥 柴胡各八两

上八味㕮咀，以酒一斗、水二升合煮，取三升，去滓。适寒温，先食服一升，日三。

泽兰汤 治产后恶露不尽，腹痛不除，小腹急痛，痛引腰背，少气力。方：

泽兰 当归 生地黄各二两 甘草一两半 生姜三两 芍药一两 大枣十枚

上七味㕮咀，以水九升，煮取三升，去滓。分三服，日三。堕身欲死，服亦瘥。

甘草汤 治产乳余血不尽，逆抢心胸，手足逆冷，唇干，腹胀，短气。方：

甘草 芍药 桂心 阿胶各三两 大黄四两

上五味㕮咀，以东流水一斗，煮取三升，去滓，纳阿胶令烊。分三服，一服入腹中，面即有颜色，一日一夜尽此三升，即下腹中恶血一二升，立瘥，当养之如新产者。

大黄汤 治产后恶露不尽。方：

大黄 当归 甘草 生姜 牡丹 芍药各三两 吴茱萸一升

上七味咬咀，以水一斗，煮取四升，去滓。分四服，一日令尽。加人参二两，名人参大黄汤。

柴胡汤 治产后往来寒热，恶露不尽。方：

柴胡八两 桃仁五十枚 当归 黄芪 芍药各三两 生姜八两 吴茱萸二升

上七味咬咀，以水一斗三升，煮取三升，去滓。先食服一升，日三。《千金翼方》以清酒一斗煮。

蒲黄汤 治产后余疾，有积血不去，腹大短气，不得饮食，上冲胸胁，时时烦愦逆满，手足悁疼，胃中结热。方：

蒲黄半两 大黄 芒硝 甘草 黄芩各一两 大枣三十枚

上六味咬咀，以水一升，煮取一升，清朝服至日中。下若不止，进冷粥半盏即止；若不下，与少热饮自下。人羸者半之。《千金翼方》名大黄汤，而不用芒硝。

铜镜鼻汤 治产后余疾，恶露不除，积聚作病，血气结搏，心腹疼痛。方：

铜镜鼻十八铢，烧末 大黄二两半 干地黄 芍药 芎䓖 干漆 芒硝各二两 乱发如鸡子大，烧 大枣三十枚

上九味咬咀，以水七升，煮取二升二合，去滓，纳发灰、镜鼻末，分三服。

小铜镜鼻 汤治如前状。方：

铜镜鼻十铢，烧末 大黄 甘草 黄芩 芒硝 干地黄各二两桃仁五十枚

上七味咬咀，以酒六升，煮三升，去滓，纳镜鼻末，分三服。亦治遁尸心腹痛，及三十六尸疾。

栀子汤 治产后儿生处空，流血不尽，小腹绞痛。方：

栀子三十枚，以水一斗，煮取六升，纳当归、芍药各二两，蜜五合，生姜五两，羊脂一两，于栀子汁中，煎取二升。分三服，日三。

生地黄汤 治产后三日至七日，腹中余血未尽，绞痛强满，气息不通。方：

生地黄五两 生姜三两 大黄 芍药 茯苓 细辛 桂心 当归 甘草黄芩各一两半 大枣二十枚

上十一味咬咀，以水八升，煮取二升半，去滓。分三服，日三。

大黄干漆汤 治新产后有血，腹中切痛。方：

大黄 干漆 干地黄 桂心 干姜各二两

上五味咬咀，以水三升、清酒五升，煮取三升，去滓。温服一升，血当下；若不瘥，明旦服一升；满三服，病无不瘥。

麻子酒 治产后血不去。方：

麻子五升，捣，以酒一斗，渍一宿，明旦去滓。温服一升，先食服；不瘥，夜服一升，不吐下。忌房事一月，将养如初产法。

升麻汤 治产后恶物不尽，或经一月、半岁、一岁。方：

升麻三两，以清酒五升，煮取二升，去滓，分再服，当吐下恶物，勿怪，良。

治产后恶血不尽，腹中绞刺，痛不可忍。方：

大黄 黄芩 桃仁各三两 桂心 甘草 当归各二两 芍药四两 生地黄六两

上八味㕮咀，以水九升，煮取二升半，去滓。食前，分三服。

治产后漏血不止。方：

露蜂房 败船茹

上二味等份，作灰，取酪若浆服方寸匕，日三。

又方：

大黄三两 芒硝一两 桃仁三十枚 水蛭三十枚 虻虫三十枚 甘草 当归备二两 蟅虫四十枚

上八味㕮咀，以水三升、酒二升合煮，取三升，去滓，分三服，当下血。

又方：

桂心 蛴螬各二两 栝楼根 牡丹各三两 豉一升

上五味㕮咀，以水八升，煮取三升，去滓，分三服。

治产后血不可止者。方：

干菖蒲三两，以清酒五升渍，煮取三升，分再服，即止。

治产后恶血不除，四体并恶。方：

续骨木二十两，破如笋子大，以水一斗，煮取三升。分三服，相去如人行十里久，间食粥。或小便数，或恶血下，即瘥。此木得三遍煮。

治产后下血不尽，烦闷腹痛。方：

羚羊角烧成炭，刮取三两 芍药二两，熬令黄。枳实一两，细切，熬令黄。上三味治下筛，煮水作汤，服方寸匕，日再夜一，稍加至二匕。

又方：

鹿角烧成炭，捣筛。煮豉汁服方寸匕，日三夜再，稍加至二匕。不能，用豉清煮水作汤用之。

又方：

捣生藕取汁，饮二升，甚验。

又方：

生地黄汁一升、酒三合和，温顿服之。

又方：

赤小豆捣散，取东流水和服方寸匕，不瘥更服。

治产后血瘕痛。方：

古铁一斤，秤铁、斧头、铁杵亦得，炭火烧令赤，纳酒五升中，稍热服之，神妙。

治妇人血瘕，心腹积聚，乳余疾，绝生，小腹坚满，贯脐中热，腰背痛，小便不利，大便难，不下食，有伏虫、胪胀、痛疽肿，久寒留热，胃脘有邪气。方：

半夏一两六铢　石膏　藜芦　牡蒙　苁蓉各十八铢　桂心　干姜各一两　乌喙半两　巴豆六十铢，研如膏

上九味为末，蜜丸如小豆。服二丸，日三。及治男子疝病。

治妇人血瘕痛。方：

干姜一两　乌贼鱼骨一两

上二味治下筛，酒服方寸匕，日三。

又方：

末桂心，温酒服方寸匕，日三。

下痢第六

方十九首

胶蜡汤　治产后三日内，下诸杂五色痢。方：

阿胶一两　蜡如博棋三枚　当归一两半　黄连二两　黄檗一两　陈廪米一升

上六味咬咀，以水八升煮米，蟹目沸，去米纳药，煮取二升，去滓，纳胶、蜡，令烊。分四服，一日令尽。

桂蜜汤　治产后余寒下痢，便脓血赤白，日数十行，腹痛，时时下血。方：

桂心二两　蜜一升　附子一两　干姜　甘草各二两　当归二两　赤石脂十两

上七味咬咀，以水六升，煮取三升，去滓纳蜜，煎一两沸。分三服，日三。

治产后下赤白，腹中绞痛。方：

芍药　干地黄各四两　甘草　阿胶　艾叶　当归各八两

上六味咬咀，以水七升，煮取二升半，去滓，纳胶令烊，分三服。

治产后赤白下久不断，身面悉肿。方：

大豆一升，微熬　小麦一升　吴茱萸半升　蒲黄一升

上四味以水九升煮取三升，去滓，

分三服，此方神验。亦可以水五升、酒一斗，煎取四升，分四服。

治产后痢赤白，心腹刺痛。方：

薤白一两　当归二两　酸石榴皮三两　地榆四两　粳米五合

上五味㕮咀，以水六升，煮取二升半，去滓，分三服。《必效方》加厚朴一两，阿胶、人参、甘草、黄连各一两半。

当归汤　治产后下痢赤白，腹痛。方：

当归三两　干姜　白术各二两　芎䓖二两半　甘草　白艾熟者　附子各一两　龙骨三两

上八味，㕮咀，以水六升，煮取二升，去滓。分三服，一日令尽。

白头翁汤　治产后下痢，兼虚极。方：

白头翁二两　阿胶　秦皮　黄连　甘草各二两　黄檗三两

上六味，㕮咀，以水七升，煮取二升半，去滓，纳胶令烊。分三服，日三。

鳖甲汤　治产后早起中风冷，泻痢及带下。方：

鳖甲如手大　当归　黄连　干姜各二两　黄檗长一尺，广三寸

上五味，㕮咀，以水七升，煮取三升，去滓。分三服，日三。《千金翼方》加白头翁一两。

龙骨丸　治产后虚冷下血，及谷下昼夜无数，兼治产后恶露不断。方：

龙骨四两　干姜　甘草　桂心各二两

上四味为末，蜜和如梧子。暖酒服二十丸，日三。一方用人参、地黄各二两。

阿胶丸　治产后虚冷洞下，心腹绞痛，兼泄泻不止方：

阿胶四两　人参　甘草　龙骨　桂心　干地黄　白术　黄连当归　附子各二两

上十味为末，蜜丸如梧子。温酒服二十丸，日三。

泽兰汤　治产后余疾，寒下冻脓，里急，胸胁满痛，咳嗽呕血，寒热，小便赤黄，大便不利。方：

泽兰二十四铢　石膏二十四铢　当归十八铢　远志三十铢　甘草　厚朴各十八铢　藁本　芎䓖各十五铢　干姜　人参　橘梗　干地黄各十二铢　白术　蜀椒　白芷　柏子仁　防风　山茱萸　细辛各九铢　桑白皮　麻子仁各半升

上二十一味㕮咀，以水一斗五升，先纳桑白皮，煮取七升半，去之，纳诸药，煮取三升五合，去滓，分三服。

干地黄汤　治产后下痢。方：

干地黄三两　白头翁　黄连各一两　蜜蜡一方寸　阿胶如手掌大一枚

上五味㕮咀，以水五升，煮取二升半，去滓，纳胶、蜡令烊。分三服，日

三。《千金翼方》用干姜一两。

生地黄汤　治产后忽著寒热下痢。方：

生地黄五两　甘草　黄连　桂心各一两

大枣二十枚　淡竹叶二升，一作竹皮　赤石脂二两

上七味，哎咀，以水一斗煮竹叶，取七升，去滓纳药，煮取二升半。分三服，日三。

蓝青丸　治产后下痢。方：

蓝青熬　附子　鬼臼　蜀椒各一两半　厚朴　阿胶　甘草各二两　艾叶　龙骨　黄连　当归各三两　黄柏　茯苓　人参各一两

上十四味，末之，蜜和丸如梧子。空腹，每服以饮下二十丸。一方用赤石脂四两。

赤石脂丸　治产后虚冷下痢。方：

赤石脂三两　当归　白术　黄连　干姜　秦皮　甘草各二两　蜀椒　附子各一两

上九味为末，蜜丸如梧子。酒服二十丸，日三。《千金翼方》作散，空腹饮服方寸匕。

赤散　治产后下痢。方：

赤石脂三两　桂心一两　代赭三两

上三味治下筛。酒服方寸匕，日三，十日愈。

黑散　治产后下痢。方：

麻黄　贯众　桂心各一两　甘草三两　干漆三两　细辛二两

上六味治下筛。酒服五撮，日再，五日愈，麦粥下尤佳。

黄散　治产后下痢。方：

黄连二两　黄芩　蟅虫　干地黄各一两

上四味治下筛。酒服方寸匕，日三，十日愈。

龙骨散　治产后痢。方：

五色龙骨　黄檗根皮蜜灸令焦　代赭　赤石脂　艾各一两半　黄连二两

上六味治下筛。饮服方寸匕，日三。

淋渴第七

方九首

栝楼汤　治产后小便数兼渴。方：

栝楼根　黄连各二两　人参三两　大枣十五枚　甘草二两　麦门冬二两　桑螵蛸二十枚　生姜三两

上八味㕮咀，以水七升，煮取二升半，分三服。

鸡𦚠胵汤　治产后小便数。方：

鸡𦚠胵二十具　鸡肠三具，洗　干地黄　当归　甘草各二两　麻黄四两　厚朴　人参各三两　生姜五两　大枣二十枚

上十味㕮咀，以水一斗，煮鸡𦚠胵及肠、大枣，取七升，去滓，纳诸药，煎取三升半，分三服。

治妇人结气成淋，小便引痛，上至小腹，或时溺血，或如豆汁，或如胶饴，每发欲死，食不生肌，面目萎黄，师所不能治。方：

贝齿四枚，烧作末　葵子一升　石膏五两，碎　滑石二两，末

上四味，以水七升煮二物，取二升，去滓，纳二末及猪脂一合，更煎三沸。分三服，日三，不瘥再合服。

石韦汤　治产后卒淋、气淋、血淋、石淋。方：

石韦二两　榆皮五两　黄芩三两　大枣三十枚　通草二两　甘草二两　葵子二升　白术《产宝》用芍药　生姜各三两

上九味㕮咀，以水八升，煮取二升半，分三服。《集验》无甘草、生姜，《崔氏》同，《产宝》不用姜、枣。

葵根汤　治产后淋涩。方：

葵根二两　车前子一升　乱发烧灰　大黄各一两　冬瓜练七合，一作汁　通草三两　桂心　滑石各一两　生姜六两

上九味㕮咀，以水七升，煮取二升半，分三服。《千金翼方》不用冬瓜练。

茅根汤　治产后淋。方：

白茅根一斤　瞿麦四两　地脉二两　桃胶　甘草各一两　鲤鱼齿一百

枚　人参二两　茯苓四两　生姜三两

上九味咬咀，以水一斗，煮取二升半，分三服。

滑石散　治产后淋。方：

滑石五两　通草　车前子　葵子各四两

上四味治下筛。酢浆水服方寸匕，稍加至二匕。

竹叶汤　治产后虚渴，少气力。方：

竹叶三升　甘草　茯苓　人参各一两　小麦五合　生姜三两　大枣十四枚
半夏三两　麦门冬五两

上九味咬咀，以水九升煮竹叶、小麦，取七升，去滓，纳诸药更煎，取二
升半。一服五合，日三夜一。

栝楼汤　治产后渴不止。方：

栝楼根四两　人参三两　甘草二两《崔氏》不用　麦门冬三两　大枣二十
枚　土瓜根五两《崔氏》用芦根　干地黄二两

上七味，咬咀，以水一斗二升，煮取六升，分六服。

杂治第八

方五十九首　灸法九首

破积乌头丸　治妇人劳气、食气，胃满吐逆，其病头重结痛，小便赤黄，
大下气。方：

乌头　黄芩　巴豆各半两　半夏三两　大黄八两　戎盐一两半　蟅虫　桂
心　苦参各十八铢　人参　硝石各一两

上十一味，末之，以蜜、青牛胆拌和，捣三万杵，丸如梧子。宿不食，酒
服五丸，安卧，须臾当下。下黄者，小腹积也；青者，疝也；白者，内风也；
如水者，留饮也；青如粥汁，膈上邪气也；血如腐肉者，伤也；赤如血者，乳
余疾也；如虫刺者，蛊也。下已必渴，渴饮粥，
饥食酥糜，三日后当温食，食必肥浓，三十日平
复。亦名破积乌头丸，主心腹积聚气闷胀，疝瘕
内伤，瘀血，产乳余疾，及诸不足。

竹茹汤　治妇人汗血、吐血、尿血、下血。方：

竹茹二升　干地黄四两　人参　芍药　橘梗
芎䓖　当归　甘草　桂心各一两

上九味咬咀，以水一斗，煮取三升，分三服。

治妇人自少患风，头眩眼疼方：

石楠一力用石苇 细辛 天雄 茵芋各二两 山茱萸 干姜各三两 薯蓣 防风 贯众 独活 蘼芜各四两

上十一味咬咀，以酒三斗渍五日。初饮二合，日三，稍稍加之。

治妇人经服硫黄丸，忽患头痛颈冷，冷歇，又心胸烦热，眉骨、跟眦痒痛，有时生疮，喉中干燥，四体痛痒。方：

栝楼根 麦门冬 龙胆各三两 大黄二两 土瓜根八两 杏仁二升

上六味，末之，蜜丸。饮服如梧子十枚，日三服，渐加之。

治妇人患癖，按时如有三五个而作水声，殊不得寝食，常心闷。方：

牵牛子三升，治下筛。饮服方寸匕，日一服，三十服后，可服好硫黄一两。

治妇人忽与鬼交通。方：

松脂二两 雄黄一两 末上二味，先烊松脂，乃纳雄黄末，以虎爪搅令相得。药成，取如鸡子中黄，夜卧以着熏笼中烧，令病人取自升其上，以被自覆，惟出头，勿令过热及令气得泄也。

厚朴汤 治妇人下焦劳冷，膀胱肾气损弱，白汁与小便俱出者。方：

厚朴如手大，长四寸，以酒五升，煮两沸，去滓；取桂一尺末之，纳汁中调和，一宿勿食，旦顿服之。

温经汤 主妇人小腹痛。方：

茯苓六两 芍药三两 薏苡仁半升 土瓜根三两

上四味咬咀，以酒三升渍一宿，旦加水七升，煎取二升，分再服。

半夏厚朴汤 治妇人胸满，心下坚，咽中帖帖，如有炙肉脔，吐之不出，咽之不下。方：

半夏一升 厚朴三两 茯苓四两 生姜五两 苏叶二两

上五味，咬咀，以水七升，煮取四升。分四服，日三夜一，不瘥频服。一方无苏叶、生姜。

治妇人气方：

平旦服乌牛尿，日一，止。

昆布丸 治妇人胸中伏气。方：

昆布 海藻 芍药 桂心 人参 白石英 款冬花 桑白皮各二两 茯苓 钟乳 柏子仁各二两半 紫菀 甘草各一两 干姜一两六铢 吴茱萸 五味子 细

辛各一两半　杏仁百枚　橘皮　苏子各五合

　　上二十味，末之，蜜和如梧子。酒服二十丸，日再，加至四十丸。

　　治妇人无故忧患，胸中迫塞，气不下。方：

　　芍药　滑石　黄连　石膏　前胡　山茱萸各一两六铢　大黄　细辛　麦门冬各一两　半夏十八铢　桂心半两　生姜一两

　　上十二味，末之，蜜丸如梧子。酒服二十丸，加至三十丸，日三服。

　　妇人断产方：蚕子故纸方一尺，烧为末，酒服之，终身不产。

　　又方：

　　油煎水银，一日勿息。空肚服枣大一枚，永断，不损人。

　　治劳损，产后无子，阴中冷溢出，子门闭，积年不瘥，身体寒冷。方：

　　防风一两半　橘梗三十铢　人参一两　菖蒲　半夏　丹参　厚朴　干姜　紫菀　杜衡各十八铢　秦艽　白蔹　牛膝　沙参各半两

　　上十四味，末之，白蜜和丸如小豆。食后服十五丸，日三服。不知，增至二十丸。有身止，夫不在勿服之。服药后七日，方合阴阳。

　　五加酒　治产后癖瘦，玉门冷。方：

　　五加皮二升　枸杞子二升　干地黄　丹参各二两　杜仲一斤　干姜三两　天门冬四两　蛇床子一升　乳床半斤

　　上九味咬咀，以绢袋子盛，酒三斗渍三宿。一服五合，日再，稍加至十合佳。

　　治子门增长，血聚腹中，生肉癥，脏寒所致。方：

　　生地黄汁三升　生牛膝汁一斤　干漆半斤

　　上三味，先捣漆为散，纳汁中搅，微火煎为丸。酒服如梧子三丸，日再。若觉腹中痛，食后服之。

　　治产劳，玉门开而不闭。方：

　　硫黄四两　吴茱萸一两半　菟丝子一两六铢　蛇床子一两

　　上四味，为散，以水一升，煎二方寸匕，洗玉门，日再。

　　治产后阴道开不闭。方：

　　石灰一斗，熬令烧草，以水二斗投之，适寒温，入汁中坐渍之，须臾复易，坐如常法。已效，千金不传。

　　黄芩散　治妇人阴脱。方：

　　黄芩　猬皮　当归各半两　芍药一两　牡蛎　竹皮各二两半　狐茎一具　《千金翼方》用松皮

　　上七味治下筛。饮服方寸匕，日三。禁举重、房劳，勿冷食。

　　硫黄散　治妇人阴脱。方：

　　硫黄　乌贼鱼骨各半两　五味子三铢

上三味治下筛，以粉其上良，日再三粉之。

当归散 治妇人阴脱。方：

当归 黄芩各二两 芍药一两六铢 猬皮半两 牡蛎二两半

上五味，治下筛。酒服方寸匕，日三。禁举重，良。

治产后阴下脱。方：

蛇床子一升，布裹灸熨之。亦治产后阴中痛。

治妇人阴下脱，若脱肛。方：

羊脂煎讫，适冷暖以涂上。以铁精敷脂上，多少令调。以火灸布暖以熨肛上，渐推纳之。末磁石，酒服方寸匕，日三。

治产后阴下脱。方：

烧人屎为末，酒服方寸匕，日三。

又方：

烧弊帚头为灰，酒服方寸匕。

又方：

皂荚半两 半夏 大黄 细辛各十八铢 蛇床子三十铢

上五味，治下筛，以薄绢囊盛，大如指。纳阴中，日二易，即瘥。

又方：

鳖头五枚，烧末，以井花水服方寸匕，日三。

又方：

蜀椒 吴茱萸各一升 戎盐如鸡子大

上三味，皆熬令变色，治末，以绵裹，如半鸡子大。纳阴中，日一易，二十日瘥。

治阴下挺出。方：

蜀椒 乌头 白及各半两

上三味，治末，以方寸匕，绵裹纳阴中，入三寸，腹中热易之，日一度，明旦乃复著，七日愈。《广济方》不用蜀椒。

当归洗汤 治产后脏中风，阴肿痛。方：

当归 独活 白芷 地榆各三两 败酱《千金翼方》不用 矾石各二两

上六味，㕮咀，以水一斗半，煮取五升。适冷暖，稍稍洗阴，日三。

治产后阴肿痛。方：

熟捣桃仁敷之良，日三度。

治男女阴疮，膏方：

米粉一酒杯　芍药　黄芩　牡蛎　附子　白芷各十八铢

上六味，㕮咀，以不中水猪膏一斤，煎之于微火上，三下三上，候白芷黄膏成，绞去滓，纳白粉，和令相得，敷疮上。并治口疮。

治阴中痛，生疮。方：

羊脂一斤　杏仁一升　当归　白芷　芎穷各一两

上五味，末之，以羊脂和诸药，纳钵中，置甑内蒸之三升米顷，药成。取如大豆，绵裹纳阴中，日一易。

治阴中痒，如虫行状。方：

矾石十八铢　芎穷一两　丹砂少许

上三味，治下筛，以绵裹药，着阴中，虫自死。

治男女阴蚀略尽。方：

蛤蟆　兔屎

上二味，等份，为末，以敷疮上。

又方：

当归　芍药　甘草　蛇床子各一两一方用芎穷　地榆三两

上五味，㕮咀，以水五升，煮取二升，洗之，日三夜二。

又方：

蒲黄一升　水银一两

上二味，研之，以粉上。

又方：

肥猪肉十斤，以水煮取熟，去肉，盆中浸之，冷易，不过三两度。亦治阴中痒，有虫。

治男女阴中疮，湿痒。方：

黄连　栀子　甘草　黄檗各一两　蛇床子二两

上五味，治下筛，以粉疮上，无汁，以猪脂和涂之。深者，用绵裹纳疮中，日二。

治阴中痒入骨困。方：

大黄　黄芩　黄芪各一两　芍药半两玄参　丹参各十八铢　吴茱萸三十铢

上七味，治下筛。酒服方寸匕，日三。

又方：

狼牙两把，以水五升，煮取一升，洗之，日五六度。

治阴疮。方：

芜荑 芎穷 黄芩 甘草 矾石 雄黄 附子 白芷 黄连各六铢

上九味，㕮咀，以猪膏四两合煎，敷之。

治女人交接辄血出。方：

桂心 伏龙肝各二两

上二味，为末，酒服方寸匕，立止。

治童女交接，阳道违理，及为他物所伤，血出流离不止。方：

取釜底墨少许，研胡麻以敷之。

又方：

烧青布并发灰敷之，立愈。

又方：

烧茧絮灰敷之。

治合阴阳辄痛不可忍。方：

黄连一两半 牛膝 甘草各一两

上三味，㕮咀，以水四升，煮取二升，洗之，日四度。

治女人伤于丈夫，四体沉重，嘘吸头痛。方：

生地黄八两 芍药五两 香豉一升 葱白一升 生姜四两 甘草二两

上六味，㕮咀，以水七升，煮取二升半。分三服，不瘥重作，慎房事。《集验方》无生姜、甘草。

白玉汤 治妇人阴阳过度，玉门疼痛，小便不通。方：

白玉一两半 白术五两 泽泻 苁蓉各二两 当归五两

上五味㕮咀，先以水一斗，煎玉五十沸，去玉纳药，煎取二升。分再服，相去一炊顷。

治动胎见血，腰痛，小腹痛，月水不通，阴中肿痛。方：

蒲黄二两 葱白一斤，切 当归二两，切 吴茱萸 阿胶各一两

上五味，以水九升，煮取二升半，去滓，纳胶令烊，分三服。

治妊娠为夫所动欲死，单行竹沥汁。方：

取淡竹断两头节，火烧中央，器盛两头得汁，饮之立效。

桑根白皮汤　治伤丈夫，苦头痛，欲呕，心闷。方：

桑根白皮半两　干姜二两　桂心五寸　大枣二十枚

上四味，㕮咀，以酒一斗，煮取三升，去滓。分三服，适衣，无令汗出。

治嫁痛单行。方：

大黄十八铢，以好酒一升，煮三沸，顿服之良。

治小户嫁痛连日。方：

甘草三两　芍药半两　生姜十八铢　桂心六铢

上四味，㕮咀，以酒二升，煮三沸，去滓尽服，神效。

又方：

牛膝五两，以酒三升，煮取半，去滓，分三服。

治小户嫁痛。方：

乌贼鱼骨烧为屑，酒服方寸匕，日三。

治阴宽大，令窄小。方：

兔屎　干漆各半两　鼠头骨二枚　雌鸡肝二个，阴干百日

上四味，末之，蜜丸如小豆。月初七日合时，着一丸阴头，令徐徐纳之。三日知，十日小，五十日如十五岁童女。

治阴冷令热。方：

纳食茱萸于牛胆中，令满，阴干百日。每取二十七枚，绵裹之，齿嚼令碎，纳阴中，良久热如火。

灸法

月水不利，奔豚上下，并无子，灸四满三十壮，穴在丹田两边相去各一寸半，丹田在脐下二寸是也。

妇人胞落颓，灸脐中三百壮。

又，灸身交五十壮，三报，在脐下横纹中。

又，灸背脊当脐五十壮。

又，灸玉泉五十壮，三报。

又，灸龙门二十壮，三报，在玉泉下，女人人阴内外之际。此穴卑今废，不针灸。

妇人胞下垂，注阴下脱，灸侠玉泉三寸，随年壮，三报。

妇人阴冷肿痛，灸归来三十壮，三报，挟玉泉五寸是其穴。

妇人欲断产，灸右踝上一寸三壮，即断。

◎卷四　妇人方（下）◎

补益第一

论一首　方十四首

论曰：凡妇人欲求美色，肥白罕比，年至七十与少不殊者，勿服紫石英，令人色黑，当服钟乳泽兰丸也。

柏子仁丸[①] 治妇人五劳七伤，羸冷瘦削，面无颜色，饮食减少，貌失光泽，及产后断绪无子，能久服，令人肥白，补益。方：

柏子仁　黄芪　干姜　紫石英各二两　蜀椒一两半　杜仲　当归　甘草　芎穷各四十二铢　厚朴　桂心　桔梗　赤石脂　苁蓉　五味子　白术　细辛　独活　人参　石斛　白芷　芍药各一两　泽兰二两六铢　藁本　芜荑各十八铢　干地黄　乌头一方作牛膝　防风各三十铢　钟乳　白石英各二两

上三十味，为末，蜜和。酒服二十丸如梧子，不知，加至三十丸。《千金翼方》无乌头，有龙骨、防葵、茯苓、秦艽各半两，为三十三味，并治产后半身枯悴。

大五石泽兰丸 治妇人风虚寒中，腹内雷鸣，缓急风头痛，寒热，月经不调，绕脐侧侧痛，或心腹痞坚，逆害饮食，手足常冷，多梦纷纭，身体痹痛，营卫不和，虚弱不能动摇，及产后虚损，并宜服此方：

钟乳　禹余粮　紫石英　甘草　黄芪各二两半　石膏　白石英　蜀椒　干姜各二两　泽兰二两六铢　当归　桂心　芎穷　厚朴　柏子仁　干地黄　细辛　茯苓　五味子　龙骨各一两半　石斛　远志　人参　续断　白术　防风　乌头各三十铢　山茱萸　紫菀各一两　白芷　藁本　芜荑各十八铢

上三十二味，为末，蜜和丸如梧子大。酒服二十丸，加至三十丸。《千金翼方》有阳起石二两。

---

① 丸：原作圆，今据诸卷改作"丸"。

小五石泽兰丸　治妇人劳冷虚损，饮食减少，面无光色，腹中冷痛，经候不调，吸吸少气，无力，补益温中。方：

　　钟乳　紫石英　矾石各一两半　白石英　赤石脂　当归　苦草各四十二铢

　　石膏　阳起石　干姜各二两　泽兰二两六铢　苁蓉　龙骨　桂心各二两半

白术　芍药　厚朴　人参　蜀椒　山茱萸各三十铢　柏子仁　藁本各一两　芜菁十八株

　　上二十三味，为末，蜜和丸如梧子大。酒服二十丸，加至三十丸，日三。

增损泽兰丸　治产后百病，理血气，补虚劳。方：

　　泽兰　甘草　当归　芎穷各四十二铢　附子　干姜　白术　白芷　桂心

细辛各一两　防风　人参　牛膝各三十铢　柏子仁　干地黄　石斛各三十六铢

厚朴　藁本　芜菁各半两　麦门冬二两

　　上二十味，为末，蜜和丸如梧子。空腹酒下十五丸至二十丸。

大补益当归丸　治产后虚羸不足，胸中少气，腹中拘急疼痛，或引腰背痛，或所下过多，血不止，虚竭乏气，昼夜不得眠，及崩中，面目脱色，唇干口燥。亦治男子伤绝，或从高堕下，内有所伤，脏虚吐血，及金疮伤犯皮肉。方：

　　当归　芎穷　续断　干姜　阿胶　甘草各四两　白术　吴茱萸　附子　白芷各三两　桂心　芍药各二两　干地黄十两

　　上十三味，为末，蜜和丸如梧子大。酒服二十丸，日三夜一，不知加至五十丸。若有真蒲黄，加一升，绝妙。

白芷丸　治产后所下过多，及崩中伤损，虚竭少气，面目脱色，腹中痛。方：

　　白芷五两　干地黄四两　续断　干姜　当归　阿胶各三两　附子一两

　　上七味，为末，蜜和丸如梧子大。酒服二十丸，日四五服。无当归，芎穷代，入蒲黄一两妙；无续断，大蓟根代。

紫石英柏子仁丸　治女子遇冬天时行温风，至春夏病热，头痛，热毒风虚，百脉沉重，下赤白，不思饮食，而头眩心悸，酸懒[1]恍惚，不能起居。方：

　　紫石英　柏子仁各三两　乌头　桂心　当归　山茱萸　泽泻　芎穷　石斛　远志　寄生　苁

―――――――――

① 　酸懒：《集韵》："懒，心怯也。"《周礼·天官》疏："人患头痛则有酸懒而痛。"即痛楚也。

蓉　干姜　甘草各二两　蜀椒　杜衡一作杜仲　辛夷各一两　细辛一两半

上十八味，为末，蜜和丸如梧子。酒服二十丸，渐加至三十丸，日三服。一方用牡蛎一两。

钟乳泽兰丸　治妇人久虚羸瘦，四肢百体烦疼，脐下结冷，不能食，面目黯黑，忧恚不乐，百病。方：

钟乳三两　泽兰三两六铢　防风四十二铢　人参　柏子仁　麦门冬　干地黄　石膏　石斛各一两半　芎䓖　甘草　白芷　牛膝　山茱萸　薯蓣　当归　藁本各三十铢　细辛　桂心各一两　芜荑半两　艾叶十八铢

上二十一味，为末，蜜和丸如梧子。酒服二十丸，加至四十丸，日二服。

大泽兰丸　治妇人虚损，及中风余病，疝瘕，阴中冷痛，或头风入脑，寒痹，筋挛缓急，血闭无子，面上游风去来，目泪出，多涕唾，忽忽如醉，或胃中冷逆胸中，呕不止，及泻痢淋沥，或五脏六腑寒热不调，心下痞急，邪气咳逆，或漏下赤白，阴中肿痛，胸胁支满，或身体皮肤中涩如麻豆，苦痒，痰癖结气，或四肢拘挛，风行周身，骨节疼痛，目眩无所见，或上气恶寒，洒淅如疟，或喉痹，鼻衄，风痫癫疾，或月水不通，魂魄不定，饮食无味，并产后内衄，无所不治，服之令人有子。

泽兰二两六铢　藁本　当归　甘草各一两十八铢　紫石英三两　芎䓖　干地黄　柏子仁　五味子各一两半　桂心　石斛　白术一两六铢　白芷　苁蓉　厚朴　防风　薯蓣　茯苓　干姜　禹余粮　细辛　卷柏各一两　蜀椒　人参　杜仲　牛膝　蛇床子　续断　艾叶　芜荑各十八铢　赤石脂　石膏各二两一方有枳实十八铢、门冬一两半

上三十二味，为末，蜜和为丸，如梧子大。酒服二十丸至四十丸。久赤白痢，去干地黄、石膏、麦门冬、柏子仁，加大麦蘖、陈曲、龙骨、阿胶、黄连各一两半，有钟乳加三两良。

小泽兰丸　治产后虚羸劳冷，身体瘦。方：

泽兰二两六铢　当归　甘草各一两十八铢　芎䓖　柏子仁　防风　茯苓各一两　白芷　蜀椒　藁本　细辛　白术　桂心　芜荑　人参　食茱萸　厚朴各十八铢　石膏二两

上十八味，为末，蜜和丸如梧子大。酒服二十丸，日三服，稍加至四十丸。无疾者，依此方春秋二时常服一剂，甚良。有病虚羸黄瘦者，服如前。一方无茯苓、石膏，有芍药、干姜。《胡洽》十五味，无柏子仁、人参、食茱萸，除细辛、桂心生用

外，尽熬令变色，为末，蜜丸如弹子大，纳暖酒中服之;《千金翼方》无茯苓、食茱萸，有干姜一两。

紫石英天门冬丸 主风冷在子宫，有子常堕落，或始为妇便患心痛，仍成心疾，月水都未曾来，服之肥充，令人有子。

紫石英 天门冬 禹余粮各三两 芜荑 乌头 苁蓉 桂心 甘草 五味子 柏子仁 石斛 人参 泽泻一作泽兰 远志 杜仲各二两 蜀椒 卷柏寄生 石楠 云母 当归一作辛夷 乌贼骨各一两

上二十二味，为末，蜜和为丸，梧子大。酒服二十丸，日二服，加至四十丸。

三石泽兰丸 治风虚不足，通血脉，补寒冷方。亦名石斛泽兰丸。

钟乳 白石英各四两 紫石英 防风 藁本 茯神各一两六铢 泽兰二两六铢 黄芪 石斛 石膏各二两 甘草 当归 芎穷各一两十八铢 白术 桂心 人参 干姜 独活 干地黄各一两半 白芷 橘梗 细辛 柏子仁 五味子 蜀椒 黄芩 苁蓉 芍药 秦艽 防葵各一两 厚朴 芜荑各十八铢

上三十二味，为末，蜜和丸如梧子大。酒服二十丸，加至三十丸，日二三服。

大平胃泽兰丸 治男子、女人五劳七伤诸不足，定志意，除烦满，手足虚冷羸瘦，及月水往来不调，体不能动等病。方:

泽兰 细辛 黄芪 钟乳各三两 柏子仁 干地黄各二两半 大黄 前胡远志 紫石英各二两 芎穷 白术 蜀椒各一两半 白芷 丹参 栀子一本用枳实 芍药 桔梗 秦艽 沙参 桂心 厚朴 石斛 苦参 人参 麦门冬干姜各一两 附子六两 吴茱萸 麦蘖各五合 陈曲一升 枣五十枚，作膏

上三十二味，为末，蜜和丸如梧子大。酒服二十丸，加至三十丸，令人肥健。一本无干姜，有当归三两。

泽兰散 治产后风虚。方:

泽兰九分 禹余粮 防风各十分 石膏 白芷 干地黄 赤石脂 肉苁蓉鹿茸 芎穷各八分 藁本 蜀椒 白术 柏子仁各五分 桂心 甘草 当归干姜各七分 芜荑 细辛 厚朴各四分 人参三分

上二十二味治下筛。酒服方寸匕，日三，以意增之。

月水不通第二

方三十一首

桃仁汤 治妇人月水不通。方:

桃仁 朴硝 牡丹皮 射干 土瓜根 黄芩各三两 芍药 大黄 柴胡各

四两　牛膝　桂心各二两　水蛭　虻虫各七十枚

上十三味，㕮咀，以水九升，煮取二升半，去滓，分三服。

干姜丸　治妇人寒热羸瘦，酸消怠惰，胸中支满，肩背脊重痛，腹里坚满积聚，或痛不可忍，引腰、小腹痛，四肢烦疼，手足厥逆，寒至肘膝，或烦满，手足虚热，意欲投水中，百节尽痛，心下常苦悬痛，时寒时热，恶心，涎唾喜出，每爱咸酸甜苦之物，身体或如鸡皮，月经不通，大小便苦难，食不生肌。方：

干姜　芎䓖　茯苓　硝石　杏仁　水蛭　虻虫　桃仁　蛴螬虫各一两　柴胡　芍药　人参　大黄　蜀椒　当归各二两

上十六味，为末，蜜和丸如梧子。空心饮下三丸，不知，加至十丸。《千金翼方》以疗妇人痕结，胁肋下疾。

干漆汤　治月水不通，小腹坚痛不得近。方：

干漆　葴蒸　芍药　细辛　甘草　附子各一两　当归　桂心　芒硝　黄芩各二两　大黄三两　吴茱萸一升

上十二味，㕮咀，以清酒一斗浸一宿，煮取三升，去滓，纳硝烊尽。分为三服，相去如一炊顷。

芒硝汤　治月经不通。方：

芒硝　丹砂末　当归　芍药　土瓜根　水蛭各二两　大黄三两　桃仁一升

上八味，㕮咀，以水九升，煮取三升，去滓，纳丹砂、芒硝，分为三服。

治月经不通，心腹绞痛欲死，通血止痛。方：

当归　大黄　芍药各三两　吴茱萸　干地黄　干姜　芎䓖　虻虫　水蛭各二两　细辛　甘草　桂心各一两　栀子十四枚　桃仁一升

上十四味，㕮咀，以水一斗五升，煮取五升，分为五服。一本有牛膝、麻子仁各三两。

桃仁汤　治月经不通。方：

桃仁一升　当归　土瓜根　大黄　水蛭　虻虫　芒硝各二两　牛膝　麻子仁　桂心各三两

上十味，㕮咀，以水九升，煮取三升半，去滓，纳硝令烊，分为三服。《肘后》无当归、麻子仁，用牡丹、射干、黄芩、芍药、柴胡各三两，为十三味；《千金翼方》无虻虫。

前胡牡丹汤　治妇人盛实，有热在腹，月经瘀闭不通，及劳热热病后，或因月经来得热，不通。方：

前胡　牡丹　玄参　桃仁　黄芩　射干　旋复花　栝楼根　甘草各二两　芍药　茯苓　大黄　枳实各三两

上十三味，咬咀，以水一斗，煮取三升，分为三服。

干地黄当归丸　治月水不通，或一月再来，或隔月不到，或多或少，或淋沥不断，或来而腰腹刺痛不可忍，四体嘘吸，不欲食，心腹坚痛，有青黄黑色水下，或如清水，不欲行动，举体沉重，惟思眠卧，欲食酸物，虚乏黄瘦。方：

干地黄三两　当归　甘草各一两半　牛膝　芍药　干姜　泽兰　人参　牡丹各一两六铢　丹参　蜀椒　白芷　黄芩　桑耳　桂心各一两　蟅四十枚　芎穷一两十八铢　桃仁二两　水蛭　虻虫各七十枚　蒲黄二合

上二十一味，为末，蜜和丸如梧子大。每日空心，酒下十五丸，渐加至三十丸，以知为度。一本无。

牡丹丸　治妇人女子诸病后，月经闭绝不通，及从小来不通，并新产后瘀血不消，服诸汤利血后，余疚未平，宜服之，取平复。方：

牡丹三两　芍药　玄参　桃仁　当归　桂心各二两　虻虫　水蛭各五十枚　蛴螬二十枚　瞿麦　芎穷　海藻各一两

上十二味，为末，蜜和丸如梧子大。酒下十五丸，加至二十丸。血盛者，作散，服方寸匕，腹中当转如沸，血自化成水去；如小便赤少，除桂心，用地肤子一两。

黄芩牡丹汤　治女人从小至大月经未尝来，颜色萎黄，气力衰少，饮食无味。方：

黄芩　牡丹　桃仁　瞿麦　芎穷各二两　芍药　枳实　射干　海藻　大黄各三两　虻虫七十枚　水蛭五十枚　蛴螬十枚

上十三味，咬咀，以水一斗，煮取三升，分三服。服两剂后，灸乳下一寸黑圆际各五十壮。

治月经不通。方：

取葶苈一升为末，蜜丸如弹子大，绵裹，纳阴中，入三寸。每丸一宿易之，有汁出止。

干漆丸　治月经不通，百疗不瘥。方：

干漆　土瓜根　射干　芍药各一两半　牡丹　牛膝　黄芩　桂心吴茱萸
大黄　柴胡各一两六铢　桃仁　鳖甲各二两　䗪虫　蛴螬各四十枚　水蛭　蝱
虫各七十枚　大麻仁四合　乱发鸡子大二枚　菴䕡子二合

上二十味，为末，以蜜和为丸。每日酒下十五丸梧子大，渐加至三十丸，
日三。仍用后浸酒服前丸药。

浸酒方：

大麻子三升　菴䕡子二升　桃仁一升　灶屋焙煤四两　土瓜根　射干各六
两　牛膝八两　桂心四两

上八味，㕮咀，以清酒三斗，绢袋盛药，浸五宿，以一盏下前丸药，甚
良。或单服之亦好。

当归丸　治女人脐下瘕结，刺痛，如虫所啮，及如锥刀所刺，或赤白带
下，十二疾，腰背疼痛，月水或在月前，或在月后。方：

当归　葶苈　附子　吴茱萸　大黄各二两　黄芩　桂心　干姜　牡丹　芎
穷各一两半　细辛　秦椒　柴胡　厚朴各一两六铢　牡蒙一方无　甘草各一两
蝱虫　水蛭各五十枚

上十八味，为末，蜜和丸如梧子大。空心酒下十五丸，日再。有胎勿服之。

鳖甲丸　治女人小腹中积聚，大如七八寸盘面，上下周流，痛不可忍，手
足苦冷，咳噫腥臭，两胁热如火灸，玉门冷如风吹，经水不通，或在月前，或
在月后，服之三十日便瘥，有孕，此是河内太守魏夫人方。

鳖甲　桂心各一两半　蜂房半两　玄参　蜀椒　细辛　人参　苦参　丹参
　沙参　吴茱萸各十八铢　䗪虫　水蛭　干姜　牡丹　附子　皂荚　当归　芍
药　甘草　防葵各一两　蛴螬二十枚　蝱虫　大黄各一两六铢

上二十四味，为末，蜜和丸如梧子大。酒下七丸，日三，稍加之，以知为度。

又方：治妇人因产后虚冷，坚结积在腹内，月经往来不时，苦腹胀满，绕
脐下痛，引腰背，手足烦，或冷热，心闷不欲食。

鳖甲一两半　干姜　赤石脂　丹参　禹余粮　当归　白芷一方用白术　干
地黄各一两六铢　代赭　甘草　鹿茸　乌贼
骨　僵蚕各十八铢　桂心　细辛　蜀椒　附
子各一两

上十七味，为末，蜜和丸如梧子大。空
心酒下五丸，加至十丸。

禹余粮丸　治妇人产后积冷坚癖。方：

禹余粮　乌贼骨　吴茱萸　桂心　蜀椒
各二两半　当归　白术　细辛　干地黄　人

参 芍药 芎穷 前胡各一两六铢 干姜三两 矾石六铢 白薇 紫菀 黄芩各十八铢 蟅虫一两

上十九味，为末，蜜和丸如梧子。空心，酒若饮下二十丸，日二，不知则加之。

牡蒙丸 治妇人产后十二癥病，带下无子，皆是冷风寒气，或产后未满百日，胞络恶血未尽，便利于悬圊上及久坐，湿寒入胞里，结在小腹，牢痛为之积聚，小如鸡子，大者如拳，按之跳手隐隐然，或如虫啮，或如针刺，气时抢心，两胁支满，不能食，饮食不消化，上下通流，或守胃脘，痛连玉门、背膊，呕逆短气，汗出，少腹苦寒，胞中创，咳引阴痛，小便自出，子门不正，令人无子，腰胯疼痛，四肢沉重淫跃，一身尽肿，乍来乍去，大便不利，小便淋沥，或月经不通，或下如腐肉，青黄赤白黑等，如豆汁，梦想不祥亦名紫盖丸。方。

牡蒙 厚朴 硝石 前胡 干姜 蟅虫 牡丹 蜀椒 黄芩 桔梗 茯苓 细辛 䕡茹 人参 芎穷 吴茱萸 桂心各十八铢 大黄二两半 附子一两六铢 当归半两

上二十味，为末，蜜和，更捣万杵，丸如梧子大。空心酒服三丸，日三，不知，则加之至五六丸。下赤白青黄物如鱼子者，病根出矣。

治月经不通，结成癥瘕如石，腹大骨立，宜此破血下。方：

大黄 硝石各六两 巴豆 蜀椒各一两 代赭 柴胡熬变色 水蛭熬 丹参熬令紫色 土瓜根各三两 干漆 芎穷 干姜 虻虫 茯苓各二两

上十四味，为末，巴豆别研，蜜和丸如梧子。空心酒服二丸，未知，加至五丸，日再服。《千金翼方》无柴胡、水蛭、丹参、土瓜根

大虻虫丸 治月经不通六七年，或肿满气逆，腹胀瘕痛，宜服此，数有神验。方：

虻虫四百枚 蛴螬一升 干地黄 牡丹 干漆 芍药 牛膝土瓜根 桂心各四两 吴茱萸 桃仁 黄芩 牡蒙各三两 茯苓 海藻各五两 水蛭三百枚 芒硝一两 人参一两半 䕡茹五合

上十九味，为末，蜜和丸如梧子大。每日空心酒下七丸，不知加之，日三服。《千金翼方》无芒硝、人参。

桂心酒 治月经不通，结成癥瘕。方：

桂心　牡丹　芍药　牛膝　干漆　土瓜根　牡蒙各四两　吴茱萸一升　大黄三两　黄芩　干姜各二两　虻虫二百枚　䗪虫　蛴螬　水蛭各七十枚　乱发灰　细辛各一两　僵蚕五十枚　大麻仁　灶突墨三升　干地黄六两　虎杖根　鳖甲各五两　菴䕡子二升

上二十四味，㕮咀，以酒四斗分两瓮，浸之七日，并一瓮盛，搅令调，还分作两瓮。初服二合，日二，加至三四合。

虎杖煎　治腹内积聚，虚胀雷鸣，四肢沉重，月经不通，亦治丈夫病。方：

取高地虎杖根，细锉二斛，以水二石五斗，煮取一大斗半，去滓，澄滤令净，取好醇酒五升合煎，令如饧。每服一合，消息为度，不知则加之。

又方：治月经闭不通，结瘕，腹大如瓮，短气欲死。方：

虎杖根百斤，去头、去土，曝干，切　土瓜根　牛膝各取汁二斗

上三味，㕮咀，以水一斛浸虎杖根一宿，明旦煎取二斗，纳土瓜、牛膝汁，搅令调匀，煎令如饧。每以酒服一合，日再夜一，宿血当下。若病去，止服。

桃仁煎　治带下，经闭不通。方：

桃仁　虻虫各一升　朴硝五两　大黄六两

上四味，为末，别治桃仁，以醇苦酒四升纳铜铛中，炭火煎取二升，下大黄、桃仁、虻虫等，搅勿住手；当欲可丸，下朴硝，更搅勿住手，良久出之，可丸乃止。取一丸如鸡子黄投酒中，预一宿勿食，服之。至晡时，下如大豆汁，或如鸡肝、凝血、蛤蟆子，或如膏，此是病下也。

治月经不通，脐下坚结，大如杯升，发热往来，下痢羸瘦，此为气瘕一作血瘕。若生肉癥，不可为也。疗之之：方：

生地黄三十斤，取汁　干漆一斤，为末

上二味，以漆末纳地黄汁中，微火煎令可丸。每服酒下如梧子大三丸，不知加之，常以食后服。

治月经不通，其极闭塞。方：

牛膝一斤　麻子三升，蒸　土瓜根三两　桃仁二升

上四味，㕮咀，以好酒一斗五升，浸五宿。一服五合，渐加至一升，日三，能多益佳。

治产后风冷，留血不去，停结，月水闭塞。方：

桃仁　麻子仁各二升　菴䕡子一升

上三味，㕮咀，以好酒三斗浸五宿。每服五合，日三，稍加至一升。

五京丸　治妇人腹中积聚，九痛七害，及腰中冷引小腹，害食，得冷便下。方：

干姜　蜀椒各三两　附子一两　吴茱萸一升　当归　狼毒　黄芩　牡蛎各二两

上八味，为末；蜜和丸如梧子。初服三丸，日二，加至十丸。此出京氏五君，故名五京。久患冷困当服之。

鸡鸣紫丸 治妇人癥瘕积聚。方：

皂荚一分 藜芦 甘草 矾石 乌喙 杏仁 干姜 桂心 巴豆各二分 前胡 人参各四分 代赭五分 阿胶六分 大黄八分

上十四味，为末，蜜丸如梧子。鸡鸣时服一丸，日益一丸。至五丸止，仍从一起。下自者，风也；赤者，癥瘕也；青微黄者，心腹病。

辽东都尉所上丸 治脐下坚癖，无所不治。方：

恒山 大黄 巴豆各一分 天雄二枚 苦参 白薇 干姜 人参 细辛 狼牙 龙胆 沙参 玄参 丹参各三分 芍药 附子 牛膝 茯苓各五分 牡蒙四分 藋芦六分一方云二两三分

上二十味，为末，蜜丸。宿勿食，服五丸，日三。大羸瘦，月水不调，当二十五日服之，下长虫，或下种种病，出二十五日，服中所苦悉愈，肌肤盛，五十日万病除，断绪者有子。

牡蛎丸 治经闭不通，不欲饮食。方：

牡蛎四两 大黄一斤 柴胡五两 干姜三两 芎穷 茯苓各二两半 蜀椒十两 葶苈子 芒硝 杏仁各五合 水蛭 虻虫各半两 桃仁七十枚

上十三味，为末，蜜丸如梧子大。饮服七丸，日三。

当归丸 治腰腹痛，月水不通利。方：

当归 芎穷各四两 虻虫 乌头 丹参 干漆各一两 人参 牡蛎 土瓜根 水蛭各二两 桃仁五十枚

上十一味，为末，以白蜜丸如梧子大。酒下三丸，日三服。

硝石汤 治血瘕，月水留，瘀血大不通，下病散坚血。方：

硝石 附子 虻虫各三两 大黄 细辛 干姜 黄芩各一两 芍药 土瓜根 丹参 代赭 蛴螬各二两 大枣十枚 桃仁二升 牛膝一斤 朴硝四两

上十六味，㕮咀，以酒五升、水九升，渍药一宿，明旦煎取四升，去滓，下朴硝、硝石烊尽。分四服，相去如炊顷。去病后，食黄鸭羹，勿见风。

赤白带下、崩中漏下第三

论二首　方六十五首　灸法八首

论曰：诸方说三十六疾者，十二症、九痛、七害、五伤、三痼不通是也。

何谓十二症？是所下之物，一曰状如膏，二曰如黑血，三曰如紫汁，四曰如赤肉，五曰如脓痂，六曰如豆汁，七曰如葵羹，八曰如凝血，九曰如清血，血似水，十曰如米泔，十一曰如月浣，乍前乍却，十二曰经度不应期也。

何谓九痛？一曰阴中痛伤，二曰阴中淋沥痛，三曰小便即痛，四曰寒冷痛，五曰经来即腹中痛，六曰气满痛，七曰汁出阴中，如有虫啮痛，八曰胁下分痛，九曰腰胯痛。

何谓七害？一曰窍孔痛不利，二曰中寒热痛，三曰小腹急坚痛，四曰脏不仁，五曰子门不端引背痛，六曰月浣乍多乍小，七曰害吐。

何谓五伤？一曰两胁支满痛，二曰心痛引胁，三曰气结不通，四曰邪思泄利。五曰前后痼寒。

何谓三痼？一曰羸瘦不生肌肤，二曰绝产乳，三曰经水闭塞。

病有异同，具治之方：

白垩丸　治女人三十六疾。又方见后。方：

白垩　龙骨　芍药各十八铢　黄连　当归　茯苓　黄芩　瞿麦　白蔹　石韦　甘草　牡蛎　细辛　附子　禹余粮　白石脂　人参　乌贼骨　藁本　甘皮　大黄各半两

上二十一味，为末，蜜和丸如梧子大。空腹饮服十丸，日再，不知加之。二十日知，一月百病除。若十二症，倍牡蛎、禹余粮、乌贼骨、白石脂、龙骨；若九痛，倍黄连、白蔹、甘草、当归；若七害，倍细辛、藁本、甘皮，加椒、茱萸各一两；若五伤，倍大黄、石韦、瞿麦等；若三痼，倍人参，加赤石脂、矾石、巴戟天各半两。合药时随病增减之。

赤石脂丸 治女人腹中十二疾，一曰经水不时，二曰经来如清水，三曰经水不通，四曰不周时，五曰生不乳，六曰绝无子，七曰阴阳减少，八曰腹苦痛如刺，九曰阴中寒，十曰子门相引痛，十一曰经来冻如葵汁状，十二曰腰急痛。凡此十二病，得之时，因与夫卧起，月经不去，或卧湿冷地，及以冷水洗浴，当时取快，而后生百疾，或疮痍未瘥，便合阴阳，及起早作劳，衣单席薄，寒从下入。方：

半夏 赤石脂各一两六铢 蜀椒 干姜 吴茱萸 当归 桂心 丹参 白蔹 防风各一两 藋芦半两

上十一味，为末，蜜和丸如梧子大。每日空心，酒服十丸，日三，不知稍加，以知为度。

白石脂丸 治妇人三十六疾，胞中痛，漏下赤白。方：

自石脂 乌贼骨 禹余粮 牡蛎各十八铢 赤石脂 干地黄 干姜 龙骨 桂心 石韦 白蔹 细辛 芍药 黄连 附子 当归 黄芩 蜀椒 钟乳 白芷 芎穷 甘草各半两

上二十二味，为末，蜜和丸如梧子大。每日空心，酒下十五丸，日再。一方有黄檗半两。

小牛角䚡散 治带下五贲：一曰热病下血；二曰寒热下血；三曰经脉未断为房事，则血漏；四曰经来举重，伤任脉下血；五曰产后脏开经利。五贲之病，外实内虚。方：

牛角䚡一枚，烧令赤 鹿茸 禹余粮 当归 干姜 续断各二两 阿胶三两 乌贼骨 龙骨各一两 赤小豆二升

上十味，治下筛。空腹以酒服方寸匕，日三。《千金翼方》无鹿茸、乌贼骨。

龙骨散 治淳下十二病绝产，一曰白带，二曰赤带，三曰经水不利，四曰阴胎，五曰子脏坚，六曰脏癖，七曰阴阳患痛，八曰内强，九曰腹寒，十曰脏闭，十一曰五脏酸痛，十二曰梦与鬼交，宜服之。淳下，一本作腹下。

龙骨三两 黄檗 半夏 灶中黄土 桂心 干姜各二两 石韦 滑石各一两 乌贼骨 代赭各四两 白僵蚕五枚

上十一味，治下筛。酒服方寸匕，日三。白多者，加乌贼骨、僵蚕各二两；赤多者，加代赭五两；小腹冷，加黄檗二两；子脏坚，加干姜、桂心各二两。以上各随病增之。服药三月，有子即住药，药太过多，生两子。当审方取好药。寡妇、童女不可妄服。

治女人带下诸病。方：

大黄蒸三斗米下 附子 茯苓 牡蒙 牡丹 橘梗 葶苈各三两 厚朴 芎穷 人参 当归 虻虫 蜀椒 吴茱萸 柴胡 干姜 桂心各半两 细辛二

两半

上十八味，为末，蜜和丸如梧子大。每日空心酒服二丸，不知加之，以腹中温温为度。一本有麻子三两、泽兰半两，而无蜀椒、葶苈。

治带下百病，无子，服药十四日下血，二十日下长虫，及清黄汁出，三十日病除，五十日肥白。方：

大黄破如豆粒，熬令黑色　柴胡　朴硝各一斤　芎䓖五两　干姜蜀椒各一升　茯苓如鸡子大一枚

上七味，为末，蜜丸如梧子大。先食米饮服七丸，不知，加至十丸，以知为度。

治带下。方：

枸杞根一斤　生地黄五斤

上二味，㕮咀，以酒一斗，煮取五升，分为三服。水煮亦得。

治妇人及女子赤白带。方：

禹余粮　当归　芎䓖各一两半　赤石脂　白石脂　阿胶　龙骨　石韦一两六铢　乌贼骨　黄檗　白蔹　黄芩一用黄连　续断　桑耳　牡蛎各一两

上十五味，为末，蜜丸梧子大。空心饮下十五丸，日再，加至三十丸为度。

白马蹄丸　治女人下焦寒冷，成带下赤白浣。方：

白马蹄　鳖甲　鲤鱼甲　龟甲　蜀椒各一两　磁石　甘草　杜仲　萆薢　当归　续断　芎䓖　禹余粮　桑耳　附子各二两

上十五味，为末，蜜丸梧子大。以酒服十丸，加至三十丸，日三服。一本无龟甲。

白马骏散　治带下方。下白者，取白马骏；下赤者，取赤马骏，随色取之。

白马骏二两　龟甲四两　鳖甲十八铢　牡蛎一两十八铢

上四味，治下筛。空心酒下方寸匕，日三服，加至一匕半。

治五色带下。方：

服大豆紫汤，日三服。方见前三卷风篇中。

又方：

烧马左蹄为末，以酒服方寸匕，日三服。

又方：

烧狗头和毛皮骨为末，以酒服方寸匕。

又方：

煮瓠带汁，服一杯，良。

又方：

烧马蹄底护，干为末，以酒服方寸匕，日三。

云母芎穷散 卫公治五崩身瘦，咳逆，烦满少气，心下痛，面生疮，腰背不可俯仰，阴中肿，如有疮状，毛中痒，时痛，与子脏相通，小便不利，常拘急，头眩，颈项急痛，手足热，气逆冲急，心烦，不得卧，腹中急痛，食不下，吞醋噫苦，上下肠鸣，漏下赤白青黄黑汁，大臭，如胶污衣状，皆是内伤所致。中寒即下白，热即下赤，多饮即下黑，多食即下黄，多药即下青，或喜或怒，心中常恐，或忧劳便发动，大恶风寒。方：

云母 芎穷 代赭 东门边木烧，各一两 白僵蚕 乌贼骨 白垩 猬皮各六铢 鳖甲一作龟甲 桂心 伏龙肝 生鲤鱼头各十八铢

上十二味，治下筛。酒服方寸匕，日三夜一。一方有龙骨、干葛。

慎火草散 治崩中、漏下赤白青黑，腐臭不可近，令人面黑无颜色，皮骨相连，月经失度，往来无常，小腹弦急，或苦绞痛，上至心，两胁肿胀，食不生肌肤，令人偏枯，气息乏少，腰背痛连胁，不能久立，每嗜卧困懒。又方见后。

慎火草 白石脂 禹余粮 鳖甲 干姜 细辛 当归 芎穷 石斛 芍药 牡蛎各二两 黄连 蔷薇根皮 干地黄各四两 熟艾 桂心各一两

上十六味，治下筛。空腹酒服方寸匕，日三，稍加至二匕。若寒多者，加附子、椒；热多者，加知母、黄芩各一两；白多者，加干姜、白石脂；赤多者，加桂心、代赭各二两。

禹余粮丸 治崩中，赤白不绝，困笃。方：

禹余粮五两 白马蹄十两 龙骨三两 鹿茸二两 乌贼鱼骨一两

上五味，为末，蜜丸梧子大。以酒服二十丸，日再，以知为度。

增损禹余粮丸 治女人劳损，因成崩中，状如月经，来去多不可禁止，积日不断，五脏空虚，失色黄瘦，崩竭暂止，少日复发，不耐动摇，小劳辄剧。治法且宜与汤，未宜与此丸也，发时服汤，减退即与此丸。若是疾久，可长与

此方：

禹余粮　龙骨　人参　桂心　紫石英　乌头　寄生　杜仲　五味子　远志各二两　泽泻　当归　石斛　苁蓉　干姜各三两　蜀椒　牡蛎　甘草各一两

上十八味，为末，蜜丸梧子大。空心酒下十丸，渐加至二十丸，日三服。

治女人白崩及痔病。方：

槐耳　白荻　艾叶　蒲黄　白芷各二两　黄芪　人参　续断　当归　禹余粮　橘皮　茯苓　干地黄　猬皮各三两　牛角䚡四两　猪后悬蹄二十个　白马蹄四两，酒浸一宿，熬

上十七味，为末，蜜丸。每日空心，酒下二十丸，日二，加之。

治妇人忽暴崩中，去血不断，或如鹅鸭肝者。方：

小蓟根六两　当归　阿胶　续断　青竹茹　芎穷各三两　生地黄八两　地榆　釜月下土各四两，绢裹　马通一升，赤带用赤马，白带用白马

上十味，㕮咀，以水八升，和马通汁，煮取三升，分三服。不止，频服三四剂。未全止，续服后丸。方：

续断　甘草　地榆　鹿茸　小蓟根　丹参各三十铢　干地黄二两半　芎穷　赤石脂　阿胶　当归各一两半　柏子仁一两《集验》作柏叶　龟甲　羖牛角䚡各三两，锉，熬令黑

上十四味，为末，蜜丸梧子大。空心以酒服十丸，日再，后稍加至三十丸。

治女人崩中，去赤白。方：

白马蹄五两　蒲黄　鹿茸　禹余粮　白马鬃毛　小蓟根　白芷　续断各四两　人参　干地黄　柏子仁　乌贼骨　黄芪　茯苓　当归各三两　艾叶　苁蓉　伏龙肝各二两

上十八味，为末，蜜丸如梧子大。空心饮服二十丸，日再，加至四十丸。

当归汤　治崩中去血，虚羸。方：

当归　芎穷　黄芩　芍药甘草各二两　生竹茹二升

上六味，㕮咀，以水一斗煮竹茹，取六升，去滓，纳诸药煎取三升半，分三服。忌劳动、嗔怒，禁百日房事。

治崩中昼夜十数行，众医所不能瘥者。方：

芎穷八两，㕮咀，以酒五升，煮取三升，分三服。不饮酒，水煮亦得。

治崩中下血出血一斛，服之即断，或月经来过多，及过期不来者，服之亦佳。方：

吴茱萸　当归各三两　芎穷　人参　芍药　牡丹　桂心　阿胶　生姜　甘草各二两　半夏八两　麦门冬一升

上十二味，哎咀，以水一斗，煮取三升，分为三服。

治暴崩中，去血不止。方：

牡蛎　兔骨各二两半，灸

上二味，治下筛。酒服方寸匕，日三。

治女人白崩。方：

芎穷　桂心　阿胶　赤石脂　小蓟根各二两　干地黄四两　伏龙肝如鸡子大七枚

上七味，哎咀，以酒六升、水四升合煮，取三升，去滓，纳胶令烊尽，分三服，日三。《千金翼方》只六味，无伏龙肝。

伏龙肝汤　治崩中，去赤白或如豆汁。方：

伏龙肝如弹丸七枚　生地黄四升一方五两　生姜五两　甘草　艾叶　赤石脂　桂心各二两

上七味，哎咀，以水一斗，煮取三升。分四服，日三夜一。

大牛角中仁散　治积冷崩中，去血不止，腰背痛，四肢沉重，虚极。方：

牛角仁一枚，烧　续断　干地黄　桑耳　白术　赤石脂　矾石　干姜　附子　龙骨　当归各三两　人参一两　蒲黄　防风　禹余粮各二两

上十五味，治下筛。以温酒，未食服方寸匕，日三，不知稍加。

治崩中去血积时不止，起死。方：

肥羊肉三斤　干姜　当归各三两　生地黄二升

上四味，哎咀，以水二斗煮羊肉，取一斗三升，下地黄汁及诸药，煮取三升，分四服，即断。尤宜羸瘦人服之。

地黄汤　治崩中漏下，日去数升。方：

生地黄一斤　细辛三两

上二味，哎咀，以水一斗，煮取六升。服七合，久服佳。

治崩中、漏下赤白不止，气虚竭。方：

龟甲　牡蛎各三两

上二味，治下筛。酒服方寸匕，

日三。

又方：

烧乱发，酒和服方寸匕，日三。

又方：

桑耳二两半　鹿茸十八铢

上二味，以醋五升渍，炙燥，渍尽为度，治下筛。服方寸匕，日三。

又方：

烧鹿角为末，酒服方寸匕，日三。

又方：

烧桃核为末，酒服方寸匕，日三。

又方：

地榆　知母

上二味，各指大、长一尺者，㕮咀，以醋三升，东向灶中治极深，去滓服之。

又方：

桑木中蝎屎，烧灰，酒服方寸匕。

治崩中下血，羸瘦少气，调中补虚、止血。方：

泽兰　蜀椒二两六铢　藁本　柏子仁　山茱萸　厚朴各十八铢　干地黄
牡蛎各一两半　代赭　桂心　防风　细辛　干姜各一两　甘草　当归　芎䓖各
一两十八铢　芜荑半两

上十七味，治下筛。空心温酒服方寸匕，日三，神良。一方加白芷、龙骨
各十八铢，人参一两十八铢，为二十味。

治崩中。方：

白茅根三斤　小蓟根五斤

上二味，㕮咀，以水五斗，煎取四斗，稍稍服之。《外台》用酒煎。

丹参酒　治崩中去血，及产余疾。方：

丹参　艾叶　地黄　忍冬　地榆各五斤

上五味，锉，先洗臼，熟舂，以水渍三宿，出滓，煮取汁，以黍米一斛炊
饭酿酒，酒熟醉之。初服四合，后稍稍添之。

牡丹皮汤　治崩中血盛，并服三剂即瘥。方：

牡丹皮　干地黄　斛脉各三两　禹余粮　艾叶　龙骨　柏叶　厚朴　白芷
伏龙肝　青竹茹　芎䓖　地榆各二两　阿胶一两　芍药四两

上十五味，㕮咀，以水一斗五升，煮取五升，分五服，相去如人行十里久
再服。

治崩中单。方：

烧牛角末，以酒服方寸匕，日三服。亦治带下。

又方：

桑耳烧令黑，为末，酒服方寸匕，日二服。亦治带下。

又方：

生蓟根一斤半，捣取汁，温服，亦可酒煮服之。

又方：

羊胰一具，以酢煮，去血服之，即止。忌猪、鱼、酢滑物，犯之便死。亦治带下。

治白崩方，灸小腹横纹当脐孔直下百壮。

又，灸内踝上三寸，左右各百壮。

论曰：治漏血不止，或新伤胎，及产后余血不消作坚，使胞门不闭，淋漓去血，经逾日月不止者，未可以诸断血汤，宜且与牡丹丸、散等，待血坚消便停也。坚血消者，所去淋沥便自止，亦渐变消少也。此后有余伤毁，不复处此，乃可作诸主治耳。妇人产乳去血多，伤胎去血多，崩中去血多，金疮去血多，拔牙齿去血多，未止，心中悬虚，心闷眩昌，头重目暗，耳聋满，举头便闷欲倒，宜且煮当归、芎穷各三两，以水四升，煮取二升，去滓，分二服，即定。展转续次合诸汤治之。

白垩丸　治女人三十六疾，胞中病，漏下不绝方。又方见前。

邯郸白垩　禹余粮　白芷　白石脂　干姜　龙骨　桂心　瞿麦　大黄　石韦　白薇　细辛　芍药　甘草　黄连　附子　当归　茯苓　钟乳　蜀椒　黄芩各半两　牡蛎　乌贼骨各十八铢

上二十三味，为末，蜜丸梧子大。空心酒服五丸，日再服，不知加至下丸。

治女人漏下，或瘥或剧，常漏不止，身体羸瘦，饮食减少，或赤、或白、或黄，使人无子者。方：

牡蛎　伏龙肝　赤石脂　白龙骨　桂心　乌贼骨　禹余粮各等份

上七味，治下筛。空心酒服方寸匕，日二。白多者，加牡蛎、龙骨、乌贼骨；赤多者，加赤石脂、禹余粮；黄多者，加伏龙肝、桂心，随病加之。张文仲同，亦疗崩中；《肘后》无白龙骨，以粥饮服。

治妇人漏下不止，散方：

鹿茸　阿胶各三两　乌贼骨　当归各二两　蒲黄一两

上五味，治下筛。空心酒服方寸匕，日三夜再服。

治女人产后漏下，及痔病下血。方：

矾石一两　附子一枚

上二味，为末，蜜丸如梧子大。空心酒下二丸，日三，稍加至五丸，数日瘥。能百日服之，永断。

芎䓖汤　治带下漏血不止。方：

芎䓖　干地黄　黄芪　芍药　吴茱萸　甘草各二两　当归　干姜各三两

上八味㕮咀，以水一斗，煮取三升，分三服。若月经后，因有赤白不止者，除地黄、吴茱萸，加杜仲、人参各二两。

治漏下去血不止。方：

取水蛭，治下筛。酒服一钱许，日二，恶血消即愈。

治漏下神。方：

取槐子烧末，酒服方寸匕，日三，立瘥。

治漏下去黑。方：

干漆　麻黄　细辛　桂心各一两　甘草半两

上五味，治下筛。以指撮着米饮中服之。

治漏下去赤。方：

白术二两　白薇半两　黄檗二两半

上三味，治下筛。空心酒服方寸匕，日三。

治漏下去黄。方：

黄连　大黄　桂心各半两　黄芩　蟅虫　干地黄各六铢

上六味，治下筛。空心酒服方寸匕，日三。

治漏下去青。方：

大黄　黄芩　白薇各半两　桂心　牡蛎各六铢

上五味，治下筛。空心酒服方寸匕，日三。

治漏下去白。方：

鹿茸一两　白蔹十八铢　狗脊半两

上三味，治下筛。空心米饮服方寸匕，日三。

治女子漏下积年不断，困笃。方：

取鹊重巢柴烧灰，作末。服方寸匕，日三服，三十日愈，甚良。重巢者，鹊去年在巢中产，今年又在上作重巢产者是也。

马通汤 治漏下血，积月不止。方：

赤马通汁一升，取新马屎绞取汁，干者水浸绞取汁 生艾叶 阿胶各三两 当归 干姜各二两 好墨半丸。

上六味，㕮咀，以水八升、酒二升，煮取三升，去滓，纳马通汁及胶，微火煎，取二升，分再服，相去如人行十里久。

马蹄屑汤 治白漏不绝。方：

白马蹄 赤石脂各五两 禹余粮 乌贼骨 龙骨 牡蛎各四两 附子 干地黄 当归各三两 甘草二两 白僵蚕一两

上十一味，㕮咀，以水二斗，煮取九升，分六服，日三。

马蹄丸 治白漏不绝。方：

白马蹄 禹余粮各四两 龙骨三两 乌贼骨 白僵蚕 赤石脂各二两

上六味，为末，蜜丸梧子大。酒服十丸，不知加至三十丸。

慎火草散 治漏下又方见前。方：

慎火草十两，熬令黄 当归 鹿茸 阿胶各四两 龙骨半两

上五味，治下筛。先食酒服方寸匕，日三。

蒲黄散 治漏下不止。方：

蒲黄半升 鹿茸 当归各二两

上三味，治下筛。酒服五分匕，日三，不知稍加至方寸匕。

灸法

女人胞漏下血不可禁止，灸关元两旁相去三寸。

女人阴中痛引心下，及小腹绞痛，腹中五寒，灸关仪百壮，穴在膝外边上一寸宛中是。

女人漏下赤白及血，灸足太阴五十壮，穴在内踝上三寸，足太阴经内踝上三寸名三阴交。

女人漏下赤白，月经不调，灸交仪三十壮，穴在内踝上五寸。

女人漏下赤白，灸营池四穴三十壮，穴在内踝前后两边池中脉上，一名阴阳，是。

女人漏下赤白，四肢酸削，灸漏阴三十壮，穴在内踝下五分微动脚脉上。

女人漏下赤白，泄注，灸阴阳随年壮，三报，穴在足拇趾下屈里表头白肉际是。

月经不调第四

方二十三首　灸法一首

白垩丸　治妇人月经一月再来，或隔月不来，或多或少，淋沥不断，或来而腰腹痛，嘘吸不能食，心腹痛，或青黄黑色，或如水，举体沉重。方：

白垩　白石脂　牡蛎　禹余粮　龙骨　细辛　乌贼骨各一两半　当归　芍药　黄连　茯苓　干姜　桂心　人参　瞿麦　石韦　白芷　白薇　附子　甘草各一两　蜀椒半两

上二十一味，为末，蜜丸如梧子大。空心酒下二十丸，日三。至月候来时，日四五服为佳。

桃仁汤　治产后及堕身，月水不调，或淋漓不断，断后复来，状如泻水，四体嘘吸，不能食，腹中坚痛，不可行动，月水或前或后，或经月不来，举体沉重，惟欲眠卧，多思酸物。方：

桃仁五十枚　泽兰　甘草　芎䓖　人参各二两　牛膝　桂心　牡丹皮　当归各三两　芍药　生姜　半夏各四两　地黄八两　蒲黄七合

上十四味，㕮咀，以水二斗，煮取六升半，分六服。

杏仁汤　治月经不调，或一月再来，或两月、三月一来，或月前或月后，闭塞不通。方：

杏仁二两　桃仁一两　大黄三两　水蛭　虻虫各三十枚

上五味，㕮咀，以水六升，煮取二升，分三服。一服当有物随大小便有所下，下多者止之，少者勿止，尽三服。

大黄朴硝汤 治经年月水不利，胞中有风冷所致，宜下之。

大黄 牛膝各五两 朴硝 牡丹 甘草 紫菀各三两，《千金翼方》作紫葳代赭一两 桃仁 虻虫 水蛭 干姜 细辛 芒硝各二两 麻仁五合

上十四味，㕮咀，以水一斗五升，煮取五升，去滓，纳硝令烊。分五服，五更为首，相去一炊顷，自下后将息，忌见风。

茱萸虻虫汤 治久寒月经不利，或多或少。方：

吴茱萸三升 虻虫 水蛭 䗪虫 牡丹各一两 生姜一斤 小麦 半夏各一升 大枣二十枚 桃仁五十枚 人参 牛膝各三两 桂心六两 甘草一两半 芍药二两

上十五味，㕮咀，以酒一斗水二斗，煮取一斗，去滓，适寒温，一服一升，日三。不能饮酒人，以水代之。汤欲成，乃纳诸虫。不耐药者，饮七合。

抵党汤 治月经不利，腹中满，时自减，并男子膀胱满急。方：

虎掌《千金翼方》作虎杖 大黄各二两 桃仁三十枚 水蛭二十枚

上四味，以水三升，煮取一升，尽服之，当下恶血为度。

七熬丸 治月经不利，手足烦热，腹满，默默不欲，心烦。方：

大黄一两半 前胡一作柴胡 芒硝熬，各五两 葶苈 蜀椒并熬，各六铢 生姜 芎䓖各十八铢 茯苓十五铢 杏仁九铢，熬 桃仁二十枚，熬 虻虫熬 水蛭各半合，熬上十二味，为末，蜜丸梧子大。空腹饮服七丸，日三，不知加一倍。《千金翼方》无芎䓖，又一方有䗪虫、牡丹各二两，为十四味。

桃仁散 治月经来绕脐痛，上冲心胸，往来寒热如疟痃状。

桃仁五十枚 䗪虫二十枚 桂心五寸 茯苓一两 薏苡仁 牛膝 代赭各

二两　大黄八两

上八味，治下筛。宿勿食，温酒服一钱匕，日三。

治月经往来，腹肿，腰腹痛。方：

䗪虫四枚　蜀椒　干姜各六铢　大黄　女青　桂心　芎穷各半两

上七味，治下筛。取一刀圭，先食，酒服之，日三。十日微下，善养之。

治月经不调，或月头，或月后，或如豆汁，腰痛如折，两脚疼，胞中风寒，下之之。方：

大黄　朴硝各四两　牡丹三两　桃仁一升　人参　阳起石　茯苓　甘草　水蛭　虻虫各二两

上十味，㕮咀，以水九升，煮取三升，去滓，纳朴硝，令烊尽。分三服，相去如一饭顷。

阳起石汤　治月水不调，或前或后，或多或少，乍赤乍白。方：

阳起石　甘草　续断　干姜　人参　桂心各二两　附子一两　赤石脂三两　伏龙肝五两　生地黄一升

上十味，以水一斗，煮取三升二合。分四服，日三夜一。

治妇人忧患，心下支满，膈中伏热，月经不利，血气上抢心，欲呕，不可多食，懈怠不能动。方：

大黄　芍药　虻虫各二两　土瓜根　蜀椒　黄芩　白术　干姜　地骨皮一作炭皮　芎穷各一两　桂心　干漆各一两半

上十二味，为末，蜜丸如梧子。每服十丸，日三，不知加之。

牛膝丸　治产后月水往来，乍多乍少，仍复不通，时时疼痛，小腹里急，下引腰身重。方：

牛膝　芍药　人参　大黄各三两　牡丹皮　甘草　当归　芎穷各二两　桂心一两　䗪虫　蛴螬　蛮蠊各四十枚　虻虫　水蛭各七十枚

上十四味，为末，蜜丸如梧子。酒服五丸，日三，不知稍增。

又方：

鹿角末服之。

又方：

生地黄汁三升，

煮取二升，服之。

又方：

饮人乳汁三合。

又方：

烧月经衣，井花水服之。

又方：

烧白狗粪焦，作末，酒服方寸匕，日三。

又方：

取白马尿服一升，良。

治月经不断。方：

舨茹一斤，净洗，河水四升半，煮取二升，分二服。

又方：

服地黄酒良。

又方：

服大豆酒亦佳。

又方：

烧箕舌灰，酒服之。

又方：

灸内踝下白肉际青脉上，随年壮。

◎卷五 少小婴孺方（上）◎

序例第一

五条 方二首

论曰：夫生民之道，莫不以养小为大。若无于小，卒不成大，故《易》称"积小以成大"，《诗》有"厥初生民"，《传》云"声子生隐公"。此之一义，即是从微至着，自少及长，人情共见，不待经史。故今斯方，先妇人、小儿，而后丈夫、耆老者，则是崇本之义也。然小儿气势微弱，医士欲留心救疗，立功差难。今之学者，多不存意，良由婴儿在于襁褓之内，乳气腥臊，医者操行英雄，讵肯瞻视。静①而言之，可为大息者矣。《小品方》云：凡人年六岁以上为小，十六以上为少，《巢源》《外台》作十八以上为少，三十以为壮，《巢源》《外台》作二十以上为壮。五十以上为老。其六岁以下，经所不载，所以乳下婴儿有病难治者，皆为无所承据也。中古有巫妨《巢源》作巫方者，立小儿《颅囟经》，以占夭寿，判疾病死生，世相传授，始有小儿方焉。逮于晋宋，江左推诸苏家，传习有验，流于人间。齐有徐王者，亦有小儿方三卷，故今之学者，颇得传授。然徐氏位望隆重，何暇留心于少小？详其方意，不甚深细，少有可采，未为至秘。今博撰诸家及自经用有效者，以为此篇。凡百居家，皆宜达兹养小之术，则无横夭之祸也。

又曰：小儿病与大人不殊，惟用药有多少为异，其惊痫、客忤、解颅、不行等八九篇，合为此卷，下痢等余方并散在诸篇，可披而得之。

凡生后六十日瞳子成，能咳笑应和人；百日任脉成，能自反复；一作百五十日。百八十日尻骨成，能独坐；二百一十日掌骨成，能匍匐；三百日髌骨成，能独立；三百六十日膝骨成，能行。此其定法，若不能依期者，必有不平之处。

凡儿生三十二日一变，六十四日再变，变且蒸；九十六日三变，一百二十八日四变，变且蒸；一百六十日五变，一百九十二日六变，变且蒸；二百二十四日七变，二百五十六日八变，变且蒸；二百八十八日九变，三百二十日十变，变且蒸。积三百二十日小蒸毕后，六十四日大蒸，蒸后

---

① 静：宋本作"退"。

六十四日复大蒸，蒸后一百二十八日复大蒸。凡小儿自生三十二日一变，再变为一蒸。凡十变而五小蒸，又三大蒸，积五百七十六日，大小蒸都毕，乃成人。小儿所以变蒸者，是荣其血脉，改其五脏，故一变竟辄觉情态有异。惊其变蒸之候，变者上气，蒸者体热。变蒸有轻重，其轻者，体热而微，耳冷尻冷，上唇头白泡起，如鱼目珠子，微汗出；其重者，体壮热而脉乱，或汗或不汗，不欲食，食辄吐呎，目白睛微赤，黑睛微白。又云：目白者重，

赤黑者微，变蒸毕，目睛明矣。此其证也。单变小微，兼蒸小剧。凡蒸平者，五日而衰，远者十日而衰。先期五日，后之五日，为十日之中，热乃除耳。儿生三十二日一变，二十九日先期而热，便治之如法，至三十六、七日蒸乃毕耳。恐不解了，故重说之。且变蒸之时，不欲惊动，勿令旁多人。儿变蒸或早或晚，不如法者多。又初变之时，或热甚者，违日数不歇，审计变蒸之日，当其时有热微惊，慎不可治及灸刺，但和视之。若良久热不可已，少与紫丸微下，热歇便止。若于变蒸之中，加以时行温病，或非变蒸时而得时行者，其诊皆相似，惟耳及尻通热，口上无白泡耳。当先服黑散以发其汗，汗出，温粉粉之，热当歇，便就瘥。若犹不都除，乃与紫丸下之。儿变蒸时，若有寒加之，即寒热交争，腹腰夭纠，啼不止者，熨之则愈也。熨法出下篇，灸粉絮熨者是。变蒸与温壮伤寒相似，若非变蒸，身热耳热，尻亦热，此乃为他病，可作余治，审是变蒸，不得为余治也。

又一法，凡儿生三十二日始变，变者，身热也。至六十四日再变，变且蒸，其状卧端正也。至九十六日三变定者，假丹孔出而泄。至一百二十八日四变，变且蒸，以能咳笑也。至一百六十日五变，以成机关也。至一百九十二日六变，变且蒸，五机成也。至二百二十四日七变，以能匍匐也。至二百五十六日八变，变且蒸，以知欲学语也。至二百八十八日九变，以亭亭然也。凡小儿生至二百八十八日，九变四蒸。当其变之日，慎不可妄治之，则加其疾。变且蒸者，是儿送迎月也。蒸者，甚热而脉乱，汗出是也，近者五日歇，远者八九日歇也。当是蒸上，不可灸刺妄治之也。

紫丸 治小儿变蒸，发热不解，并挟伤寒温壮，汗后热不歇，及腹中有痰癖，哺乳不进，乳则吐呎，食痫，先寒后热者。方：

代赭　赤石脂各一两　巴豆三十枚　杏仁五十枚

上四味，末之，巴豆、杏仁别研为膏，相和，更捣二千杵，当自相得，若硬，人少蜜同捣之，密器中收。三十日儿服如麻子一丸，与少乳汁令下，食顷

后，与少乳勿令多，至日中当小下，热除，若未全除，明旦更与一丸。百日儿服如小豆一丸，以此准量增减。大显身手月多热，喜令发疹，二三十日辄一服佳。紫丸无所不疗，虽下不虚人。

黑散 治小儿变蒸中挟时行温病，或非变蒸时而得时行者。方：

麻黄半两　大黄六铢　杏仁半两

上三味，先捣麻黄、大黄为散，别研杏仁如脂，乃细细纳散，又捣令调和，纳密器中。一月儿服小豆大一枚，以乳汁和服，抱令得汗，汗出，温粉粉之，勿使见风。百日儿服如枣核，以儿大小量之。

择乳母法

凡乳母者，其血气为乳汁也。五情善恶，悉是血气所生也。其乳儿者，皆宜慎于喜怒。夫乳母形色所宜，其候甚多，不可求备。但取不胡臭、瘿瘘、气嗽、痛疥、痴癃、白秃、疬疡、沈唇、耳聋、齆鼻、癫痫，无此等疾者，便可饮儿也。师见其故灸瘢，便知其先疾之源也。

初生出腹第二

论二首　十二事

论曰：小儿初生，先以绵裹指，拭儿口中及舌上青泥恶血，此为之玉衡一作衔。若不急拭，啼声一发，即入腹成百病矣。

儿生落地不作声者，取暖水一器灌之，须臾当啼。儿生不作声者，此由难产少气故也。可取儿脐带向身却捋之，令气入腹，仍呵之至百度，啼声自发。亦可以葱白徐徐鞭之，即啼。

儿亦生，即当举之，举之迟晚，则令中寒，腹内雷鸣。乃先浴之，然后断脐，不得以刀子割之，须令人隔单衣物咬断，兼以暖气呵七遍，然后缠结，所留脐带，令至儿足跌上。短则中寒，令儿腹中不调，常下痢。若先断脐，然后浴者，则脐中水，脐中水则发腹痛。其脐断讫，连脐带中多有虫，宜急剔拨去之，不尔，入儿腹成疾。断儿脐者，当令长六寸，长则伤肌，短则伤脏。不以时断，若接汁不尽，则令暖气渐微，自生寒，令儿脐风。

生儿宜用其父故衣裹之，生女宜以其母故衣，皆勿用新帛为善。不可令衣过厚，令儿伤皮肤，害血脉，发杂疮而黄。儿衣绵帛，特忌厚热，慎之慎之。凡小儿始生，肌肤未成，不可暖衣，暖衣则令筋骨缓弱。宜时见风日，若都不见风，则令肌肤脆软，便宜中伤。皆当以故絮衣之，勿用新绵也。凡天和暖无风之时，令母将儿于日中嬉戏，数见风日，则血凝气刚，肌肉牢密，堪耐风寒，不致疾病。若常藏在帏帐之中，重衣温暖，譬犹阴地之草木，不见风日，软脆不堪风寒也。

凡裹脐法，椎治白练令柔软。方四寸，新绵厚半寸，与帛等合之，调其缓急，急则令儿吐呃。儿生二十日，乃解视脐。若十许日儿怒啼，似衣中有刺者，此或脐燥还刺其腹，当解之，易衣更裹。裹脐时，闭户下帐，燃火令帐中温暖，换衣亦然，仍以温粉粉之，此谓冬时寒也。若脐不愈，烧绛帛末粉之。若过一月，脐有汁不愈，烧蛤蟆灰粉之，日三四度。若脐中水及中冷，则令儿腹绞痛，天纠啼呼，面目青黑。此是中水之过，当灸粉絮以熨之，不时治护。脐至肿者，当随轻重，重者便灸之，乃可至八九十壮；轻者脐不大肿，但出汁，时时啼呼者，捣当归末，和胡敷之，灸絮日熨之，至百日愈，以啼呼止为候。若儿粪青者，冷也。与脐中水同。

儿洗浴、断脐竟，褓抱毕，未可与朱蜜，宜与甘草汤。以甘草如手中指一节许，打碎，以水二合，煮取一合，以绵缠沾取，与儿吮之。连吮汁，计得一蚬，壳入腹止，儿当快吐，吐去心胸中恶汁也。如得吐，余药更不须与。若不得吐，可消息计，如饥渴，须臾更与之。若前所服及更与并不得吐者，但稍稍与之，令尽此一合止。如得吐去恶汁，令儿心神智慧无病也。饮一合尽都不吐者，是儿不含恶血耳，勿复与甘草汤，乃可与朱蜜，以镇心神、安魂魄也。

儿新生三日中，与朱蜜者不宜多，多则令儿脾胃冷，腹胀，喜阴痫，气急，变噤痉而死。新生与朱蜜法：以飞炼朱砂如大豆许，以赤蜜一蚬壳和之，以绵缠着头沾取，与儿吮之。得三沾止，一日令尽此一豆许，可三日与之，则用三豆许也。勿过此，则伤儿也。与朱蜜竟，可与牛黄如朱蜜多少也。牛黄益肝胆，除热，定精神，止惊，辟恶气，除小儿百病也。

新生三日后，就开肠胃，助谷神。可研米作厚饮，如乳酪厚薄，以豆大与儿咽之，频咽三豆许止，日三与之，满七日可与哺也。儿生十日始哺如枣核，二十日倍之，五十日如弹丸，百日如枣。若乳汁少，不得从此法，当用意小增之。若三十日而哺者，令儿无疾。儿哺早者，儿不胜谷气，令生病，头面、身体喜生疮，愈而复发，令儿尪弱难养。三十日后虽哺勿多，若不嗜食，勿强与之。强与之不消，复生疾病。哺乳不进者，腹中皆有痰癖也。当以四物紫丸微下之，节哺乳，数日便自愈。小儿微寒热，亦当尔利之，要当下之，然后乃瘥。

凡乳儿不欲太饱，饱则呕吐，每候儿吐者，乳太饱也，以空乳乳之即消，日四。乳儿若脐未愈，乳儿太饱，令风中脐也。夏不去热乳，令儿呕逆。冬不去寒乳，令儿咳痢。母新房以乳儿，令儿赢瘦，交胫不能行。母有热以乳儿，令变黄、不能食。母怒以乳儿，令喜惊、发气疝，又令上气癫狂。母新吐下以乳儿，令虚赢。母醉以乳儿，令身热腹满。

凡新生小儿，一月内常饮猪乳大佳。

凡乳母乳儿，当先极妥，散其热气，勿令汁奔出，令儿噎，辄夺其乳，令得息，息已，复乳之。如是十返五返，视儿饥饱节度，知一日中儿乳而足，以为常。又常捉去宿乳。儿若卧，乳母当以臂枕之，令乳与儿头平乃乳之，令儿不噎。母欲寐，则夺其乳，恐填口鼻，又不知饥饷也。

浴儿法　凡浴小儿汤，极须令冷热调和。冷热失所，令儿惊，亦致五脏疾也。凡儿冬不可久浴，浴久则伤寒；夏不可久浴，浴久则伤热。数浴背冷，则发病。若不浴，又令儿毛落。新生浴儿者，以猪胆一枚，取汁投汤中以浴儿，终身不患疮疥，勿以杂水浴之。

儿生三日，宜用桃根汤浴：桃根、李根、梅根各二两，枝亦得，咬咀之，以水三斗，煮二十沸，去滓，浴儿良，去不祥，令儿终身无疮疥。

治小儿惊，辟恶气，以金虎汤浴：金一斤、虎头骨一枚，以水三斗，煮为汤浴，但须浴即煮用之。

凡小儿初出腹有鹅口者，其舌上有白屑如米，剧者鼻外一作中亦有之。此由儿在胞胎中受谷气盛故也，或妊娠时嗜糯米使之然。治之法：以发缠着头，沾井花水撩拭之，三日如此，便脱去也。如不脱，可煮栗荴令浓，以绵缠箸头拭之。若春夏无栗荴，可煮栗木皮，如用井花水法。

小儿初出腹有连舌，舌下有膜如石榴子中隔，连其舌下后，喜令儿言语不发不转也。可以爪摘断之，微有血出无害，若血出不止，可烧发作灰末，敷之，血便止也。

小儿出腹六七日后，其血气收敛成肉，则口、舌、喉、颊里清净也。若喉里舌上有物，如芦箨盛水状者，若悬痈有胀起者，可以绵缠长针，留刃处如粟米许大，以刺决之，令气泄，去青黄赤血汁也。一刺之止，消息一日，未消者，来日又刺之，不过三刺自消尽。余小小未消，三刺亦止，自然得消也。有着舌下如此者，名重舌；有着颊里及上腭如此者，名重腭；有着齿龈上者，名重龈，皆刺去血汁也。

小儿生辄死治之法

当候视儿口中悬痈前上腭有胞者，以指摘取头，决令溃法去血，勿令血入咽，入咽杀儿，急急慎之。

小儿初出腹，骨肉未敛，肌肉犹是血也，血凝乃坚成肌肉耳。其血沮败不成肌肉，则使面目绕鼻口左右悉黄而啼，闭目，聚口，撮面，口中干燥，四肢不能伸缩者，皆是血脉不敛也，喜不育。若有如此者，皆宜与龙胆汤也。方出下惊痫篇。

相儿命短长法

儿初生，叫声连延相属者，寿。

声绝而复扬急者，不寿。

啼声散，不成人。

啼声深，不成人。

脐中无血者，好。

脐小者，不寿。

通身软弱如无骨者，不寿。

鲜白长大者。寿。

自开目者，不成人。

目视不正，数动者，大非佳。

汗血者，多厄不寿。

汗不流，不成人。

小便凝如脂膏，不成人。

头四破，不成人。

常摇手足者，不成人。

早坐、早行、早齿、早语，皆恶性，非佳人。

头毛不周匝者，不成人。

发稀少者强，不听人。一作不聪。

额上有旋毛，早贵，妨父母。

儿生枕骨不成者，能言而死。

尻骨不成者，能倨而死。

掌骨不成者，能匍匐而死。

踵骨不成者，能行而死。

髌骨不成者，能立而死。

身不收者，死。

鱼口者，死。

股间无生肉者，死。

颐下破者，死。

阴不起者，死。

阴囊下白者，死；赤者，死。

卵缝通达，黑者，寿。

论曰：儿三岁以上、十岁以下，视其性高下，即可知其天寿大略。儿小时识悟通敏过人者多夭，大则孔项、颜回之流是也。小儿骨法，成就威仪，回转迟舒，稍费人精神雕琢者寿。其预知人意，回旋敏速者，亦夭，即杨修、孔融之徒是由此观之，夭寿大略可知也。亦犹梅花早发，不睹岁寒；甘菊晚成，终于年事。是知晚成者，寿之兆也。

惊痫第三

论三首　候痫法一首　方十三首　灸法二十三首

论曰：少小所以有痫病及痉病者，皆由脏气不平故也。新生即痫者，是其五脏不收敛，血气不聚，五脉不流，骨怯不成也，多不全育。其一月四十日以上至期岁而痫者，亦由乳养失理，血气不和，风邪所中也。病先身热掣疭、惊啼叫唤，而后发痫，脉浮者为阳痫，病在六腑，外在肌肤，犹易治也。病先身冷、不惊掣、不啼呼，而病发时脉沉者，为阴痫，病在五脏，内在骨髓，极难治也。病发身软、时醒者，谓之痫也。身强直，反张如弓，不时醒者，谓之痉也。诸反张，大人脊下容侧手，小儿容三指者，不可复治也。凡脉浮之与沉，以判其病在阴阳表里耳。其浮沉复有大小、滑涩、虚实、迟驶诸证，各依脉形为治。《神农本草经》说：小儿惊痫有一百二十种，其证候微异于常，便是痫候也。初出腹，血脉不敛，五脏未成，稍将养失宜，即为病也，时不成人。其经变蒸之后有病，余证并宽，惟中风最暴卒也。小儿四肢不好惊掣，气息小异，欲作痫，及变蒸日满不解者，并宜龙胆汤也。

凡小儿之痫有三种：有风痫、有惊痫、有食痫。然风痫、惊痫时时有耳，十人之中，未有一二是风惊者。凡是先寒后热发者，皆是食痫也。惊痫当按图灸之，风痫当与猪心汤，食痫当下乃愈，紫丸佳。凡小儿所以得风痫者，缘衣暖汗出，风因入也。风痫者，初得之时，先屈指如数，乃发作者，此风痫也。惊痫者，起于惊怖大啼，乃发作者，此惊痫也。惊痫微者，急持之，勿复更惊之，或自止也。其先不哺乳，吐而变热后发痫，此食痫，早下则瘥。四味紫丸、逐癖饮最良，去病速而不虚人。赤丸本无赤丸方，诸医方并无。按此服四味紫丸不得下者，当以赤丸。赤丸瘥快，疾重者当用之。今次后癖结胀满篇中。第一方八味，名紫双丸者，用朱砂色当赤，用巴豆，又用甘遂，比紫丸当快，疑此即赤丸也。瘥快，病重者当用之。

凡小儿不能乳哺，当与紫丸下之。小儿始生，生气尚盛，但有微恶，则须下之，必无所损，及其愈病，则致深益，若不时下，则成大疾，疾成则难治矣。凡下，四味紫丸最善，虽下不损人，足以去疾。若四味紫丸不得下者，当以赤丸下之。赤丸不下，当倍之。若已下而有余热不尽，当按方作龙胆汤，稍稍服之，并摩赤膏方见此篇末。风痫亦当下之，然当以猪心汤下之。惊痫但按图灸之，及摩生膏方见此篇末。不可大下也。何者？惊痫心气不定一作足，下之内虚，益令甚尔。惊痫甚者，特为难治。故养小儿常慎惊，勿令闻大声，抱持之间当安徐，勿令怖也。又天雷时，当塞儿耳，并作余细声以乱之也。

凡养小儿，皆微惊以长血脉，但不欲大惊，大惊乃灸惊脉。若五六十日炮者，惊复更甚，生百日后灸惊脉乃善。儿有热，不欲哺乳，卧不安，又数惊，此痫之初也，服紫丸便愈，不愈复与之。儿眠时小惊者，一月辄一以紫丸下之，减其盛气，令儿不病痫也。儿立夏后有病，治之慎勿妄灸，不欲吐下，但以除热汤浴之，除热散粉之，除热汤、散见下篇伤寒条中。除热赤膏摩之，又以膏涂脐中，令儿在凉处，勿禁水浆，常以新水饮之。小儿衣甚薄，则腹中乳食不消，不消则大便皆醋臭，此欲为癖之渐也，便将紫丸以微消之。服法：先从少起，常令大便稀，勿大下也。稀后便渐减之，不醋臭乃止药也。

凡小儿冬月下无所畏，夏月下难瘥。然有病者，不可不下，下后腹中当小胀满，故当节哺乳数日，不可妄下。又乳哺小儿，常令多少有常剂，儿渐大，当稍稍增之。若减少者，此腹中已有小不调也，便微服药，勿复哺之，但当与乳，甚者十许日，微者五六日止，哺自当如常。若都不肯食哺，而但欲乳者，此是有癖，为疾重要，当下之。不可不下，不下则致寒热，或吐而发痫，或更致下痢，此皆病重，不早下之所为也，此即难治矣。但先治其轻时，儿不耗损而病速愈矣。凡小儿屎黄而臭者，此腹中有伏热，宜微将服龙胆汤。若白而醋者，此挟宿寒不消也，当服紫丸。微者少与药，令内消；甚者小增药，令小下，皆复节乳哺数日，令胃气平和。若不节乳哺，则病易复，复下之则伤其胃气，令腹胀满，再三下之尚可，过此伤也。凡小儿有癖，其脉大必发痫，此为食痫，下之便愈，当审候掌中与三指脉，不可令起。而不时下，致于发痫，则难疗矣。若早下之，此脉终不起也。脉在掌中尚可早疗，若至指则病增也。凡小儿腹中有疾生，则身寒热，寒热则血脉动，动则心不定，心不定则易惊，惊则痫发速也。

候痫法

夫痫，小儿之恶病也，或有不及求医而致困者也。然气发于内，必先有候，常宜审察其精神而采其候也。

手白肉鱼际脉黑者，是痫候。鱼际脉赤者热，脉青大者寒，脉青细为平也。

鼻口干燥，大小便不利，是痫候。

眼不明，上视喜阳，是痫候。

耳后完骨上有青络盛，卧不静，是痫候。青脉刺之令血出也。

小儿发逆上，啼笑[①]面暗，色不变，是痫候。

鼻口青，时小惊，是痫候。

目闭青，时小惊，是痫候。

身热，头常汗出，是痫候。

身热，吐哯而喘，是痫候。

身热，目时直视，是痫候。

卧惕惕而惊，手足振摇，是痫候。

卧梦笑，手足动摇，是痫候。

意气下而妄怒，是痫候。

咽乳不利，是痫候。

目瞳子卒大黑于常，是痫候。

喜欠，目上视，是痫候。

身热，小便难是痫候。

身热，目视不精，是痫候。

吐痢不止，阙痛时起，是痫候。

弄舌摇头，是痫候。

已上诸候二十条，皆痫之初也。见其候，便爪其阳脉所应灸，爪之皆重手，令儿骤啼。及足绝脉，亦依方与汤。直视瞳子动，腹满转鸣，下血身热，口噤不得乳，反张脊强，汗出发热，为卧不悟，手足掣疭喜惊，凡八条，痫之剧者也。如有此，非复汤爪所能救，理当时灸。

论曰：若病家始发便来诣师，师可诊候，所解为法，作次序治之，以其节度首尾取瘥也。病家已经杂治无次序，不得制病，病则变异其本候后，师便不知其前证虚实，直依其后证作治，亦不得瘥也。要应精问察之，为前师所配，依取其前踪迹以为治，乃无逆耳。前师处汤，本应数剂乃瘥，而病家服一两剂未效，便谓不验，已后更问他师。师不寻前人为治寒温次序，而更为治，而不次前师，治则弊也。或前已下之，后须平和疗以接之，而得瘥也。或前人未下之，或不去者，或前治寒温失度，后人应调治之，是为治败病，皆须邀射之，然后免耳。不依次第，及不审察，必及重弊也。

龙胆汤　治婴儿出腹，血脉盛实，寒热，温壮，四肢惊掣，发热，大吐哯者。若已能进哺，中食实不消，壮热及变蒸不解，中客人鬼气，并诸惊痫。方悉主之。十岁已下小儿皆服之，小儿龙胆汤第一，此是新出腹婴儿方。若日月长大者，以次依此为例。若必知客忤及有魃气者，可加人参、当归，各如龙胆

---

① 啼笑：宋本、《外台》作"啼哭"。

多少也。一百日儿加三铢，二百日儿加六铢，一岁儿加半两，余药皆准耳。

龙胆　钓藤皮　柴胡　黄芩　橘梗　芍药　茯苓一方作茯神　甘草各六铢　蜣螂二枚　大黄一两

上十味，㕮咀，以水一升，煮取五合为剂也。服之如后节度。药有虚实，虚药宜足数合水也。儿生一日至七日，分一合为三服；儿生八日至十五日，分一合半为三服；儿生十六日至二十日，分二合为三服；儿生二十日至三十日，分三合为三服；儿生三十日至四十日，尽以五合为三服。皆得下即止，勿复服也。

大黄汤　治少小风痫积聚，腹痛夭矫，二十五痫。方：

大黄　人参　细辛　干姜　当归　甘皮各三铢

上六味，㕮咀，以水一升，煮取四合。服如枣许，日三。

白羊鲜汤　治小儿风痫，胸中有疾。方：

白羊鲜三铢　蚱蝉二枚　大黄四铢　甘草　钓藤皮　细辛各二铢　牛黄如大豆四枚　蛇蜕皮一寸

上八味，㕮咀，以水二升半，煮取一升二合。分五服，日三。若服已尽而痫不断者，可更加大黄、钓藤各一铢，以水渍药半日，然后煮之。

增损续命汤　治小儿卒中风恶毒及久风，四肢角弓反张不随，并瘫痪僻，不能行步。方：

麻黄　甘草　桂心各一两　芎藭　葛根　升麻　当归　独活各十八铢　人参　黄芩　石膏各半两　杏仁二十枚

上十二味，㕮咀，以水六升煮麻黄，去上沫，乃纳诸药，煮取一升二合。三岁儿分为四服，一日令尽。少取汗，得汗，以粉粉之。

石膏汤　治小儿中风恶痹，不能语，口眼了戾，四肢不随。方：

石膏一合　麻黄八铢　甘草　射干　桂心　芍药　当归各四铢　细辛二铢

上八味，㕮咀，以水三升半，先煮麻黄三沸，去上沫，纳余药，煮取一升。三岁儿分为四服，日三。

治少小中风，状如欲绝，汤方：

大黄　牡蛎　龙骨　栝楼根　甘草　桂心各十二铢　赤石脂　寒水石各六铢

上八味，㕮咀，以水一升，纳药重半两，煮再沸，绞去滓。半岁儿服如鸡子大一枚，大儿尽服。半岁儿服如鸡子大一枚，大儿尽服，入口中即愈。汗出粉之。药无毒，可服，日二。有热加大黄，不汗加麻黄。无寒水石，朴硝代之。

二物石膏汤　少小中风，手足拘急。方：

石膏如鸡子大一块，碎　真珠一两

上以水二升，煮石膏五六沸，纳真朱，煮取一升，稍稍分服之。

桂枝汤　治少小中风，脉浮发热，自汗出，项强，鼻鸣干呕。方：

桂心一两　甘草一两　芍药一两　大枣四枚　生姜一两

上五味，㕮咀三物，以水三升，煮取一升，分三服。此方与伤寒篇中方相重。

二物驴毛散　治少小新生中风。方：

驴毛一把，取背前交脊上会中，拔取如手拇指大一把　麝香二豆大

上以乳汁和，铜器中微火煎令焦熟出，末之。小儿不能饮，以乳汁和之，苇筒贮，泻着咽中，然后饮乳，令入腹。

茵芋丸　治少小有风痫疾，至长不除，或遇天阴节变便发动，食饮坚强亦发，百脉挛缩，行步不正，言语不便者，服之永不发。方：

茵芋叶　铅丹　秦艽　钓藤皮　石膏　杜衡　防葵各一两　菖蒲　黄芩各一两半　松萝半两　蜣螂十枚　甘草三两

上十二味，末之，蜜丸如小豆大。三岁以下服五丸，三岁以上服七丸，五岁以上服十丸，十岁以上可至十五丸。

镇心丸　治小儿惊痫百病，镇心气。方：

银屑十二铢　水银二十铢　牛黄六铢　大黄六分　茯苓三分　茯神　远志　防己　白蔹　雄黄　人参　芍药各二分　防葵　铁精　紫石英　真珠各四分

上十六味，先以水银和银屑如泥，别治诸药，和丸，三岁儿如麻子二丸，随儿大小增之。一方无牛黄一味。

丹参赤膏　治少小心腹热，除热。方：

丹参　雷丸　芒硝　戎盐　大黄各二两

上五味，㕮咀，以苦酒半升，浸四种一宿，以成炼猪肪一斤，煎三上三下，去滓，乃纳芒硝。膏成，以摩心下，冬夏可用。一方但用丹参、雷丸，亦佳。

五物甘草生摩膏　治少小新生，肌肤幼弱，喜为风邪所中，身体壮热，或

中大风，手足惊掣。方：

　　甘草　防风各一两　白术二十铢　雷丸二两半　桔梗二十铢

　　上五味㕮咀，以不中水猪肪一斤，煎为膏，以煎药，微火上煎之，消息视稠浊，膏成去滓，取如弹丸大一枚，灸手以摩儿百过，寒者更热，热者更寒。小儿虽无病，早起常以膏摩囟上及手足心，甚辟风寒。

灸法

　　论曰：小儿新生无疾，慎不可逆针灸之。如逆针灸，则忍痛动其五脉，因喜成痫。河洛关中土地多寒，儿喜病痉。其生儿三日，多逆灸以防之，又灸颊以防噤，有噤者，舌下脉急，牙车筋急。其土地寒，皆决舌下去血，灸颊以防噤也。吴蜀地温，无此疾也。古方既传之，今人不详南北之殊，便按方而用之，是以多害于小儿也。所以田舍小儿，任其自然，皆得无有夭横也。小儿惊啼，眠中四肢掣动，变蒸未解，慎不可针灸爪之，动其百脉，仍因惊成痫也。惟阴痫噤痉，可针灸爪之。凡灸痫，当先下儿使虚，乃承虚灸之。未下有实而灸者，气逼前后不通杀人。痫发平旦者，在足少阳；晨朝发者，在足厥阴；日中发者，在足太阳；黄昏发者，在足太阴；人定发者，在足阳明；夜半发者，在足少阴。

　　上痫发时病所在，视其发早晚，灸其所也。

　　痫有五脏之痫、六畜之痫，或在四肢，或在腹内，审其候，随病所在灸之，虽少必瘥。若失其要，则为害也。

　　肝痫之为病，面青，目反视，手足摇。灸足少阳、厥阴各三壮。

　　心痫之为病，面赤，心下有热，短气，息微数。灸心下第二肋端宛中此为巨阙也。又灸手心主及少阴各三壮。

　　脾痫之为病，面黄，腹大，喜痢。灸胃管三壮，侠胃管旁灸二壮，足阳明、太阴各二壮。

　　肺痫之为病，面目白，口沫出。灸肺俞三壮，又灸手阳明、太阴各二壮。

　　肾痫之为病，面黑，正直视不摇如尸壮。灸心下二寸二分三壮，又灸肘中动脉各二壮。又灸足太阳、少阴各二壮。

　　膈痫之为病，目反，四肢不举。灸风府，又灸顶上、鼻人中、下唇承浆，皆随年壮。

肠痫之为病，不动摇。灸两承山，又灸足心、两手劳宫，又灸两耳后完骨，各随年壮。又灸脐中五十壮。

上五脏痫证候。

马痫之为病，张口摇头，马鸣，欲反折。灸项风府、脐中二壮。病在腹中，烧马蹄末服之良。

牛痫之为病，目正直视，腹胀。灸鸠尾骨及大椎各二壮，烧牛蹄末服之良。

羊痫之为病，喜扬目吐舌。灸大椎上三壮。

猪痫之为病，喜吐沫。灸完骨两旁各一寸七壮。

犬痫之为病，手屈拳挛。灸两手心一壮，灸足太阳一壮，灸肋户一壮。

鸡痫之为病，摇头反折，喜惊自摇。灸足诸阳各三壮。

上六畜痫证候。

小儿暴痫，灸两乳头，女儿灸乳下二分。

治小儿暴痫者，身躯正直如死人，及腹中雷鸣，灸太仓及脐中上下两旁各一寸，凡六处，又灸当腹度取背，以绳绕颈下至脐中竭，便转绳向背，顺脊下行，尽绳头，灸两旁各一寸五壮。

若面白，啼声色不变，灸足阳明、太阴。

若目反上视，眸子动，当灸囟中。取之法：横度口尽两吻际，又横度鼻下亦尽两边，折去鼻度半，都合口为度，从额上发际上行度之，灸度头一处，正在囟上未合骨中，随手动者是，此最要处也。次灸当额上入发二分许，直望鼻为正。次灸其两边，当目瞳子直上入发际二分许。次灸顶上回毛中。次灸客主人穴，在眉后际动脉是。次灸两耳门，当耳开口则骨解开动张陷是也。次灸两耳上，卷耳取之，当卷耳上头是也。一法大人当耳上横三指，小儿各自取其指也。次灸两耳后完骨上青脉，亦可以针刺令血出。次灸玉枕，项后高骨是也。次灸两风池，在项后两辕动筋外发际陷中是也。次灸风府，当项中央发际，亦可与风池三处高下相等。次灸头两角，两角当回毛两边起骨是也。

上头部凡十九处。儿生十日可灸三壮，三十日可灸五壮，五十日可灸七壮，病重者具灸之，轻者惟灸囟中、风池、玉枕也。艾使熟，炷令平正著肉，火势乃至病所也。艾若生，炷不平正，不着肉，徒灸多炷，故无益也。

若腹满短气转鸣，灸肺募，在两乳上第二肋间中，悬绳取之，当瞳子是。次灸膻中。次灸胸堂。次灸脐中。次灸薛息。薛息在两乳下第一肋间宛中是也。次灸巨阙，大人去鸠尾下一寸，小儿去脐作六分分之，去鸠尾下一寸是也，并灸两边。次灸胃管。次灸金门，金门在谷道前，囊之后，当中央是也，从阴囊下度至大孔前，中分之。

上腹部十二处，胸堂、巨阙、胃管，十日儿可灸三壮；一月以上可五壮。阴下缝中可三壮，或云随年壮。

若脊强反张，灸大椎，并灸诸脏俞，及督脊上当中，从大椎度至穷骨，中屈，更从大椎度之，灸度下头，是督脊也。

上背部十二处。十日儿可灸三壮，一月以上可灸五壮。

若手足掣疭，惊者，灸尺泽，次灸阳明，次灸少商，次灸劳宫，次灸心主，次灸合谷，次灸三间，次灸少阳。

上手部十六处。其要者，阳明、少商、心主、尺泽、合谷、少阳也，壮数如上。

又灸伏兔，次灸三里，次灸腓肠，次灸鹿溪，次灸阳明，次灸少阳，次灸然谷。

上足部十四处。皆要，可灸，壮数如上。

手足阳明，谓人四指，凡小儿惊痫皆灸之。若风病大动，手足掣疭者，尽灸手足十指端，又灸本节后。

客忤第四

论二首　方三十二首　灸法一首　咒法二首

论曰：少小所以有客忤病者，是外人来气息忤之，一名中人，是为客忤也。虽是家人或别房异户，虽是乳母及父母或从外还，衣服经履鬼神粗恶暴气，或牛马之气，皆为忤也。执作喘息，乳气未定者，皆为客忤。其乳母遇醉及房劳、喘后乳儿最剧，能杀儿也，不可不慎。凡诸乘马行，得马汗气臭，未盥洗易衣装，而便向儿边，令儿中马客忤。儿卒见马来，及闻马鸣惊，及马上衣物马气，皆令小儿中马客忤，慎护之，特重一岁儿也。凡小儿衣，布帛绵中不得有头发，履中亦尔。白衣青带，青衣白带，皆令中忤。凡非常人及诸物从外来，亦惊小儿致病。欲防之法，诸有从外来人及有异物入户，当将儿避之，勿令见也。若不避者，烧牛屎，令常有烟气置户前则善。

小儿中客为病者，无时不有此病也。而秋初一切小儿皆病者，岂是一切小儿悉中客邪。夫小儿所以春冬少病、秋夏多病者，秋夏小儿阳气在外，血脉嫩弱；秋初夏末，晨夕时有暴冷，小儿嫩弱，其外则易伤，暴冷折其阳，阳结则壮热，胃冷则下痢，是故夏末秋初，小儿多壮热而下痢也，未必悉是中客及魅也。若治少小法，夏末秋初常宜候天气温凉也，有暴寒卒冷者，其少小则多患壮热而下痢也，慎不可先下之，皆先杀毒，后下之耳。《玄中记》云：天下有女鸟，曰姑获，《肘后》《子母秘录》作乌获。一名天帝女，一名隐飞鸟，一名夜行游女，又名钓星鬼，喜以阴雨夜过飞鸣，徘徊人村里，唤得来者是也。鸟淳雌无雄，不产，阴气毒化生，喜落毛羽于人中庭，置儿衣中，便令儿作痫，病必死，即化为其儿也，是以小儿生至十岁，衣被不可露，七八月尤忌。

凡中客忤之为病，类皆吐下青黄白色，水谷解离，腹痛夭纠，面色变易，其候似痫，但眼不上插耳，其脉急数者是也。宜与龙胆汤下之，加人参、当归，各如龙胆称分等多少也。

小儿中客，急视其口中悬痈左右，当有青黑肿脉，核如麻豆大，或赤或白或青，如此便宜用针速刺溃去之，亦可爪摘决之，并以绵缠钗头拭去血也。

少小中客之为病，吐下青黄赤白汁，腹中痛，及反倒偃侧，喘似痫状，但目不上插，少睡耳，面变五色，其脉弦急。若失时不治，小久则难治矣。欲疗之方：

用豉数合，水拌令湿，捣熟，丸如鸡子大。以摩儿囟上、手足心各五六遍毕，以丸摩儿心及脐，上下行转摩之。食顷，破视其中，当有细毛，即掷丸道中，痛即止。

治少小中客忤，强项欲死。方：

取衣中白鱼十枚，为末，以敷母乳头上，令儿饮之，入咽立愈。一方二枚，著儿母手，掩儿脐中，儿吐下愈。亦以摩儿项及脊强处。

治少小客忤，二物黄土涂头方：

灶中黄土、蚯蚓屎等分，捣，合水和如鸡子黄大，涂儿头上及五心良。一方云鸡子清和如泥。

又方：

吞麝香如大豆许，立愈。

治少小犯客忤，发作有时者。方：

以母月衣覆儿上，大良。

治小儿卒中忤。方：

剪取驴前膊胛上旋毛，大如弹子，以乳汁煎之，令毛消。药成，着乳头饮之，下喉即愈。

又方：

烧母衣带三寸并发，合乳汁服之。

又方：

取牛鼻津服之。

又方：

取牛口沫敷乳头，饮之。

一物猪蹄散　治小儿寒热及赤气中人。方：

取猪后脚悬蹄，烧末捣筛，以饮乳汁一撮，立效。

治少小猝中客忤，不知人者。方：

取热马屎一丸，绞取汁饮儿，下便愈。亦治中客忤而喔啼、面青、腹强者。

二物烧发散　治少小见人来，猝不佳，腹中作声者。方：

用向来者人囟上发十茎、断儿衣带少许，合烧灰，细末，和乳饮儿，即愈。

治小儿猝客忤。方：

铜镜鼻烧令红，着少许酒中，大儿饮之。小儿不能饮者，含与之，即愈。

一物马通浴汤　治少小中忤。方：

马通三升，烧令烟绝，以酒一斗煮三沸，去滓，浴儿即愈。

一物猪通浴　治小儿中人忤，喔啼面青，腹强者。方：

豯猪通二升，以热汤灌之，适寒温浴儿。

小儿魃方

论曰：凡小儿所以有魃病者，是妇人怀娠，有恶神导其腹中胎，妒嫉他小儿令病也。魃者，小鬼也音奇。妊娠妇人不必悉招魃魅，人时有此耳。魃之为疾，喜微微下痢，寒热或有去来，毫毛鬈发鬌鬌不悦，是其证也。宜服龙胆汤。凡妇人先有小儿未能行，而母更有娠，使儿饮此乳，亦作魃也，令儿黄瘦骨立，发落壮热，是其证也。

治魃方：

灸伏翼，熟嚼哺之。

又方：

烧伏翼末，饮服之。

又方：

以水二升，煮萹蓄、冬瓜各四两，取浴之。

白藓皮汤　治少小客魃挟实。方：

白藓皮　大黄　甘草各一两　芍药　茯苓　细辛　桂心各十八铢

上七味，㕮咀，以水二升，煮取九合，分三服。

小儿夜啼方

龙角丸　主小儿五惊夜啼。方：

龙角三铢　牡蛎九铢一作牡丹　黄芩半两　蚱蝉二枚　牛黄如小豆，五枚　川大黄九铢

上六味，末之，蜜丸如麻子。蓐裹儿服二丸，随儿大小，以意增减之。《崔氏》名五惊丸。

芎䓖散　治小儿夜啼，至明即安寐。方：

芎䓖　白术　防己各半两

上三味，治下筛，以乳和，与儿服之，量多小。又以儿母手掩脐中，亦以摩儿头及脊，验。二十日儿未能服散者，以乳汁和之，服如麻子一丸，儿大能服药者，以意斟酌之。

一物前胡丸　治少小夜啼。方：

前胡随多少，捣末，以蜜和丸如大豆。服一丸，日三。稍加至五六丸，以瘥为度。

又方：

以妊娠时食饮偏有所思者物，以此哺儿则愈。

又方：

交道中土　伏龙肝各一把

上二味，治下筛，水和少许饮之。

又方：

取马骨烧灰，敷乳上饮儿，啼即止。

治小儿夜啼不已，医所不治者。方：

取狼屎中骨，烧作灰末，水服如黍米粒大二枚，即定。

治小儿惊啼。方：

取鸡屎白熬末，以乳服之，佳。

又方：

酒服乱发灰。

又方：

腊月缚猪绳，烧灰服之。

又方：

烧猬皮三寸灰，着乳头饮之。

又方：

车辖脂如小豆许，纳口中及脐中。

千金汤 主小儿暴惊啼绝死，或有人从外来，邪气所逐，令儿得疾，众医不治方：

蜀椒　左顾牡蛎各六铢，碎

上二味，以酢浆水一升，煮取五合，一服一合。

伤寒第五

论一首　方三十五首　灸法一首

论曰：夫小儿未能冒涉霜雪，乃不病伤寒也。大人解脱之久，伤于寒冷，则不论耳。然天行非节之气，其亦得之。有时行疾疫之年，小儿出腹便患斑者也。治其时行节度，故如大人法，但用药分剂小异，药小冷耳。

麦门冬汤 治小儿未满百日伤寒，鼻衄，身热，呕逆。方：

麦门冬十八铢　石膏　寒水石　甘草各半两　桂心八铢

上五味，㕮咀，以水二升半，煮取一升，分服一合，日三。

芍药四物解肌汤 治少小伤寒。方：

芍药　黄芩　升麻　葛根各半两

上四味，㕮咀，以水三升，煮取九合，去滓。分服，期岁以上分三服。

麻黄汤 治少小伤寒，发热咳嗽，头面热者。方：

麻黄　生姜　黄芩各一两　甘草　石膏　芍药各半两　杏仁十枚　桂心半两

上八味，㕮咀，以水四升，煮取一升半，分二服，儿若小，以意减之。

治小儿伤寒。方：

葛根汁　淡竹沥各六合

上二味相合。二三岁儿分三服，百日儿斟酌服之。不宜生，煮服佳。

治小儿时气。方：

桃叶三两捣，以水五升，煮十沸取汁。日五六遍淋之。若复发，烧雄鼠屎二枚，烧水调服之。

五味子汤 治小儿伤寒，病久不除，瘥后复剧，瘦瘠骨立。方：

五味子十铢 甘草 当归各十二铢 大黄六铢 芒硝五铢 麦门冬 黄芩 前胡各六铢 石膏一两 黄连六铢

上十味，㕮咀，以水三升，煮取一升半。服二合，得下便止，计大小增减之。

莽草汤 治少小伤寒，浴方：

莽草半斤 牡蛎四两 雷丸三十枚 蛇床子一升 大黄一两

上五味，㕮咀，以水三斗，煮取一斗半。适寒温以浴儿，避眼及阴。

莽草汤 治小儿猝寒热，不佳，不能服药，浴方：

莽草 丹参 桂心各三两 菖蒲半斤 蛇床子一两 雷丸一升

上六味，㕮咀，以水二斗，煮三五沸，适寒温以浴儿，避目及阴。

雷丸汤浴 治小儿忽寒热。方：

雷丸二十枚 大黄四两 苦参三两 黄芩一两 丹参二两 石膏二两

上六味，㕮咀，以水二斗，煮取一斗半，浴儿，避目及阴，浴讫，以粉粉之，勿厚衣，一宿复浴。

李叶汤 治少小身热，浴方：

李叶无多少，咀，以水煮，去滓，将浴儿良。

治小儿生一月至五月，乍寒乍热。方：

细切柳枝，煮取汁，洗儿。若渴，绞冬瓜汁服之。

青木香汤 浴小儿壮热羸瘠。方：

青木香四两 麻子仁一升 虎骨五两 白芷三两 竹叶一升

上五味，㕮咀，以水二斗，煮取一斗，稍稍浴儿。

李根汤 治小儿暴有热，得之二三日。方：

李根 桂心 芒硝各十八铢 甘草 麦门冬各一两

上五味，㕮咀，以水三升，煮取一升，分五服。

十二物寒水石散粉 治少小身体壮热，不能服药。方：

寒水石 芒硝 滑石 石膏 赤石脂 青木香 大黄 甘草 黄芩 防风 芎穷 麻黄根

上各等份，合治下筛，以粉一升、药屑三合相和，复以筛筛之，以粉儿身，日三。

升麻汤 治小儿伤寒，变热毒病，身热面赤，口燥，心腹坚急，大小便不利，或口疮者，或因壮热，便四肢挛掣惊，仍成痫疾，时发时醒，醒后身热如火者，悉主之。方：

升麻 白薇 麻黄 葳蕤 柴胡 甘草各半两 黄芩一两 朴硝 大黄 钓藤各六铢

上十味，㕮咀，以水三升，先煮麻黄，去上沫，纳诸药，煮取一升。儿生三十日至六十日，一服二合；六十日至百日，一服二合半；百日至二百日，一服三合。

大黄汤 治小儿肉中久挟宿热，瘦瘠，热进退休作无时。方：

大黄 甘草 芒硝各半两 桂心八铢 石膏一两 大枣五枚

上六味，㕮咀，以水三升，煮取一升，每服二合。

蜀漆汤 治小儿潮热。方：

蜀漆 甘草 知母 龙骨 牡蛎各半两

上五味，㕮咀，以水四升，煮取一升，去滓。一岁儿少少温服半合，日再。

治小儿腹大短气，热有进退，食不安，谷为不化。方：

大黄 黄芩 甘草 芒硝 麦门冬各半两 石膏一两 桂心八铢

上七味，㕮咀，以水三升，煮取一升半。分三服，期岁以下儿作五服。

竹叶汤 治小儿夏月患腹中伏热，温壮来往，或患下痢，色或白或黄，三焦不利。方：

竹叶切，五合 小麦三合 柴胡半两 黄芩一两六铢 茯苓十八铢 人参 麦门冬 甘草各半两

上八味，㕮咀，以水四升，煮竹叶、小麦，取三升，去竹叶、麦，下诸药，煮取一升半，分三服。若小儿夏月忽壮热烧人手，洞下黄溏，气力惙然，脉极洪数，用此方加大黄二两，再服，得下即瘥。

竹叶汤 主五六岁儿温壮，腹中急满，息不利，或有微肿，亦主极羸，不下饮食，坚痞，手足逆冷。方：

竹叶切，一升 小麦半升 甘草 黄芩 栝楼根 泽泻 茯苓 知母 白术 大黄各二两 桂心二铢 生姜一两半 人参 麦门冬 半夏各一两 当归十八铢

上十六味，㕮咀，以水七升，煮小麦、竹叶，取四升，去滓，纳药，煎取一升六合，分四服。

治小儿连壮热，实滞不去，寒热往来，微惊悸。方：

大黄一两 黄芩 栝楼根 甘草各十八铢 桂心半两 滑石二两 牡蛎

人参　龙骨　凝水石　白石脂　硝石各半两

上十二味，哎咀，以水四升，煮取一升半。服三合，一日一夜令尽，虽吐亦与之。一本加紫石英半两。

调中汤　治小儿春秋月晨夕中暴冷，冷气折其四肢，热不得泄，则壮热，冷气入胃，变下痢，或欲赤白滞起数去，小腹胀痛，极壮热，气脉洪大，或急数者，服之热便歇，下亦瘥也，但壮热不吐下者，亦主之。方：

葛根　黄芩　茯苓　桔梗　芍药　白术　藁本　大黄　甘草各六铢

上九味，哎咀，以水二升，煮取五合，服如后法：儿生一日至七日，取一合分三服；生八日至十五日，取一合半分三服；生十六日至二十日，取二合分三服；生二十日至三十日，取三合分三服；生三十日至四十日，取五合分三服。恐吃五合未得，更斟酌之。其百日至三百日儿，一如前篇龙胆汤加之。

生地黄汤　治小儿寒热进退，啼呼腹痛。方：
生地黄　桂心各二两

上二味，哎咀，以水三升，煮取一升。期岁以下服二合，以上三合。一方七味，有芍药、寒水石、黄芩、当归、甘草各半两。

治小儿伤寒发黄。方：
捣土瓜根汁三合，服之。

又方：
捣青麦汁服之。

又方：
捣韭根汁，澄清，以滴儿鼻中，如大豆许，即出黄水瘥。

又方：
小豆三七枚　瓜蒂十四枚　糯米四十粒
上三味，为末，吹鼻中。

二物通汗散　治少小有热不汗。方：
雷丸四两　粉半斤
上捣，和下筛，以粉儿身。

二物茯苓粉散　治少小头汗。方：
茯苓　牡蛎各四两

上治下筛，以粉八两，合捣为散，有热辄以粉，汗即自止。

三物黄连粉　治少小盗汗。方：

黄连　牡蛎　贝母各十八铢

上以粉一升，合捣，下筛，以粉身良。

此由心脏热之所感，宜服**犀角饮子**。方：

犀角十八铢　茯神一两　麦门冬一两半

甘草半两　白术六铢

上五味，㕮咀，以水九合，煎取四合，分服。加龙齿一两佳。

恒山汤　治小儿温疟。方：

恒山一两，切　小麦三合　淡竹叶切，一升

上三味，以水一升半，煮取五合。一日至七日儿，一合为三服；八日至十五日儿，一合半为三服；十六日至二十日儿，二合为三服；四十日至六十日儿，六合为三服；六十日至百日儿，一服二合半；百日至二百日儿，一服三合。

又方：

鹿角末，先发时便服一钱匕。

又方：

烧鳖甲灰，以酒服一钱匕，至发时服三匕，并以火灸身。

又方：

烧鸡肶胵中黄皮，末，和乳与服，男雄女雌。

小儿温疟，灸两乳下一指三壮。

◎卷六　少小婴孺方（下）◎

咳嗽第六

方十四首

小儿出胎二百许日，头身患小小疮，治护小瘥，复发，五月中忽小小咳嗽，微温和治之，因变痫，一日二十过发，四肢缩动，背脊躯佻[1]，眼反，须臾气绝，良久复苏，已与常治痫汤，得快吐下，经日不间，尔后单与竹沥汁，稍进，一日一夕中合进一升许，发时小疏，明日与此竹沥汤，得吐下，发便大折，其间犹稍稍与竹沥汁。**竹沥汤**方：

竹沥五合　黄芩三十铢　木防己　羚羊角各六铢　大黄二两　茵芋三铢　麻黄　白薇　桑寄生　萆薢　甘草各半两　白术六铢一方作白薇

上十二味，㕮咀，以水二升半，煮取药减半，纳竹沥，煎取一升。分服二合，相去一食久，进一服。一方无萆薢。

紫菀汤　治小儿中冷及伤寒暴嗽，或上气，喉咽鸣，气逆，或鼻塞，清水出者。方：

紫菀　杏仁各半两　麻黄　桂心　橘皮　青木香各六铢　黄芩　当归　甘草各半两　大黄一两

上十味，㕮咀，以水三升，煮取九合，去滓。六十日至百日儿，一服二合半；一百日至二百日儿，一服三合。

五味子汤　治小儿风冷入肺，上气气逆，面青，喘迫咳嗽，昼夜不息，食则吐不下。方：

五味子　当归各半两　麻黄　干姜　桂心　人参　紫菀　甘草各六铢　细辛　款冬花各三铢　大黄一两半

上十一味，口㕮咀，以水二升半，煮取九合，去滓。儿六十日至百日，一

---

① 躯佻（yǎo tiǎo 夭挑）：《集韵》："身长貌。"

服二合半；一百自至二百日，一服三合。其大黄别浸一宿下。一方无款冬、大黄，有大枣三枚。

治小儿、大人咳逆短气，胸中吸吸，呵出涕唾，嗽出臭脓。方：

烧淡竹沥，煮二十沸。小儿一服一合，日五服；大人一升，亦日五服，不妨食息乳哺。

治小儿寒热咳逆，膈中有癖，乳若吐，不欲食。方：

干地黄四两　麦门冬　五味子　蜜各半升　大黄　硝石各一两

上六味，㕮咀，以水三升，煮取一升，去滓，纳硝石、蜜，煮令沸。服二合，日三，胸中当有宿乳汁一升许出，大者服五合。

射干汤　治小儿咳逆，喘息如水鸡声。方：

射干一两　半夏五枚　桂心五寸　麻黄　紫菀　甘草　生姜各一两　大枣二十枚

上八味，㕮咀，以水七升，煮取一升五合，去滓，纳蜜五合，煎一沸。分温服二合，日三。

又方：

半夏四两　紫菀二两　款冬花二合　蜜一合　桂心　生姜　细辛　阿胶甘草各二两

上九味，㕮咀，以水一升煮半夏，取六升，去滓，纳诸药，煮取二升五合。五岁儿服一升，二岁服六合，量大小多少加减之。

杏仁丸　主大人、小儿咳逆上气。方：

杏仁三升，熟捣如膏，蜜一升为三分，以一分纳杏仁捣，令强，更纳一分捣之如膏，又纳一分捣熟止。先食已含咽之，多少自在，日三。每服不得过半方寸匕，则痢。

又方：

半夏二斤，去皮，河水洗六七度，完用　白矾一斤，末之　丁香　甘草草豆蔻　川升麻缩砂各四两，粗捣

上七味，以好酒一斗，与半夏拌和匀，同浸，春冬三七日，夏秋七日，密封口，日足取出，用冷水急洗，风吹干。每服一粒，嚼破，用姜汤下。或干吃，候六十日干。方得服。疑非孙思邈方。

八味生姜煎　治少小嗽。方

生姜七两　干姜四两　桂心二两　甘草三两　杏仁一升　款冬花　紫菀各三两　蜜一升

上合诸药，末之，微火上煎取如饴储。量其大小多少与儿含咽之，百日小儿如枣核许，日四五服，甚有验。

四物款冬丸 治小儿嗽，日中瘥，夜甚，初不得息，不能复啼。方：

款冬花 紫菀各一两半 桂心半两 伏龙肝六铢

上末之，蜜和如泥，取如枣核大敷乳头，令儿饮之，日三敷之，渐渐令儿饮之。

菖蒲丸 治小儿暴冷嗽，及积风冷嗽兼气逆鸣。方：

菖蒲 乌头 杏仁 矾石 细辛 皂荚各六铢 款冬花 干姜 桂心 紫菀各十八铢 蜀椒五合 吴茱萸六合

上十二味，末之，蜜丸如梧子。三岁儿饮服五丸，加至十丸，日三。儿小以意减之，儿大以意加之，暴嗽数服便瘥。

桂枝汤 治少小十日以上至五十日，卒得謦咳，吐乳，呕逆，暴嗽，昼夜不得息。方：

桂枝半两 甘草二两半 紫菀十八铢 麦门冬一两十八铢

上四味，㕮咀，以水二升，煮取半升，以绵着汤中，捉绵滴儿口中，昼夜四五过与之，节乳哺。

麻黄汤 治少小卒肩息上气，不得安，此恶风入肺。方：

麻黄四两 甘草一两 桂心五寸 五味子半升 半夏 生姜各二两

上六味，㕮咀，以水五升，煮取二升。百日儿服一合，大小节度服之，便愈。

癖结胀满第七

方三十五首 灸法一首

紫双丸 治小儿身热头痛，食饮不消，腹中胀满，或小腹绞痛，大小便不利，或重下数起，小儿无异疾，惟饮食过度，不知自止，哺乳失节，或惊悸寒热，惟此丸治之。不瘥，更可重服。小儿欲下，是其蒸候；哺食减少，气息不快，夜啼不眠，是腹内不调，悉宜用此丸，不用他药，数用神验，千金不传方。臣亿等详序例中凡云服紫丸者，即前变蒸篇十四味者是也，云服紫丸不下者服赤丸，赤丸瘥快，病重者当用之。方中并无赤丸，而此用朱砂，又力紧于紫丸，疑此即赤丸也。

巴豆十八铢 麦门冬十铢 甘草五铢 甘遂二铢 朱砂二铢 蜡十铢 蕡

127

核仁十八铢　牡蛎八铢

上八味，以汤熟洗巴豆，研，新布绞去油，别捣甘草、甘遂、牡蛎、麦门冬，下筛讫，研蒸核仁令极熟，乃纳散更捣二千杵，药燥不能相丸，更入少蜜足之。半岁儿服如荏子一双，一岁、二岁儿服如半麻子一双，三四岁者服如麻子二丸，五六岁者服如大麻子二丸，七岁、八岁服如小豆二丸，九岁、十岁微大于小豆二丸，常以鸡鸣时服，至日出时不下者，热粥饮数合即下。丸皆双出也。下甚者，饮以冷粥即止。

治小儿胎中宿热，乳母饮食粗恶辛苦，乳汁不起儿，乳哺不为肌肤，心腹痞满，萎黄瘦瘠，四肢痿躄缭戾，服之令充悦。方：

芍药二两半　大黄一两　甘草半两　柴胡二两　鳖甲　茯苓各一两半　干姜半两，如热，以枳实代　人参一两

上八味，末之，蜜丸如大豆。服一丸，一岁以上乳服三丸，七岁儿服十丸，日二。

牛黄丸　治小儿宿乳不消，腹痛惊啼。方：

牛黄三铢　附子二枚　真珠一两　巴豆一两　杏仁一两

上五味，捣附子、真珠为末，下筛，别捣巴豆、杏仁令如泥，纳药及牛黄，捣一千二百杵药成。若干，入少蜜足之。百日儿服如粟米一丸，三岁儿服如麻子一丸，五六岁儿服如胡豆一丸，日二，先哺乳了服之。膈上下悉当微转，药完出者病愈。散出者更服，以药完出为度。

芒硝紫丸　治小儿宿食、癖气、痰饮，往来寒热，不饮食，消瘦。方：

芒硝　大黄各四两　半夏二两　代赭一两　甘遂二两　巴豆二百枚　杏仁一百二十枚

上七味，末之，别捣巴豆、杏仁，治如膏，旋纳药末，捣三千杵，令相和合，强者纳少蜜。百日儿服如胡豆一丸，过百日至一岁服二丸，随儿大小，以意节度，当候儿大便中药出为愈。若不出，更服如初。

治八岁以上儿，热结痰实，不能食，自下。方：

芍药　栀子各二两　柴胡一两六铢　升麻　黄连　黄芩各二两半　竹叶切，一升半　橘梗一两半　细辛十五铢　知母　大黄各二两

上十一味，㕮咀，以水六升，煮取一升八合，去滓。分四服，十岁儿为三服。一本有积

实、杏仁各一两半，而无桔梗、黄连。

治十五以下儿，热结多痰，食饮减，自下。方：

大黄　柴胡　黄芩各三两　枳实一两十八铢　升麻　芍药　知母　栀子各二两半　生姜十八铢　杏仁二两　竹叶切，一升半

上十一味，㕮咀，以水六升半，煮取二升。十岁至十五者，分三服。

牛黄双丸　治小儿结实，乳食不消，心腹痛。方：

牛黄　太山甘遂各半两　真珠六铢　杏仁　芍药　黄芩各一两　巴豆十八铢

上七味，末之，蜜丸。一岁儿饮服如麻子二丸，但随儿大小加减之。

牛黄鳖甲丸　治少小癖实壮热，食不消化，中恶忤气。方：

牛黄半两　鳖甲　麦曲　柴胡　大黄　枳实　芎䓖各一两　厚朴　茯苓　桂心　芍药　干姜各半两

上十二味，末之，蜜丸如小豆。日三服，以意量之。

芫花丸　治小儿心下痞，痰①癖结聚，腹大胀满，身体壮热，不欲哺乳。方：

芫花一两　大黄　雄黄各二两半　黄芩一两

上四味，末之，蜜和，更捣一千杵。三岁儿至一岁以下服如粟米一丸。欲服丸，纳儿喉中，令母与乳。若长服消病者，当以意消息与服之，与乳哺相避。

真珠丸　治小儿痰实结聚，宿癖羸露，不能饮食。方：

真珠半两　麦门冬一两　蕤仁二百枚　巴豆四十枚

上四味，末之，蜜丸。期岁儿服二丸如小豆大，二百日儿服麻子二丸，渐增，以知为度，当下病赤黄白黑葵汁，下勿绝药，病尽下自止。久服使小儿肥白，已试验。

鳖甲丸　治少小腹中结坚，胁下有癖，手足烦热。方：

鳖甲　芍药　大黄各三十铢　茯苓　柴胡　干姜各二十四铢　桂心六铢　蟅虫　蛴螬各二十枚

上九味，末之，蜜和。服如梧子七丸，渐渐加之，以知为度。

鳖头丸　治小儿癖气，胁下、腹中有积聚，坚痛。方：

鳖头一枚　虻虫　蟅虫　桃仁各十八铢　甘皮半两

上五味，末之，蜜丸。服如小豆二丸，

---

① 痰：原作"淡"，路宋本、《外台改》。

日三。大便不利，加大黄十八铢，以知为度。

治小儿羸瘦惙惙，宜常服，不妨乳。方：

甘草五两，末之，蜜丸。一岁儿服如小豆十丸，日三，服尽即更合。

桂心橘皮汤　治小儿五六日不食，气逆。方：

桂心半两　橘皮三两　成籰蘸五两　黍米五合　人参半两

上五味，㕮咀，以水七升先煮药，煎取二升，次下蘸米，米熟药成，稍稍服之。

地黄丸　治少小胃气不调，不嗜食，生肌肉。方：

干地黄　大黄各一两六铢　茯苓十八铢　当归　柴胡　杏仁各半两

上六味，末之，以蜜丸如麻子大。服五丸，日三服。

马通粟丸　治少小胁下有气，内痛，喘逆，气息难，往来寒热，羸瘦不食。方：

马通中粟十八铢　杏仁　紫菀　细辛各半两　石膏　秦艽　半夏　茯苓　五味子各六铢

上九味，末之，蜜丸。服如小豆十丸，日三服，不知，加至二十丸

治小儿不痢，腹大且坚。方：

以故衣带多垢者，切一升，水三升，煮取一升，分三服。

又方：

腹上摩衣中白鱼，亦治阴肿。

治少小腹胀满方：

烧父母指甲灰，乳头上饮之。

又方：

韭根汁和猪脂煎，细细服之。

又方：

车毂中脂和轮下土如弹丸，吞之立愈。

又方：

米粉、盐等份，炒变色，腹上摩之。

小儿癖，灸两乳下一寸各三壮。

当归丸　治小儿胎寒嘎啼，腹中痛，舌上黑，青涎下，一名黑丸。方：

当归九铢　吴茱萸一作杏仁　蜀椒各半两　细辛　干姜　附子各十八铢　狼毒九铢　豉七合　巴豆十枚

上九味，捣七种下筛，称药末令足，研巴豆如膏，稍稍纳末，捣令相得，蜜和，桑杯盛，蒸五升米饭下，出捣一千杵。一月儿服如黍米一丸，日一夜二，不知稍加，以知为度。亦治水癖。

马齿矾丸　治小儿胎寒喂啼，惊痫腹胀，不嗜食，大便青黄，并大人虚冷内冷，或有实不可吐下。方：

马齿矾一斤，烧半日，以枣膏和。大人服如梧子二丸，日三；小儿以意减之，以腹内温为度，有实实去，神妙。

治小儿忽患腹痛，天矫汗出，名曰胎寒。方：煮梨叶浓汁七合，可三四度饮之。

半夏丸　治小儿曝腹满欲死。方：

半夏随多少，微火炮之，捣末。酒和服如粟米粒大五丸，日三，立愈。

治小儿霍乱吐痢。方：

人参一两　厚朴　甘草各半两　白术十八铢

上四味，㕮咀，以水一升二合，煮取半升。六十日儿服一合，百日儿分三服，期岁分二服，中间隔乳服之。乳母忌生冷、油腻等。一方加干姜一分，或加生姜三分。

藿香汤　治毒气吐下，腹胀，逆害乳哺。方：

藿香一两　生姜三两　青竹茹　甘草各半两

上四味，㕮咀，以水二升，煮取八合。每服一合，日三。有热加升麻半两。

治孩子霍乱，已用立验。方：

人参　芦箨各半两　扁豆藤二两　仓米一撮

上四味，㕮咀，以水二升，煮取八合，分温服。

又方：

人参一两　木瓜一枚　仓米一撮

上三味，㕮咀，以水煮，分服，以意量之，立效。

治小儿霍乱。方：

研尿滓，乳上服之。

又方：

牛涎灌口中一合。

治少小吐痢方：

乱发半两，烧　鹿角六铢

上二味，末之，米汁服一刀圭，日三服。

又方：

热牛屎含之。一作牛膝。

又方：

烧特猪屎，水解取汁，少少服之。

痈疽瘰疬第八

论一首　方七十二首　灸法一首

漏芦汤　治小儿热痈疽，赤白诸丹毒，疮疖。方：

漏芦　连翘《肘后》用白薇　白蔹　芒硝《肘后》用芍药　甘草各六铢　大黄一两　升麻　枳实　麻黄　黄芩各九铢

上十味，㕮咀，以水一升半，煎取五合。儿生一日至七日，取一合分三服；八日至十五日，取一合半分三服；十六日至二十日，取二合分三服；二十日至三十日，取三合分三服；三十日至四十日，取五合分三服。《肘后》治大人，各用二两，大黄三两，以水一斗，煮取三升，分三服，其丹毒须针馋去血。《经心录》无连翘，有知母、芍药、犀角各等份。

五香连翘汤　治小儿风热毒肿，肿色白，或有恶核瘰疬，附骨痈疽，节解不举，白丹走竟身中，白疹瘰不已。方：

青木香　熏陆香　鸡舌香　沉香　麻黄　黄芩各六铢　大黄二两　麝香三铢　连翘　海藻　射干　升麻　枳实各半两　竹沥三合

上十四味，㕮咀，以水四升，煮药减半，纳竹沥，煮取一升二合。儿生百日至二百日，一服三合；二百日至期岁，一服五合。一方不用麻黄。

连翘丸　治小儿无故寒热，强健如故，而身体颈项结核瘰疬，及心胁腹背里有坚核不痛，名为结风气肿。方：

连翘　桑白皮　白头翁　牡丹　防风　黄檗　桂心　香豉　独活　秦艽各一两　海藻半两

上十一味，末之，蜜丸如小豆。三岁儿饮服五丸，加至十丸，五岁以上者，以意加之。

治丹毒，大赤肿，身壮热，百治不折。方：

寒水石十六铢　石膏十三铢　蓝青十二铢，冬用干者　犀角　柴胡　杏仁各八铢　知母十铢　甘草五铢　羚羊角六铢　芍药七铢　栀子十一铢　黄芩七铢　竹沥一升　生葛汁四合，澄清　蜜二升

上十五味，㕮咀，以水五升，并竹沥煮取三升三合，去滓，纳杏仁脂、葛汁、蜜，微火煎取二升。一二岁儿服二合，大者量加之。

麻黄汤　治小儿丹肿，及风毒风疹。方：

麻黄一两半　独活　射干　甘草　桂心　青木香　石膏　黄芩各一两

上八味，㕮咀，以水四升，煮取一升。三岁儿分为四服，日再。

麻黄汤　治小儿恶毒丹及风疹。方：

麻黄　升麻　葛根各一两　射干　鸡舌香　甘草各半两　石膏半合

上七味，㕮咀，以水三升，煮取一升。三岁儿分三服，日三。

搨汤　治小儿数十种丹。方：

大黄　甘草　当归　芎穷　白芷　独活　黄芩　芍药　升麻　沉香　青木香　木兰皮各一两　芒硝三两

上十三味，㕮咀，以水一斗一升，煮取四升，去滓，纳芒硝，以绵搨汤中，适寒温搨之，干则易之，取瘥止。

治小儿溺灶丹，初从两股及脐间起，走入阴头，皆赤。方：

桑根皮切一斗，以水二斗，煮取一斗，以洗浴之。

治小儿丹毒方：

捣慎火草，绞取汁涂之良。

治小儿赤游肿，若遍身，入心腹即杀人。方：

捣伏龙肝为末，以鸡子白和敷，干易之。

又方：

白豆末，水和敷之，勿令干。

治小儿半身皆红赤，渐渐长引者。方：

牛膝　甘草

上二味，㕮咀，合得五升，以水八升，煮三沸，去滓，和伏龙肝末敷之。

治小儿身赤肿起者。方：

熬米粉令黑，以唾和敷之。

又方：

伏龙肝　乱发灰

上二味，末之，以膏和敷之。

治小儿卒腹皮青黑。方：

以酒和胡粉敷上。若不急治，须臾便死。

又，灸脐上下左右去脐半寸，并鸠尾骨下一寸，凡五处，各三壮。

五香枳实汤 治小儿着风热，痦瘟坚如麻豆粒，疮痒搔之，皮剥汁，或遍身头面年年常发者。方：

青木香九铢 麝香六铢 鸡舌香 熏陆香 沉香各半两 升麻 黄芩 白蔹 麻黄各一两 防风 秦艽各半两 枳实一两半 大黄一两十八铢 漏 半两

上十四味，㕮咀，以水五升，煮取一升八合。儿五六岁者，一服 五合；七八岁者，一服六合；十岁至十四五者，加大黄半两，足水为一斗，取二升半，分三服。

治小儿火灼疮，一身尽有，如麻豆，或有脓汁，乍痛乍痒者。方：

甘草 芍药 白蔹 黄芩 黄连 黄檗 苦参各半两

上七味，末之，以蜜和，敷之，日二夜一。亦可作汤洗之。

治小儿疮初起，熛浆似火疮，名曰疮，亦名烂疮方：

桃仁熟捣，以面脂和，敷之。亦治遍身赤肿起。

又方：

马骨烧灰敷之。

水银膏 治小儿热疮。方：

水银 胡粉 松脂各三两

上三味，以猪脂四升煎松脂，水气尽，下二物搅令匀，不见水，以敷之。

治小儿上下遍身生疮。方：

芍药 黄连 黄芩各三两 苦参八两 大黄二两 蛇床子一升黄檗五两 拔葜一斤

上八味，㕮咀，以水二斗，煮取一斗，以浸浴儿。

苦参汤 浴小儿身上下百疮不瘥。方：

苦参八两 地榆 黄连 王不留行 独活 艾叶各三两 竹叶二升

上七味，㕮咀，以水三斗，煮取一斗，以浴儿疮上，浴讫，敷黄连散。

治三日小儿头面疮起，身体大热。方：

升麻 柴胡 石膏各六铢 甘草 当归各十二铢 大黄 黄芩各十八铢

上七味，㕮咀，以水四升，煮取二

升。分服，日三夜一，量儿大小用之。

治小儿身体、头面悉生疮。方：

榆白皮随多少，曝令燥，下筛，醋和涂绵以敷疮上，虫自出。亦可以猪脂和涂之。

枳实丸　治小儿病风瘙，痒痛如疥，搔之汁出，遍身瘑瘰如麻豆粒，年年喜发，面目虚肥，手足干枯，毛发细黄，及肌肤不光泽，鼻气不利。此则少时热盛极，体当风，风热相薄所得也。不早治之，成大风疾。方：

枳实一两半　菊花蛇床子　防风　白薇　浮萍　蒺藜子各一两　天雄　麻黄　漏芦各半两

上十味，末之，蜜丸如大豆许。五岁儿饮服十丸，加至二十丸，日二；五岁以上等，随意加之，儿大者可为散服。

治小儿风瘙瘾疹。方：

蒴藋　防风　羊桃　石楠　秦椒　升麻　苦参　茵芋　芫花一云茺蔚　蒺藜　蛇床子　枳实　矾石各一两

上十三味，㕮咀，以浆水三斗，煮取一斗，去滓，纳矾，令小沸，浴之。

又方：

牛膝末，酒服方寸匕。漏疮多年不瘥，捣末敷之。亦主骨疽、癞疾、瘰病。绝妙。

泽兰汤　主丹及瘾疹入腹杀人。方：

泽兰　芎䓖　附子　茵芋　藁本　莽草　细辛各十二铢

上七味，㕮咀，以水三升，煮取一升半。分四服，先服此汤，然后作余治。

治小儿手足及身肿。方：

以小便温暖渍之，良。

又方：

巴豆五十枚，去心皮，以水三升，煮取一升，经绵纳汤中，拭病上，随手消。并治瘾疹。

论曰：小儿头生小疮，浸淫疽痒，黄膏出，不生痂，连年不瘥者，亦名妒头疮。以赤龙皮汤及天麻汤洗之，内服漏芦汤，外宜敷飞乌膏散，及黄连胡粉、水银膏散方在第二十三卷。

藜芦膏　治小儿一切头疮，久即疽痒不生痂。方：

藜芦　黄连　雄黄　黄芩　松脂各

三两　猪脂半斤　矾石五两

上七味，末之，煎令调和，先以赤龙皮天麻汤洗讫，敷之。赤龙皮，榭木皮是也。

治小儿头疮经年不瘥。方：

松脂　苦参　黄连各一两半　大黄　胡粉各一两　黄芩　水银各一两六铢　矾石半两　蛇床子十八枚

上九味，末之，以腊月猪脂和，研水银不见，敷之。

又方：

取屋尘末和油瓶下滓，以皂荚汤洗，敷之。

又方：

取大虫脂敷之。亦治白秃。

又方：

发中生疮顶白者，皆以熊白敷之。

治小儿头疮。方：

胡粉一两　黄连二两

上二味，末之，洗疮去痂，拭干，敷之即瘥。更发，如前敷之。

又方：

胡粉　连翘各一两　水银半两

上三味，以水煎连翘，纳胡粉、水银和调，敷之。

又方：

胡粉　白松脂各二两　水银一两　猪脂四两

上四味合煎，去滓，纳水银粉，调敷之。大人患同。

苦参洗汤　治小儿头疮。方：

苦参　黄芩　黄连　黄檗　甘草　大黄　芎穷各一两　蒺藜子三合

上八味，㕮咀，以水六升，煮取三升，渍布搨疮上，日数过。

治小儿头上恶毒肿痤疿诸疮。方：

男子屎尖烧灰，和腊月猪脂，先以醋泔清净洗，拭干，敷之。

治小儿秃头疮。方：

取雄鸡屎，陈酱汁、苦酒和，以洗疮了，敷之。

又方：

芫花，腊月猪脂和如泥，洗去痂，敷之，日一度。

治小儿头秃疮。方：

葶苈子细末，先洗，敷之。

又方：

不中水芜菁叶烧作
灰，和猪脂敷之。

治小儿头秃疮，无
发苦痒。方：

野葛末　猪脂　羊
脂各一两

上三味，合煎令消，待冷，以敷之，不过三上。

治少小头不生发，一物楸叶。方：

楸叶捣取汁，敷头上，立生。

治小儿头不生发方：

烧鲫鱼灰末，以酱汁和，敷之。

治小儿瘘疮。方：

家中石灰敷之，厚着之良。

又方：

烧桑根灰敷之，并烧乌羊角作灰，相和敷之。

治小儿疽瘘方：

丹砂三十铢　雄黄二十四铢　矾石十八铢，马齿者　雌黄二十四铢　大黄
三十铢　黄连三十六铢　莽草十八铢　茼茹二十四铢，漆头者

上八味，㕮咀，以猪脂一升三合，微火煎三上三下膏成，去滓，下诸石末
搅凝，敷之。

治小儿恶疮。方：

熬豉令黄，末之，敷疮上，不过三敷愈。

治小儿疽极，月初即生，常黄水出。方：

醋和油煎令如粥，及热敷之，二日一易。欲重敷，则以皂荚汤洗疮，乃
敷之。

治小儿月蚀疮，随月生死。方：

以胡粉和酥敷之，五日瘥。

治月蚀，九窍皆有疮者。方：

烧蚯蚓屎末，和猪膏敷之。

又方：

水和粉敷之。

治小儿浸淫疮。方：

灶中黄土　发灰

上二味，各等份，末之，以猪脂和敷之。

治小儿黄烂疮。方：

四交道中土　灶下土

上二味，各等份，末之以敷。亦治夜啼。

又方：

烧艾灰敷之。

又方：

烧牛屎敷之。亦灭瘢。

治小儿疥。方：

烧竹叶为灰，鸡子白和敷之，日三。亦治疯疮。

又方：

烧乱发灰，和腊月猪脂，敷之。

又方：

以臭酥和胡粉敷之。

治小儿头面疮疥。方：

麻子五升，末之，以水和，绞取汁，与蜜和，敷之。若有白犬胆敷之，大佳。

治小儿湿癣。方：

枸杞根捣作末，和腊月猪膏，敷之。

又方：

桃青皮捣末，和醋敷之，日二。

又方：

揩破，以牛鼻上津敷之。

又方：

煎马尿洗之。

又方：

烧狗屎灰，和猪脂涂之。

治小儿身上生赤疵。方：

取马尿洗之，日四五度。

治小儿身上有赤黑疵。方：

针父脚中，取血贴疵上，即消。

又方：

取狗热屎敷之，皮自卷落。

治小儿疣目。方：

以针及小刀子决目四面，令似血出，取患疮人疮中汁、黄脓敷之，莫近水三日，即脓溃根动自脱落。

小儿杂病第九

方一百二十一首　灸法十三首

治小儿脐中生疮。方：

桑汁敷乳上，使儿饮之。

又方：

饮羖羊乳及血。

治小儿风脐，遂作恶疮，历年不瘥。方：

取东壁上土敷之，大佳。若汁不止，烧苍耳子粉之。

又方：

干蛴螬虫末粉之，不过三四度瘥。

治小儿脐不合。方：

大车辖脂烧灰，日一敷之。

又方：

烧蜂房灰末，敷之。

治小儿脐中生疮。方：

烧甑带灰，和膏敷之。

治小儿脐赤肿。方：

杏仁半两　猪颊车髓十八铢

上二味，先研杏仁如脂，和髓敷脐中肿上。

白石脂散　治小儿脐汁出不止，兼赤肿。方：

以白石脂细研，熬令微暖，以粉脐疮，日三四度。

治小儿鹅口不能饮乳。方：

鹅屎汁沥儿口中。

又方：

黍米汁涂之。

又方：

取小儿父母乱发，净洗，缠桃枝蘸取井花水，东向向日以发拭口中，得口中白乳以置水中，七过沥洗，三朝作之。

治小儿心热，口为生疮，重舌鹅口。方：

柘根锉五升，无根弓材亦佳，以水五升，煮取二升，去滓更煎，取五合，细细敷之，数数为之良。

治口疮白漫漫。方：

取桑叶汁，先以父发拭口，以桑汁涂之。

治重舌舌强不能放唾。方：

鹿角末如大豆许，安舌下，日三四度。亦治小儿不能乳。

又方：

取蛇蜕烧末，以鸡毛蘸醇醋展药，掠舌下愈。

治小儿重舌。方：

田中蜂房烧灰，酒和，涂喉下愈。

又方：

衣鱼涂舌上。

又方：

灶月下黄土末，苦酒和涂舌上。

又方：

三家屠肉，切令如指大，摩舌上，儿立能啼。

又方：

赤小豆末，醋和涂舌上。

又方：

烧簸箕灰敷舌上。

又方：

黄檗以竹沥渍，取细细点舌上，良。

重舌，灸行间随年壮，穴在足大指岐中。

又，灸两足外踝上三壮。

治小儿舌上疮。方：

蜂房烧灰、屋间尘各等份，和匀敷之。

又方：

桑白汁涂乳，与儿饮之。

又方：

羊蹄骨中生髓，和胡粉敷之。

治舌肿强满。方：

满口含糖醋良。

又方：

饮羖羊乳即瘥。

治小儿口疮不得吮乳。方：

大青十八铢　黄连十二铢

上二味，㕮咀，以水三升，煮取一升二合。一服一合，日再夜一。

又方：

腊月猪脂一斤　蜜二升　甘草如指大三寸

上三味，合煎相得，含如枣大，稍稍咽之，日三。

又方：

矾石如鸡子大，置醋中，涂儿足下二七遍愈。

治小儿燕口，两吻生疮。方：

烧发灰和猪脂敷之。

治小儿口下黄肌疮。方：

取羖羊髭烧作灰，和腊月猪脂敷之。角亦可用。

治口旁恶疮。方：

乱发灰　故絮灰　黄连　干姜

上四味，等份，为散，以粉疮上，不过三遍。

治口噤，赤者心噤，白者肺噤。方：

鸡屎白枣大，绵裹，以水一合，煮二沸，分再服。

治小儿口噤。方：

鹿角粉　大豆末

上二味，等份，和乳涂乳上，饮儿。

又方：

驴乳　猪乳各一升

上二味，合煎，得一升五合，服如杏仁许，三四服瘥。

雀屎丸　主小儿卒中风，口噤，不下一物。方：

雀屎如麻子，丸之，饮下即愈，大良。鸡屎白亦佳。

治小儿口中涎出。方：

以白羊屎纳口中。

又方：

以东行牛口中沫，涂口中及颐上。

又方：

桑白汁涂之瘥。

治小儿卒毒肿着喉颈，壮热妨乳。方：

升麻　射干　大黄各一两

上三味，㕮咀，以水一升五合，煮取八合。一岁儿分五服，以渍薄肿上，冷更暖以薄，大儿以意加之。

升麻汤　治小儿喉痛，若毒气盛，便咽塞，并主大人咽喉不利。方：

升麻　生姜　射干各二两　橘皮一两

上四味，㕮咀，以水六升，煮取二升，去滓，分三服。

治小儿喉痹肿。方：

鱼胆二七枚，以和灶底土涂之，瘥止。

治小儿喉痹。方：

桂心　杏仁各半两

上二味，末之，以绵裹如枣大，含咽汁。

治小儿解颅。方：

熬蛇蜕皮，末之，和猪颊车中髓，敷顶上，日三四度。

又方：

猪牙颊车髓敷囟上瘥。

治小儿脑长，解颅不合，羸瘦色黄，至四五岁不能行，半夏熨。方：

半夏　生姜　芎䓖各一升　细辛三两　桂心一尺　乌头十枚

上六味，㕮咀，以醇苦酒五升，渍之晬时，煮三沸，绞去滓。以绵一片浸药中，适寒温以熨囟上，冷更温之，复熨如前，朝暮各三四熨乃止，二十日愈。

治小儿解颅，生蟹足敷。方：

生蟹足　白蔹各半两

上二味，捣末，以乳汁和，敷颅上，立愈。

三物细辛敷　治小儿解颅。方：

细辛　桂心各半两　干姜十八铢

上末之，以乳汁和，敷颅上，干复敷之，儿面赤即愈。

治小儿囟开不合。方：

防风一两半　柏子仁　白及各一两

上三味，末之，以乳和敷囟上，十日知，二十日愈，日一。

又方：

取猪牙车骨煎取髓，敷囟上愈。

小儿囟陷，灸脐上下各半寸，及鸠尾骨端，又足太阴各一壮。

治小儿狐疝，伤损生癥。方：

桂心十八铢　地肤子二两半　白术一两十八铢

上三味，末之，以蜜和丸。白酒服如小豆七丸，日三。亦治大人。

又方：

芍药　茯苓各[①]十八铢　防葵一作防风　大黄各半两　半夏　桂心　蜀椒各六铢

上七味，末之，蜜和。服如大豆一丸，日五服，可加至三丸。

五等丸　治小儿阴偏大，又卵核坚癥方：

黄檗　香豉　牡丹　防风　桂心各二两

上五味，末之，蜜丸如大豆。儿三岁饮服五丸，加至十丸，儿小以意酌量着乳头上服之。

治小儿卵肿。方：

取鸡翅六茎，烧作灰服之，随卵左右取翮。《古今录验》云治阴大如斗。

治小儿癥方：

蜥蜴一枚，烧末，酒服之。

治小儿气癥方：

土瓜根　芍药　当归

上三味，各一两，㕮咀，以水二升，煎取一升，服五合，日二。

又方：

三月上除日，取白头翁根捣碎，随偏处敷之，一宿作疮，二十日愈。

气癥，灸足厥阴大敦，左灸右，右灸左，各一壮。

治小儿阴疮。方：

以人屎灰敷之，又狗屎灰敷之，又狗骨灰敷之，又马骨末敷之。

治小儿歧股间连阴囊生疮，汁出，先痒后痛，十日五日自瘥，一月或半月复发，连年不瘥者。方：

灸疮，搔去痂，帛拭令干，以蜜敷，更溲面作烧饼，熟即以饧涂饼熨之，冷即止，再度瘥。

① 各：原脱，据宋本补。

治小儿阴肿。方：

狐茎炙，捣末，酒服之。

又方：

捣芜菁薄上。

又方：

猪屎五升，水煮沸，布裹安肿上。

又方：

捣垣衣敷之。又以衣中白鱼敷之。

又方：

斫桑木白汁涂之。

治小儿阴疮。方：

取狼牙浓煮汁洗之。

又方：

黄连、胡粉等份，以香脂油和，敷之。

治小儿核肿，壮热有实。方：

甘遂　青木香　石膏各十八铢　麝香三铢　大黄　前胡各一两　黄芩半两　甘草十八铢

上八味，㕮咀，以水七升，煮取一升九合。每服三合，日四夜二。

小儿阴肿，灸大敦七壮。

鳖头丸　治小儿积冷久下，瘥后余脱肛不瘥，腹中冷，肛中疼痛，不得入者。方：

死鳖头二枚，炙令焦　小猬皮一枚，炙令焦　磁石四两　桂心三两

上四味，末之，蜜丸如大豆。儿三岁至五岁，服五丸至十丸，日三，儿大以意加之。

小儿脱肛，灸顶上旋毛中三壮，即入。

又，灸尾翠骨三壮。

又，灸脐中随年壮。

治小儿疳湿疮。方：

铁衣着下部中即瘥。

治小儿久痢脓湿䘌。方：

艾叶五升，以水一斗，煮取一升半，分为三服。

治小儿疳疮。方：

以猪脂和胡粉敷之，五六度。

又方：

嚼麻子敷之，日六七度。

又方：

羊胆二枚，和酱汁于下部灌之，猪脂亦佳。

治湿疮。方：

浓煎地榆汁洗浴，每日二度。

除热结肠丸断小儿热，下黄赤汁沫，及鱼脑杂血，肛中疮烂，坐䁥生虫。方：

黄连　柏皮　苦参　鬼臼　独活　橘皮　芍药　阿胶各半两

上八味，末之，以蓝汁及蜜丸如小豆，日服三丸至十丸。冬无蓝汁，可用蓝子一合，舂蜜和丸。

小儿疳湿疮，灸第十五椎挟脊两旁七壮，未瘥，加七壮。

治小儿蛔虫。方：

楝木削上苍皮，以水煮取汁饮之，量大小多少，为此有小毒。

治小儿羸瘦有蛔虫。方：

藿芦二两，以水一升、米二合煮，取米熟去滓，与服之。

又方：

萹蓄三两，水一升，煮取四合，分服之，捣汁服亦佳。

又方：

东引吴茱萸根白皮四两　桃白皮三两

上二味，㕮咀，以酒一升二合，渍之一宿，渐与服，取瘥。

又方：

取猪膏服之。一云治蛲虫。

又方：

捣槐子纳下部中，瘥为度。一云治蛲虫。

又方：

楝实一枚纳孔中。一云治蛲虫。

治寸白虫。方：

东行石榴根一把，水一升，煮取三合，分服。

又方：

桃叶捣绞取汁服之。

治小儿三虫方：

雷丸　芎䓖

上二味，各等份，为末。服一钱匕，日二

治大便竟出血方：

鳖头一枚，灸令黄黑，末之。以饮下五分匕，多少量儿大小，日三服。

又方：

烧车缸一枚令赤，纳一升水中，分二服。

又方：

烧甑带末敷乳头上，令儿饮之。

治小儿尿血方：

烧鹊巢灰，井花水服之。亦治夜尿床。

又方：

尿血，灸第七椎两旁各五寸，随年壮。

治小儿遗尿。方：

瞿麦　龙胆　皂荚　桂心各半两　鸡肠草一两　车前子一两六铢　石韦半两　人参一两

上八味，末之，蜜丸。每食后服如小豆大五丸，日三，加至六七丸。

又方：

小豆叶捣汁服。

又方：

烧鸡肠末之，浆水服方寸匕，日三。一云面北斗服。

遗尿，灸脐下一寸半，随年壮。

又，灸大敦三壮。亦治尿血。

地肤子汤　治小儿热毒入膀胱中，忽患小便不通，欲小便则涩痛不出，出少如血，须臾复出。方：

地肤子　瞿麦　知母　黄芩　枳实　升麻　葵子　猪苓各六铢　海藻　橘皮　通草各三铢　大黄十八铢

上十二味，㕮咀，以水三升，煮取一升。一日至七日儿，服一合为三服；八日至十五日儿，一合半为三服；十六日至二十日儿，二合为三服；四十日儿以此为准；五十日以上、七岁以下，以意加药益水。

治小儿淋。方：

车前子一升，水二升，煮取一升，分服。

又方：

煮冬葵子汁服之。

又方：

取蜂房、乱发烧灰，以水服一钱匕，日再。

治小儿小便不通。方：

车前草切，一升　小麦一升

上二味，以水二升，煮取一升二合，去滓，煮粥服，日三四。

又方：

冬葵子一升，以水二升，煮取一升，分服，入滑石末六铢。

治小儿吐血。方：

烧蛇蜕皮末，以乳服之。并治重舌。

又方：

取油三分、酒一分和之，分再服。

治小儿鼻塞生息肉。方：

通草　细辛各一两

上二味，捣末，取药如豆，着绵缠头，纳鼻中，日二。

治小儿鼻塞不通，浊涕出。方：

杏仁半两　蜀椒　附子　细辛各六铢

上四味，㕮咀，以醋五合，渍药一宿，明旦以猪脂五合煎，令附子色黄，膏成，去滓，待冷以涂絮导鼻孔中，日再，兼摩顶上。

治小儿聤耳。方：

末石硫黄，以粉耳中，日一夜一。

治小儿耳疮。方：

烧马骨灰敷之。

又方：

烧鸡屎白，筒中吹之。

治小儿齿落久不生。方：

以牛屎中大豆二七枚，小开豆头以注齿根处，数度即生。

又方：

取雄鼠屎三七枚，以一屎拭一齿根处，尽此止，二十一日即生。雄鼠屎头尖。

治小儿四五岁不语。方：

末赤小豆，酒和敷舌下。

又，灸足两踝各三壮。

治小儿数岁不行。方：

取葬家未开户，盗食来以哺之，日三，便起行。

治小儿不能乳。方：

雀屎四枚，末之，着乳头饮儿，儿大十枚。

蒲黄汤 治小儿落床堕地，如有瘀血腹中，阴阴寒热，不肯乳哺，但啼哭叫唤。方：

蒲黄 大黄 黄芩各十铢 甘草八铢 麦门冬十铢 芒硝七铢 黄连十二铢

上七味，㕮咀，以水二升，煮取一升，去滓，纳芒硝。分三服，消息视儿，羸瘦半之，大小便血即愈。忌冷食。

治小儿食不知饥饱。方：

鼠屎二七枚，烧为末服之。

治小儿食土。方：

取肉一斤，绳系曳地行数里，勿洗，火炙与吃之。

治小儿哕。方：

生姜汁 牛乳各五合

上二味，煎取五合，分为二服。

又方：

取牛乳一升，煎取五合，分五服。

治小儿疰。方：

灶中灰、盐等份，相和，熬熨之。

治小儿误吞针。方：

取磁石如枣核大，吞之及含之，其针立出。

治小儿误吞铁等物。方：

艾蒿一把，锉，以水五升，煮取一升半，服之即下。

治小儿蝼蛄咬，绕腹匝即死。方：

捣蒺藜叶敷之。无叶，子亦可。

又方：

取燕窠中土，猪脂和敷之，干即易之。

◎卷七 七窍病（上）◎

目病第一

论一首　证三条　方七十一首　咒法二首

灸法二十八首

论曰：凡人年四十五以后，渐觉眼暗，至六十以后，还渐自明。治之法，五十以前可服泻肝汤，五十以后不可泻肝。目中有疾，可敷石胆散药等，无病不可辄敷散，但补肝而已。自有肝中有风热，令人眼昏暗者，当灸肝俞，及服除风汤、丸、散数十剂，当愈。

生食五辛，接热饮食，热餐面食，饮酒不已，房室无节，极目远视，数看日月，夜视星火，夜读细书，月下看书，抄写多年，雕镂细作，博弈不休，久处烟火，泣泪过多，刺头出血过多。

上十六件，并是丧明之本，养性之士，宜熟慎焉。又有驰骋田猎，冒涉风霜，迎风追兽，日夜不息者，亦是伤目之媒也。恣一时之浮意，为百年之痼疾，可不慎软！凡人少时，不自将慎，年至四十，即渐眼昏，若能依此慎护，可得自首无他。所以，人年四十已去，常须瞑目，勿顾他视，非有要事，不宜辄开，此之一术，护慎之极也。其读书、博弈等过度患目者，名曰肝劳，若欲治之，非三年闭目不视，不可得瘥，徒自泻肝，及作诸治，终是无效。人有风疹，必多眼暗，先攻其风，其暗自瘥。

足太阳、阳明、手少阳脉动、发目病。黄帝问曰："余尝上清零之台，中陛而顾，匍匐而前，余私异之，窃内怪之，或独冥视，安心定气，久而不解，被发长跪，俯而视，复久之，又不已，卒然自止，何气使然？"岐伯对曰："五脏六腑之精气，皆上注于目，而为之睛，睛之果者为眼，骨之精为瞳子，筋之精为黑眼，血之精为其络果，气之精为白眼，肌肉之精为约束果契，筋骨血气之精而与脉并为系，系上属于脑后，出于项中。故邪中于项，因逢身之虚，其入深则随眼系以入于脑，入于脑则转，转则引目系急，急则目眩以转矣；邪中其睛，则其睛所中者不相比，则睛散，睛散则岐，故见两物。目者，五脏六腑之精也，营卫魂魄之所营也，神气之所生也，故神劳则魂魄散、志意乱，是故瞳子黑眼法于阴，白眼赤脉法于阳，故阴阳合揣《灵枢》作俱转而精明矣。目者，心之使也；心者，神之舍也。故神分精乱而不专《灵枢》作转，卒然见非常之急，精神魂魄散不相得，故曰惑"。帝曰："余疑何其然也？余每之东菀，未尝不惑，去之则复，余唯独为东菀劳神乎？何其异也？"岐伯曰："不然。夫心有所喜，神有所恶，卒然相感，则精乱视误，故神惑，神移乃复，是故问者为迷，甚者为惑"。

目眦外决于面者为锐眦，在内近鼻者，上为外眦，下为内眦。目赤色者，病在心；白色者，病在肺；青色者，病在肝；黄色者，病在脾；黑色者，病在肾；黄色不可名者，病在胸中。

诊目痛，赤脉从上下者，太阳病；从下上者，阳明病；从外走内者，少阳病。

夫鼻洞，鼻洞者浊下不止，传为衄蔑瞑目，故得之气厥。足阳明有挟鼻入于面者，名曰悬颅，属口对入系目本。视有过者取之，损有余，益不足，反者益甚。足太阳有通项入于脑者，正属目本，名曰眼系，头目固痛，取之在项中两筋间，人脑乃别阴跷，阴阳相交，阳人阴出，阳交于锐眦。阳气盛则瞋目，阴气绝则眠。

神曲丸 主明目，百岁可读注书。方：

神曲四两 磁石二两 光明砂一两

上三味，末之，炼蜜为丸如梧子。饮服三丸，日三。不禁。常服益眼力，众方不及，学者宜知，此方神验不可言，当秘之。

瓜子散 补肝，治眼漠漠不明，亦名十子散。方：

冬瓜子 青葙子 茺蔚子 枸杞子 牡荆子 蒺藜子 菟丝子 芜菁子 决明子 地肤子 柏子仁各二合 牡桂二两 蕤仁一合，一本云二两 细辛半两一本云一两半 蘡薁根二两 车前子一两

上十六味，治下筛。食后以酒服方寸匕，日二，神验。

补肝丸 治眼暗。方：

青葙子 桂心 葶苈子 杏仁 细辛 茺蔚子 枸杞子 五味子各一两 茯苓 黄芩 防风 地肤子 泽泻 决明子 麦门冬 蕤仁各一两六铢 车前子 菟丝子各二合 干地黄二两 兔肝一具

上二十味，末之，蜜丸。饮下二十丸如梧子，日再，加至三十丸。

补肝丸　治眼暗�晾不明，寒则泪出，肝痹所损。方：

兔肝二具　伯子仁　干地黄　茯苓　细辛　蕤仁　枸杞子各一两六铢　防风　芎穷　薯蓣各一两　车前子二合　五味子十八铢　甘草半两　菟丝子一合

上十四味，末之，蜜丸。酒服如梧子二十丸，日再服，加至四十丸。

补肝散　治目失明漠漠。方：

青羊肝一具，去上膜，薄切之，以新瓦瓶子未用者，净拭之，纳肝于中，炭火上炙之，令极干，汁尽末之　决明子半升　蓼子一合，熬令香

上三味，合治下筛。以粥饮，食后服方寸匕，日二，稍加至三匕，不过两剂。能一岁服之，可夜读细书。

补肝散　治三十年失明方：

细辛　钟乳粉炼成者　茯苓　云母粉炼成者　远志　五味子等份

上六味，治下筛。以酒服五分匕，日三，加至一钱匕。

补肝芜菁子散　常用明目。方：

芜菁子三升，净淘，以清酒三升，煮令熟，曝干，治下筛。以井花水和服方寸匕，稍加至三匕。无所忌，可少少作服之，令人充肥，明目洞视。水煮酒服亦可。《千金翼方》同，用水煮，三易水。

又方：

胡麻一斗，蒸三十遍，治下筛。每日酒服一升。

又方：

服小黑豆，每日空心吞二十七粒。

又方：

三月三日采蔓菁花，阴干，治下筛。空心井花水服方寸匕。久服长生明目，可夜读细书。

补肝散　治男子五劳七伤，明目。方：

地肤子一斗，阴干，末之生　地黄十斤，捣取汁

上二味，以地黄汁和散，曝干，更为末。以酒服方寸匕，日二服。

又方：

白瓜子七升，绢袋盛，搅沸汤中三遍，曝干，以醋五升浸一宿，曝干，治下筛。酒服方七寸，日三。服之百日，夜写细书。

栀子仁煎 治肝实热，目眦痛如刺。方：

栀子仁 蕤仁 决明子各一两 车前叶 秦皮各一两六铢 石膏二两，碎如小豆大 苦竹叶二合 细辛半两 赤蜜三合

上九味，㕮咀，以井花水三升，煮取七合，去滓下蜜，更煎取四合，以绵滤之，干器贮，密封，勿使草芥落中。以药汁细细仰卧以敷目中。

泻肝汤 治眼赤，漠漠不见物，息肉生。方：

柴胡 芍药 大黄各四两 决明子 泽泻 黄芩 杏仁各三两 升麻 枳实 栀子仁 竹叶各二两

上十一味，㕮咀，水九升，煮取二升七合，分三服。热多体壮，加大黄一两；羸老，去大黄，加栀子仁五两。

泻肝汤 治眼风赤暗。方：

前胡 芍药各四两 生地黄十两 芒硝 黄芩 茯苓 白芷 枳实各三两 人参 白术 泽泻 栀子仁各二两 甘草 细辛各一两 竹叶五升

上十五味，㕮咀，以水一斗二升，先煎竹叶，取九升，去滓，下诸药，煮取三升半，分三服。

洗肝干蓝煎 治肝热不止冲眼，眼眦赤，赤脉息肉痛，闭不开，热势彭彭不歇，及目睛黄。方：

干蓝 车前叶 苦竹叶各三升 细辛 秦皮 蕤仁 栀子仁 芍药各三两 决明子四两 升麻二两

上十味，㕮咀，以水二斗，先煮干蓝、车前、竹叶，取一斗，去滓澄清，取八升，纳药，煮取三升，分三取。须利，加芒硝二两。

大枣煎 治目热眦赤，生赤脉侵睛，息肉急痛，闭不开，如芥在眼碜痛。方：

大枣七枚，去皮核 黄连二两，碎，绵裹 淡竹叶切，五合

上三味，以水二升，煮竹叶，取一升，澄清取八合，纳枣肉、黄连，煎取四合，去滓令净。细细以敷目眦中。

治目中息肉。方：

驴脂 石盐末

上二味，和合令调。注目两眦头，日三夜一瘥。

又方：

五加不闻水声者根，去土取皮，捣末一升，和上酒二升，浸七日外，一日

两时服之。禁醋二七日，遍身生疮，若不出，未得药力，以生熟汤浴之，取毒疮出瘥。

洗眼汤 治热上出攻，目生障翳，目热痛，汁出。方：

秦皮 黄檗 决明子 黄连 黄芩 蕤仁各十八铢 栀子七枚 大枣五枚

上八味，㕮咀，以水二升浸，煮取六合，澄清，仰卧洗目，日一。

治目生翳。方：

贝子十枚，烧灰，治下筛。取如胡豆着翳上，日二，正仰卧，令人敷之。炊久乃拭之。息肉者，加真珠如贝子等份。

治目赤及翳。方：

乌贼骨 铅丹大小等份

上二味，合研细，和白蜜如泥，蒸之半食久，冷着眼四眦，日一。

又方：

熟羊眼睛，曝干，治下筛，敷目两角。

又方：

白羊髓敷之。

又方：

新生孩子胞衣，曝干，烧末，敷目眦中。

又方：

古钱一枚 盐方寸匕

上二味，合治下筛 敷目眦中。

治目风泪出，浮翳多脓烂眦。方：

干姜 矾石 蕤仁 细辛 黄连 戎盐 决明子各六铢 铜青三铢

上八味，㕮咀，以少许水浸一宿，明旦以好白蜜八合和之，着铜器中，绵盖器上，着甑中，以三斗麦屑蒸之，饭熟药成，绞去滓，以新死大雄鲤鱼胆二枚，和纳药中，又以大钱七枚常着药底，兼常着铜器中。竹簪绵裹头，以注目眦头，昼夜三四，不避寒暑，数着，药干，又以鱼胆和好，覆药器头，勿令气歇。

治热翳漫睛。方：

以羊筋簌口，熟嚼，夜卧，开目纳之，即闭目睡，去膜，明日即瘥。《千金翼方》以治眼目不明。

治风翳。方：

取死猪鼻烧灰，治下筛。日一，白日水服方寸匕。

治目热生肤赤白膜。方：

取雄雀屎细直者，人乳和，熟研以敷之，当渐消烂。

又方：

以蛔虫烧为末，敷之。

治人马白膜漫睛。方：

以鸡翎截之，近黑睛及当白睛唰之，膜自聚，钩针钩挽之，割去即见物，以绵当眼上，着血断，三日瘥。

治目白肤，风泪下，荡风散。方：《删繁方》名真珠散。

光明朱砂半两　贝齿五枚，炭上熟烧，为末　衣中白鱼七枚　干姜三铢

上四味，于新瓷钵内研之，厚帛三下为散。仰卧，令人取小指爪挑少许，敷目中，取瘥为度。《千金翼方》名真珠散，主目翳覆瞳睛不见物。

治目中生息肉，肤翳稍长欲满目，闭瞳子，及生珠管。方：

贝齿七枚，烧，末之　真珠等份

上二味，合治如粉，以注翳肉上，日三度，甚良，亦治目中眯不出。

治目生珠管。方：

滑石一本作冷石　手爪甲烧　龙骨　贝齿　丹砂各等份

上五味，治下筛。以新笔点取当珠管上，日三度，良。

治毒病后，目赤痛有翳。方：

以青布掩目上，以冷水渍青布，数易之。

治热病后生翳。方：

豉二十七枚，烧，末之，纳管中，以吹目中。

治热病后眼暗失明。方：

以羊胆敷之，旦暮各一。

治风眼烂眦。方：

竹叶　黄连各一两　柏白皮一两半

上三味，㕮咀，以水二升，煮取五合。稍用滴目两眦，日三四度。

治胎赤眼。方：

取槐木枝如马鞭大，长二尺，齐头，油麻一匙，置铜钵中，旦使童子以木研之，至瞑止。夜卧时，洗目敷眦，日三，良。

治目烂赤。方：

取三指撮盐，置古文钱上，重重火烧赤，投少醋中，足淹钱。以绵沾汁，注目眦中。

治目中风冷泪出，眦赤痒，乳汁煎。方：

黄连十八铢　蕤仁半两　干姜一两

上三味，㕮咀，以人乳汁一升，浸药一宿，明旦以微火煎，取二合，绵绞去滓。取如黍米许，纳目眦头，日再。张文仲方三味等份。

治目中风肿痛，降热揉眼。方：

矾石三两，烧令汁尽，以枣膏和如弹丸。揉眼上下食顷，日三止。

洗眼汤　治目赤痛。方：

甘竹叶二七枚　乌梅三枚　古钱三枚

上三味，以水二升，渍药半日，东向灶煮二沸，三上三下，得二合，临欲眠，注目眦。

治目卒肿。方：

以酢浆水作盐汤洗之，日四五度。

治目卒痒痛。方：

削干姜，令圆滑，纳眦中，有汁拭却，姜复纳之，味尽易之。

治五脏客热上冲眼，内外受风，令目痛不明。方：

地肤子　瓜子仁　青葙子　蒺藜子　芜蔚子　蓝子　菟丝子　蕤仁《千金翼方》作车前子，各二合　柏子仁一合半　决明子五合　细辛一两六铢　桂心一两十八铢　大黄二两　黄连一两半　萤火六铢

上十五味，末之，蜜丸。每服如梧子三十丸，食后服，日三。《千金翼方》无柏子仁。

治目赤痛。方：

雄黄一铢　细辛　黄连　干姜各二铢

上四味，合治如粉，以绵裹钗股，唾濡头注药末，纳大眦头，急闭目，目中泪出，须臾止。勿将手近，勿将帛裹，勿洗之。

又方：

雄黄　干姜　黄连　矾石各六铢

上四味，合治并如前方。一方加细辛六铢。

治眼赤暗。方：

杏仁杏末耗熟时取仁，捣汁一合　古青钱三枚　青盐一两六铢

上三味，合纳垍器中，封头，勿泄气，百日后出。着目四眦头，日二三。避风冷。

治眼暗赤冷泪。方：

蕤仁　波斯盐

上二味，等份，治下筛，以驴生脂和。每夜敷目四角以一粟大，密室中将息一月日瘥。忌五辛。失明者，三十日敷之。

治目痛及泪出不止。方：

削附子作蚕屎大，纳目中卧，良。

治目不明泪出。方：

以乌鸡胆临卧敷之。

治雀盲方：

地肤子五两　决明子一升

上二味，末之，以米饮汁和丸。食后服二十丸至三十丸，日二，尽即更合，瘥止。

真珠散　治肝气虚寒，眼青脘脘不见物。方：

真珠一两，研　白蜜二合　鲤鱼胆一枚　鲤鱼脑一枚

上四味，和合，微火煎两沸，绵裹纳目中，当汁出，药歇更为之。

治目脘脘无所见。方：

青羊肝一具，细切，以水一斗，纳铜器中煮，以曲饼覆上，上钻两孔如人眼，正以目向就熏目，不过再熏之，即瘥。《千金翼方》治眼幕无所见，不用曲饼。

治眼暗。方：

以铜器盛大酢三四升，煎七八日，覆器湿地，取铜青一合，以三月杏白仁一升取汁，和铜青敷之，日不过三四度，大良。

又方：

古钱七枚　铜青　干姜　石盐　胡粉各中枣大　黄连三铢　乌头枣核大　蕤仁一百十枚　薪蓂子枣大　细辛五铢　酢二合　清酒五合　楸叶一把，取汁

上十三味，治下筛，合煎，取三分去一，盛瓷器中。若燥，取人乳和，敷目。慎风冷。

又方：

每朝含黄檗一爪甲许，使津置掌中拭目讫，以水洗之，至百日眼明，此法乃可终身行之，永除眼疾，神良。

又方：

柴胡六铢　决明子十八铢

上二味，治下筛，人乳汁和，敷目，可夜书，见五色。

治眼暗方：

七月七日生苦瓠中白，绞取汁一合，以酢一升，古文钱七枚浸之，微火煎之，减半。以米许大纳眦中。

治眼漠漠无所见。方：

蕤仁　秦皮　黄连各十八铢　萤火七枚　决明子一合

上五味，㕮咀，以水八合，微火煎取三合。冷，以绵注洗目，日三度。

常服芜菁子，主轻身益气明目。方：

芜菁子一升，以水四升，煮令汁尽，出曝干，复以水四升，煮如前法，三煮三曝，治下筛。饮服方寸匕。《千金翼方》云：百日身热疮出，不外自瘥。

明目，令发不落。方：

十月上巳日收槐子，纳新净瓮中，以盆密封口，三七日发封，洗去皮，取子。从月一日服一枚，二日二枚，日别加，计十日服五十五枚，一月日服一百六十五枚，一年服一千九百八十八枚，小月减六十枚。此药主补脑，早服之，发不白，好颜色，长生益寿，先病冷人勿服之。《肘后》云扁鹊方。

又方：

牛胆中渍槐子，阴干百日，食后吞一枚，十日身轻，三十日白发再黑，至百日通神。

治目中眯不出。方：

以蚕沙一粒，吞之即出。

治稻麦芒等入目中。方：

取生蛴螬，以新布覆目上，持蛴螬从布上摩之，芒出着布，良。

治砂石草木入目中不出。方：

以鸡肝注之。

又方：

以书中白鱼和乳汁，注目中。

治目为物所伤触青黑。方：

煮羊肉令热，熨，勿令过热。猪肝亦得。

治目痛不得睡。方：

暮炙新青布熨，并蒸大豆，袋盛枕之，夜恒令热。

目中赤痛，从内眦始，取之阴跷。

目中痛，不能视，上星主之，先取譩譆，后取天牖、风池。

青盲，远视不明，承光主之。

目瞑，远视脘脘，目窗主之。

目脘脘赤痛，天柱主之。

目眩无所见，偏头痛引目外眦而急，颔厌主之。

目远视不明，恶风，目泪出，憎寒，头痛目眩瞢，内眦赤痛，远视䀮䀮无见，眦痒痛，淫肤白翳，精明主之。

青盲无所见，远视䀮䀮，目中淫肤，白幕覆瞳子，巨髎主之。

目不明，泪出，目眩瞢，瞳子痒，远视䀮，昏夜无见，目眴动，与项口参相引，㖞僻，口不能言，刺承泣。

目痛僻戾，目不明，四白主之。

目赤，目黄，权髎主之。睊目，水沟主之。

目痛不明，龈交生之。目瞑，身汗出，承浆主之。

青盲䁾目，恶风寒，上关主之。

青盲，商阳主之。

瞳目䀮䀮，偏历主之。

眼痛，下廉主之。

瞳目䀮䀮少气，灸五里，右取左，左取右。

目中白翳，前谷主之。

目痛泣出，甚者如脱，前谷主之。

白幕覆珠子，无所见，解溪主之。

眼暗，灸大椎下，数节第十当脊中，安灸二百壮，惟多为佳，至验。

肝劳邪气眼赤，灸当容百壮，两边各尔。穴在眼小眦近后，当耳前三阳三阴之会处，以两手按之，有上下横脉则是，与耳门相对是也。

眼急痛，不可远视，灸当瞳子上入发际一寸，随年壮，穴名当阳。

风翳，患右目，灸右手中指本节头骨上五壮，如小麦大。左手亦如之。

风痒赤痛，灸人中近鼻柱二壮，仰卧灸之。

目猝生翳，灸大指节指纹三壮，在左灸右，在右灸左，良。

鼻病第二

论一首　方五十五首　灸法六首

治鼻塞，脑冷，清涕出。方：

通草　辛夷各半两　细辛　甘遂一作甘草　桂心　芎穷　附子各一两

上七味，末之，蜜丸。绵裹纳鼻中，密封塞，勿令气泄。丸如大麻子，稍加，微觉小痛，捣姜为丸即愈，用白狗胆汁和之，更佳。

治鼻塞，常有清涕出。方：

细辛 蜀椒 干姜 芎穷 吴茱萸 附子各十八铢 桂心一两 皂荚屑半两 猪膏一升

上九味，㕮咀，以绵裹，苦酒渍一宿，取猪膏煎，以附子色黄为度，去滓，绵裹纳鼻孔中，并摩鼻上。

滋出不止，灸鼻两孔与柱齐七壮。

香膏 治鼻塞窒。方：

白芷 芎穷 通草各十八铢 当归 细辛 莽草《小品》并《翼》作薰草 辛夷各三十铢

上七味，㕮咀，以苦酒渍一宿，以不中水猪肪一升，煎三上三下，以白芷色黄膏成，去滓。绵沾如枣核大，纳鼻中，日三。《小品》加桂心十八铢。

香膏 治鼻不利。方：

当归 薰草《古今录验》用木香 通草 细辛 蕤仁各十八铢 芎穷 白芷各半两 羊髓四两，猪脂亦得

上八味，㕮咀，以微火合煎三上三下，白芷色黄膏成，去滓。取如小豆大，纳鼻中，日二，先患热，后鼻中生赤烂疮者，以黄芩、栀子代当归、细辛。

治鼻窒，气息不通。方：

小蓟一把，㕮咀，以水三升，煮取一升，分二服。

又方：

瓜蒂末少许，吹鼻中，亦可绵裹塞鼻中。

又方：

槐叶五升 葱白切，一升 豉一合

上三味，以水五升，煮取三升，分温三服。

治鼻塞多年，不闻香臭，清水出不止。方：

取当道车辗过蒺藜一把，捣，以水三升，煎取熟。先仰卧，使人满口含，取一合汁，灌鼻中使入，不过再度，大嚏，必出一两个息肉，似赤蛹。一方有黄连等份同煎。

治鼻齆。方：

通草　细辛　附子

上三味，各等份，末之，以蜜和，绵裹少许，纳鼻中。

又方：

甘遂　通草　细辛　附子等份

上四味，末之，以白雄犬胆和为丸，如枣核大，绵裹纳鼻中，辛热涕出四五升瘥。亦治息肉。

又方：

炙皂荚，末之如小豆，以竹管吹鼻中。

又方：

干姜末，蜜和，塞鼻中，吹亦佳。

又方：

铁锁磨石，取末，以猪脂和，绵裹纳之，经日肉出瘥。

又方：

以马新屎汁，仰头含满口，灌鼻中。

又方：

伏面临床前，以新汲冷水淋玉枕上，后以瓜蒂末绵裹塞之。

治齆鼻有息肉，不闻香臭。方：

瓜丁　细辛

上二味，各等份，末之，以绵裹如豆大许，塞鼻中，须臾即通。

通草散　治鼻中息肉不通利。方：

通草半两　矾石一两　真珠一两

上三味，末之。捻绵如枣核，取药如小豆，着绵头，纳鼻中，日三易之。一方有桂心、细辛各一两，两煎捣末和使之。

治齆鼻，鼻中息肉不得息。方：

矾石六铢　藜芦六铢瓜蒂二七枚　附子十一铢

上四味，各捣筛，合和。以小竹管吹药如小豆许于鼻孔中，以棉絮塞鼻中，日再，以愈为度。《古今录验》葶苈半两。

治鼻中息肉。方：

炙猬皮末，绵裹塞之三日。

又方：

细筛釜底墨，水服之三五日。

治鼻中息肉，不闻香臭。方：

烧矾石末，以面脂和。绵裹着鼻中，数日息肉随药消落。

又方：

末瓜丁如小豆许，吹入鼻中必消，如此三数度。

又方：

细辛　釜底墨

上二味，末之，水和服方寸匕。

又方：

绵裹瓜蒂末，塞鼻中。

羊肺散　治鼻中息肉梁起。方：

羊肺一具，干之　白术四两　苁蓉　通草　干姜　芎䓖各二两

上六味，末之。食后以米饮服五分匕，加至方寸匕。

又方：

通草十三铢　真珠六铢　矾石　细辛各一两

上四味，末之。捻绵如枣核，沾散如小豆，并绵纳鼻中，日再急。

鼻中息肉，灸上星三百壮，穴在直鼻入发际一寸。

又，灸挟上星两旁相去三寸，各一百壮。

治鼻中生疮。方：

烧祀灶饭末，以敷鼻中。

又方：

偷孝子帽以拭之。

又方：

乌牛耳垢敷之。

又方：

以牛鼻津数之。

又方：

捣杏仁，乳敷之。亦烧核，压取油敷之。

又方：

烧牛狗骨灰，以腊月猪脂和，敷之。

治疳虫蚀鼻生疮。方：

烧铜着头，以酢淬之数过，取酢敷之。又以人屎灰涂之瘥。

治鼻痛。方：

常以油涂鼻内外。酢亦得。

治卒食物，从鼻中缩入脑中，介介痛不出。方：

牛脂若羊酯如指头大，纳鼻中，以鼻吸取脂，须臾脂消，则物逐脂俱出也。

论曰：鼻头微白者亡血，设令微赤非时者死。病人色白者，皆亡血也。凡时行衄不宜断之，如一二升以上，恐多者可断，即以龙骨末吹之。九窍出血者，皆用吹之。

治大便出血，及口鼻皆出血，血上胸心，气急，此是劳热所致。方：

生地黄八两　蒲黄一升　地骨皮五两　黄芩　芍药　生竹茹各三两

上六味，㕮咀，以水八升，煮取二升七合，分温三服。

凡吐血、衄血、溺血，皆脏气虚，膈气功，或起惊悸，治之。方：

生竹皮一升　芍药二两　芎穷　当归　桂心　甘草各一两　黄芩二两

上七味，㕮咀，以水一斗煮竹皮，减三升，下药，煎取二升，分三服。

治衄血。方：

伏龙肝二枚，如鸡子大　生地黄六两　芎穷一两　桂心三两　细辛六铢　白芷　干姜　芍药　吴茱萸　甘草各三两

上十味，㕮咀，以水三升、酒七升，煮取三升，分三服。

生地黄汤　主衄。方：

生地黄八两　黄芩一两　阿胶二两　柏叶一把　甘草二两

上五味，㕮咀，以水七升，煮取三升，去滓纳胶，煎取二升半，分三服。

又方：

生地黄三斤，切　阿胶二两　蒲黄六合

上三味，以水五升，煮取三升，分三服。

治鼻出血不止。方：

干地黄　栀子　甘草等份

上三味，治下筛。酒服方寸匕，日三。如鼻疼者，加豉一合；鼻有风热者，以葱涕和服如梧子五丸。

治鼻衄。方：

地黄汁五合，煮取四合，空腹服之。忌酒、炙肉，且服粳米饮。

又方：

饮小蓟汁。

又方：

以冷水净漱口，含水，以芦管吹二孔中，即止。

又方：

取乱发五两，烧作灰，以管吹鼻中枣核大，不止益吹之，以血断止。并水服方寸匕，日三，甚者夜二。已困不识人者，服亦佳。

又方：

取人屎尖烧灰，水服，并吹少许鼻中，止。

又方：

五月五日取人屎烧作灰，冷水服五分匕。

又方：

以胶粘鼻头上至顶及发际三寸，止。

又方：

新马屎汁灌鼻中。及饮之。

又方：

以湿布薄胸上。

又方：

醇酢和土，涂阴囊上，干易之。

又方：

韭根、葱根取汁，悬头着一枣大纳鼻中，少时更着，两三度瘥。葱白捣汁亦得。

治鼻出血不止。方：

捣楮叶汁，饮三升，大良。

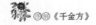

又方：

张弓令弦向上，病儿仰卧枕弦，放四体如常卧法。

䘌时痒痒，便灸足大指节横理三毛中十壮，剧者百壮。䘌不止，灸之，并治阴卵肿。

又，灸风府一穴四壮，不止又灸。

又，灸涌泉二穴各百壮。

口病第三

论一首　方五十九首　灸法二首

论曰：凡患口疮及齿，禁油面、酒、酱、酸酢、咸腻、干枣、瘥后仍慎之，若不久慎，寻手再发，发即难瘥。蔷薇根、角蒿为口疮之神药，人不知之。

凡口中面上息肉转大，以刀决溃去脓血，即愈。

治口中疮久不瘥，入胸中并生疮，三年以上不瘥者。方：

浓煎蔷薇根汁，含之，又稍稍咽之，日三夜一。冬用根，夏用茎叶。

又方：

角蒿灰敷之，一宿知，二宿瘥，有汁吐之，不得咽也。

治口疮不歇。方：

牛膝　生蘘荷根各三两　黄檗一两

上三味，㕮咀，以绵裹，酒三升渍一宿，微火煎一两沸，细细含之。

升麻煎　治膀胱热不已，口舌生疮，咽肿。方：

升麻　玄参　蔷薇根白皮　射干各四两　大青　黄檗各三两　蜜七合

上七味，㕮咀，以水七升，煮取一升五合，去滓，下蜜更煎两沸，细细含咽之。

治口数生疮，连年不瘥。方：

蔷薇根　黄芩　当归　橘梗　黄芪　白蔹　鼠李根皮　大黄　芍药　续断

黄檗　葛根各一两

上十二味，末之。以酒服方寸，日二服，亦可浆水服之。

治胃中客热，唇口干燥生疮。方：

茯苓　黄芩　甘草　大黄　蔷薇根各三十铢　枳实　杏仁　黄连各二两　桂心半两　栝楼根十八铢

上十味，末之。食前浆水服方寸匕，日二。

治口热生疮。方：

升麻三十铢　黄连十八铢《古今录验》作黄檗

上二味，末之。绵裹含咽汁，亦可去之。

治口疮方：

蔷薇根皮四两　黄檗三两　升麻三两　生地黄五两

上四味，㕮咀，以水七升，煮取三升，去滓含之，瘥止。含极，吐却更含。

治口中疮烂，痛不得食。方：

杏仁二十枚　甘草一寸　黄连六铢

上三味，末之，合和。绵裹杏仁大含之，勿咽，日三夜一。

蔷薇丸　治口中疮，身体有热气痱瘰。方：

蔷薇根　黄芩　鼠李根　当归　葛根　白蔹　石龙芮《千金翼方》作黄连　黄檗　芍药　续断　黄芪各一两　栝楼根二两

上十二味，末之，蜜和。服如梧子十丸，日三服。

治口吻疮。方：

以楸白皮及湿贴之，三四度瘥。

又方：

取经年葵根，欲腐者弥佳，烧作灰，及热敷之。

又方：

以新炊饭了甑，及热以唇口向甑唇上熨之，二七下，三两上。瘥止。

又方：

栀子　甘草各十八铢　细辛三十铢　桂心十二株　芎䓖　一两

上五味，末之，蜜丸。食后服七丸，日再服，瘥止。

芎䓖　白芷　橘皮　桂心　枣肉各一两半

上五味，末之，以蜜和为丸。食后服十五丸，又含之，以瘥为度。此方甚验。

治口肥疮。方：

熬灶上饭令焦，末敷之。

治燕吻疮。方：

白杨枯枝，铁上烧，取涓，及热敷之。

又方：

以木履尾，纳煻灰中，令热，取拄两吻各二七遍。

治口旁恶疮。方：

乱发灰　故絮灰　黄连末　干姜末

上四味，等份，合和为散。以粉疮上，不过三遍。

治口中疮，咽喉塞不利，口燥，膏方：

猪膏　白蜜各一斤　黄连一两

上三味，合煎，去滓，搅令相得。含如半枣，日四五夜二。

治热病，口烂，咽喉生疮，水浆不得入，膏方：

当归　射干　升麻各一两　附子半两　白蜜四两

上五味，㕮咀，以猪脂四两先煎之，令成膏，下着地，勿令大热，纳诸药，微火煎，令附子色黄药成，绞去滓，纳蜜，复上火一两沸，令相得，置器中令凝。取如杏仁大含之，日四五遍，辄咽之。

治失欠，颊车蹉开，张不合。方：一人以手指牵其颐，以渐推之，则复入矣。推当疾出指，恐误啮伤人指也。

治失欠颊车蹉。方：

消蜡和水敷之。

失欠颊车蹉，灸背第五椎，一日二七椎。满三日未瘥，灸气冲二百壮，胸前喉下甲骨中是，亦名气堂。

又，灸足内踝上三寸宛中，或三寸五分，百壮，三报，此三阴交穴也。

治卒口噤不开。方：

以附子捣末，纳管中，强开口，吹口中。

甘草丸　治口中热干。方：

甘草　人参　半夏　生姜　乌梅肉各二两半　枣膏二两半

上六味，末之，蜜丸如弹子大。旋含咽汁，日三。

治口干。方：

羊脂若猪脂鸡子大，擘之，纳半升酢中，渍一宿，绞取汁，含之。

治口干，除热下气。方：

石膏五合，碎　蜜二升

上二味，以水三升煮石膏，取二升，纳蜜，煮取二升，去滓。含如枣核大，咽汁尽，更含之。

治虚劳口干。方：

麦门冬二两，末 大枣三十枚，肉

上二味，以蜜一升和，令熟，五升米下蒸之，任性服。

又方：

羊脂如鸡子大，醇酒半升，枣七枚擘，合渍七日，取枣食之愈。

又方：

酸枣一升 酸石榴子五合 葛根三两 麦门冬四两 覆盆子三合 乌梅五合 甘草 栝楼实各二两

上八味，末之，以蜜丸。含如枣大，以润为度。

五香丸 治口及身臭，令香，止烦散气。方：

豆蔻 丁香 藿香 零陵香 青木香 白芷 桂心各一两 香附子二两 甘松香 当归各半两 槟榔二枚

上十一味，末之，蜜和丸。常含一丸如大豆，咽汁，日三夜一，亦可常含咽汁。五日口香，十日体香，二七日衣被香，三七日下风人闻香，四七日洗手水落地香，五七日把他手亦香。慎五辛，下气去臭。

含香丸 治口气臭秽。方：

丁香半两 甘草三两 细辛 桂心各一两半 芎穷一两

上五味，末之，蜜和。临卧时服二丸如弹子大。

又方：

桂心 甘草 细辛 橘皮

上四味，等份，治下筛。以酒服一钱匕，瘥止。

又方：

芎穷 白芷 橘皮 桂心各四两 枣肉八两

上五味，末之，次纳枣肉，干则加蜜，和丸如大豆。服十丸，食前食后常含之或吞之，七日大香。

治口中臭。方：

桂心《古今录验》用细辛 甘草各等份

上二味，末之。临卧以三指撮酒服，二十日香。

又方：

细辛、豆蔻，含之甚良。

又方：

蜀椒　桂心各等份

上二味，末之。酒服三指撮。

主口香，去臭方：

甘草三十铢　芎穷二十四铢　白芷十八铢

上三味，治下筛。以酒服方寸匕，日三服，三十日口香。

又方：

松根白皮　瓜子仁　大枣

上三味，治下筛，以酒服方寸匕，日二，一百日衣被香。

又方：

瓜子仁　芎穷　藁本　当归　杜衡各六铢　细辛半两　防风二两

上七味，治下筛。食后饮服方寸匕，日三服。五日口香，十日身香，二十日肉香，三十日衣被香，五十日远闻香。一方加白芷十八铢。

又方：

橘皮二十铢　桂心十八铢　木兰皮一两　大枣二十枚

上四味，治下筛。酒服方寸匕，日三，久服身香。亦可以枣肉丸之，服二十丸如梧子大，稍加至三十丸。一方有芎穷十八铢。

又方：

浓煮细辛汁，含之，久乃吐之。

又方：

井花水三升漱口，吐厕中，良。

又方：

香薷一把，水一斗，煎取三升，稍稍含之。

又方：

甜瓜子作末，蜜和。每日空心洗漱讫，含一丸如枣核大，亦敷齿。

又方：

熬大豆令焦，及热酢沃，取汁含之。

治七孔臭气，皆令香。方：

沉香五两　藁本三两　白瓜瓣半升　丁香五合　甘草　当归　芎穷　麝香各二两

上八味，末之，蜜丸。食后服如小豆大五丸，日三。久服令举身皆香。

治身体臭，令香。方：

白芷　甘子皮各一两半　瓜子仁二两　藁本　当归　细辛　桂心各一两

上七味，治下筛。酒服方寸匕，日三。五日口香，三七日身香。

又方：

甘草　松根皮　甜瓜子　大枣

上四味，各等份，治下筛。食后服方寸匕，日三。七日知，一百日大香。

熏衣香。方：

鸡骨煎香　零陵香　丁香　青桂皮　青木香　枫香　郁金香各三两　熏陆香　甲香　苏合香　甘松香各二两　沉水香五两　雀头香　藿香　白檀香　安息香　艾纳香各一两　麝香半两

上十八味，末之，蜜二升半，煮肥枣四十枚，令烂熟，以手痛搦，令烂如粥，以生布绞去滓，用和香干湿如捘势，捣五百杵成丸，密封七日乃用之。以微火烧之，以盆水纳笼下，以杀火气，不尔，必有焦气也。

又方：

沉香　煎香各五两　雀头香　藿香　丁子香各一两

上五味，治下筛，纳麝香末半两，以粗罗之。临熏衣时，蜜和用。

又方：

兜娄婆香　熏陆香沉香　檀香　煎香　甘松香　零陵香　藿香各一两　丁香十八铢　苜蓿香二两　枣肉八两

上十一味，粗下，含枣肉总捣，量加蜜，和用之。

湿香。方：

沉香二斤七两九铢　甘松　檀香　雀头香一作藿香　甲香　丁香　零陵香　鸡骨煎香各三两九铢　麝香二两九铢　熏陆香三两六铢

上十味，末之，欲用以蜜和。预和歇，不中用。

又方：

沉香三两　零陵香　煎香　麝香各一两半　甲香三铢　熏陆香　甘松香各六铢　檀香三铢　藿香　丁子香各半两

上十味，粗筛，蜜和，用熏衣瓶盛，埋之久窖，佳。

百和香 通道俗用者。方：

沉水香五两　甲香　丁子香　鸡骨香　兜娄婆香各二两　熏陆香　白檀香　熟捷香　炭末各二两　零陵香　藿香　青桂皮　白渐香柴也　青木香　甘松香各一两　雀头香　苏合香　安息香　麝香　燕香各半两

上二十味，末之，酒漉令软，再宿酒气歇，以白蜜和，纳瓷器中，蜡纸封，勿令泄。冬月开取用，大佳。

裛衣香。 方：

零陵香　藿香各四两　甘松香　茅香各三两　丁子香一两　苜蓿香二两

上六味，各捣，加泽兰叶四两，粗下用之，极美。

又方：

零陵香二两　藿香　甘松香　苜蓿香　白檀香　沉水香　剪香各一两

上七味，合捣，加麝香半两，粗筛，用如前法。

又方：

藿香四两　丁香七枚　甘松香　麝香　沉香　煎香

上六味，粗筛，和为干香，以裛衣大佳。

舌病第四

方十一首

舌主心脏，热即应舌，生疮裂破，引唇揭赤，升麻煎泄热。方：

蜀升麻　射干各三两　柏叶切，一升　大青二两　苦竹叶切，五合　赤蜜八合　生芦根　蔷薇根白皮各五两　生玄参汁三合　地黄汁五合

上十味，㕮咀，以水四升，煮取一升，去滓，下玄参汁，令两沸；次下地黄汁，两沸；次下蜜，煎取一升七合，绵惹取汁，安舌上含，细细咽之。

舌上疮，不得食，舌本强，颈两边痛，此是心虚热所致，治之。方：

柴胡　升麻　芍药　栀子仁　通草各二两　黄芩　大青　杏仁各一两半　生姜　石膏各四两

上十味，㕮咀，以水一斗九升，煮取三升半。分四服，日三夜一。滓可重煎服之。

治舌卒肿，满口溢出如吹猪胞，气息不得通，

须臾不治杀人。方：

急以指刮破舌两边，去汁即愈。亦可以铍刀决两边破之，以疮膏敷之。

又方：

刺舌下两边大脉血出，勿使刺着舌下中央脉，血出不止杀人。不愈，血出数升，则烧铁篦令赤，熨疮数过，以绝血也。

又方：

半夏十二枚洗熟，以酢一升，煮取八合。稍稍含嗽之，吐出。加生姜一两佳。

治舌肿强满口。方：

满口含糖酢少许时，热通即止。

治舌肿起如猪胞。方：

釜下墨末，以酢厚敷舌上下，脱去更敷。须臾即消。若先决出血汁竟，敷之弥佳。凡此患，人皆不识，或错治益困，杀人甚急，但看其舌下自有噤虫形状，或如蝼蛄，或如卧蚕子，细看之有头尾，其头少白，烧铁钉烙头上使熟，即自消。

治舌胀满口不得语。方：

蟅虫三十枚　盐一升

上二味。以水三升，煮三沸。含之，稍稍咽之，日三。

治舌强不得语。方：

矾石　硅心

上二味，等份，末之。安舌下，立瘥。

舌上黑，有数孔，大如着，出血如涌泉，此心脏病，治之方：

戎盐　黄芩一作葵子　黄檗　大黄各五两　人参　桂心　甘草各二两

上七味，末之，蜜和。以饮服十丸如梧子，日三。亦烧铁烙之。

治舌上出血如泉。方：

烧铁篦熟烁孔中，良。

唇病第五

甲煎法二首　方二十首　灸法二首

润脾膏　治脾热唇焦枯无润。方：

生地黄汁，一升　生麦门冬四两　生天门冬切，一升　葳蕤四两　细辛　甘草　芎䓖　白术各二两　黄芪　升麻各三两　猪膏三升上十一味，㕮咀，诸药苦酒淹一宿，绵裹药，临煎下生地黄汁与猪膏，共煎取膏鸣，水气尽，去滓，取细细含之。

甲煎唇脂 治唇裂口臭。方：

先以麻捣泥，泥两口好瓷瓶，容一斗以上，各厚半寸，曝令干。

甘松香五两 艾纳香 苜蓿香 茅香各一两 藿香三两 零陵香四两

上六味，先以酒一升、水五升相合作汤，洗香令净，切之，又以酒、水各一升，浸一宿，明旦纳于一斗五升乌麻油中，微火煎之，三上三下，去滓，纳上件一口瓶中，令少许不满，然后取：

上色沉香三斤 雀头香三两 苏合香三两 白胶香五两 白檀五两 丁香一两 麝香一两 甲香一两

上八味，先酒水相和作汤，洗香令净，各各捣碎，不用绝细，以蜜二升、酒一升和香，纳上件瓷瓶中，令实满，以绵裹瓶口，又以竹篾交横约之，勿令香出；先掘地埋上件油瓶，令口与地平，以香瓶合覆油瓶上，令两口相当，以麻捣泥，泥两瓶口际，令牢密，可厚半寸许，用糠壅瓶上，厚五寸，烧之，火欲尽即加糠，三日三夜，勿令火绝，计糠十二石讫，停三日，令冷出之；别炼蜡八斤，煮数沸，纳紫草十二两，煎之数十沸，取一茎紫草向爪甲上研看，紫草骨白，出之；又以绵滤过，与前煎相和令调，乃纳朱砂粉六两，搅令相得，少冷未凝之间，倾竹筒中，纸裹筒上，麻缠之，待凝冷解之。任意用之，计此可得五十挺。

甲煎口脂 治唇白无血色及口臭。方：

烧香泽法：

沉香 甲香 丁香 麝香 檀香 苏合香 熏陆香 零陵香 白胶香 藿香 甘松香 泽兰各六两

上十二味，以胡麻油五升，先煎油令熟，乃下白胶香、藿香、甘松香、泽兰，少时下火，绵滤纳瓷瓶中，余八种香捣作末，以蜜和，勿过湿，纳着一小瓷瓶中令满，以绵幕口，竹十字络之，以小瓶覆大瓶上，两口相合，密泥泥之，乃掘地埋油瓶，令口与地平，乃聚干牛粪烧之七日七夜，不须急，满十二日烧之弥佳，待冷出之即成。其瓶并须熟泥匀，厚一寸，曝干，乃可用。一方用糠火烧之。

炼蜡合甲煎法：

蜡二两　紫草二两

上先炼蜡令消，乃纳紫草煮之，少时候看，以紫草于指甲上研之，紫草心白即出之，下蜡，勿令凝，即倾弱一合甲煎于蜡中，均搅之讫，灌筒中，则勿触动之，冷凝乃冷之，便成好口脂也。敷口面，日三。

治紧唇。方：

缠白布作大灯炷如指，安斧刃上，燃炷令刃汗出，拭取敷唇上。日二三度。故青布亦佳，并治沈唇。

又方：

青布灰，以酒服之，亦可脂和涂。

又方：

以蛇皮拭之，烧为灰敷之。

又方：

水服蛴螬灰，良。

又方：

自死蝼蛄灰敷之。

又方：

以火炙蜡贴唇上，瘥。

又方：

炙松脂贴上瘥。

又方：

紧唇，灸虎口，男左女右。

又，灸承浆三壮。

治沉唇。方：

以干蛴螬烧末，和猪脂，临卧敷之。

又方：

烧鳖甲及头，令烟尽，末敷之，日三。

治唇生疮。方：

以头垢敷之，日三。

又方：

以胡粉敷之。

治唇边生疮，连年不瘥。方：

以八月蓝叶十斤，绞取汁，洗，不过三日瘥。

治唇生核。方：

猪屎平量一升，以水投绞取汁，温服之。

治唇舌忽生疮。方：

烧鸡屎白，末，以布裹着病上，含之。

治唇黑肿，痛痒不可忍。方：

取大钱四文于石上，以腊月猪脂磨，取汁涂之。

又方：

以竹弓弹之，出其恶血瘥。

又方：

烧乱发及蜂房、六畜毛作灰，猪脂和敷之。亦治沉唇。

治冬月唇干坼血出。方：

捣桃仁，以猪脂和，敷之。

治远行唇口面皴裂。方：

熟煎猪脂，将行夜，常敷面卧，行万里，野宿不损。

齿病第六

论一首　方三十八首　灸法二首

论曰：凡齿龈宣露，多是疳蟨及月蚀，以角蒿灰夜敷龈间，使满，勿食油，不过二三夜瘥。食油及干枣即发，所以患齿者，忌油、干枣及桂心。每旦以一捻盐纳口中，以暖水含，揩齿及叩齿百遍，为之不绝，不过五日口齿即牢密。凡人齿龈不能食果菜者，皆由齿根露也，为此盐汤揩齿、叩齿法，无不愈也，神良。凡人好患齿病，多由月蚀夜食饮之所致也，识者深宜慎之，所以日月蚀未平时，特忌饮食，小儿亦然。

治龋齿及虫痛。方：

白附子　知母　细辛各六铢　芎穷　高良姜各十二铢

上五味，末之。以绵裹少许着齿上，有汁吐出，一日两度含之。亦治口气。

又方：

切白马悬蹄如米许，以绵裹着痛处孔中，不过三度。

治䶗齿、虫齿，积年不瘥，从少至老。方：

雀麦草，一名杜姥草，似牛毛草，以苦瓠叶四十枚，净洗，露一宿，平旦取草屈长二寸，广一寸，厚五分，以瓠叶裹缚之，作五六十裹子，取三年酽醋浸之，至日中取两裹纳火中，炮令极热，纳口中齿外边熨之，冷则易之。取铜器以水纳中，解裹于水中洗之，得虫长三分，老者黄赤色，小者白色，多者得三四十枚，少者得一二十枚。

治虫齿。方：

莨菪子三合，如无，葱子、韭子并得，以青钱七文，烧令赤，取小口罂子，令可口含得者，将钱纳罂子中，取一摄许莨菪子安钱上，令炮烶声，仍与半合许水淋，令气上从罂出，将口含罂口，令气莫出，用熏齿，冷复更作，取三合药尽力剂，非止虫齿得瘥，或风齿、龋齿、齿中病悉主之，口中多津即吐之。

又方：

白杨叶切一升，水三升，煮取一升，含之。

又方：

大醋一升，煮枸杞根白皮一升，取半升含之，虫立出。

又方：

取桃仁少许，以钗头穿向灯上烧之，烟出，经少时吹灭，即纳入口，安虫齿上咬之，不过五六度。一方作胡桃仁。

治疳虫蚀齿根。方：

地龙置石上，着一撮盐，须臾化为水，以面展取，却待凝厚，取以纳病上。又以皂荚去皮涂上，虫即出。

又方：

纯麻子烛烬研，以井花水涂之。

又方：

黑羖羊脂、莨菪子各等份，先烧铁锄斧銎令赤，纳其中，烟出，以布单覆头，令烟气入口熏之。

治齿龈肿痛，及虫痛方：

黄芩　甘草　桂心　当归　细辛　蛇床子各一两

上六味，㕮咀，以醋浆水七升，煮取三升，去滓含之，日三夜二。

治齿有孔，不得食，面肿。方：

莽草十叶　猪椒附根皮长四寸者，七枚

上二味，㕮咀，以浆水二升，煮取一升，满口含，倦即吐却，日二三度。

治齿根肿。方：

松叶一把，切　盐一合

上二味，以酒三升，煮取一升含之。

治齿根动，欲脱落。方：

生地黄绵裹着齿上，咋之。又㕮咀，以汁渍齿根，日四五着之，并咽汁，十日大佳。

治齿根动痛。方：

生地黄　独活各三两

上二味，㕮咀，以酒一升渍一宿，以含之。

治齿龈间津液血出不止。方：

生竹茹二两，醋煮含之。

又方：

细辛二两　甘草一两

上二味，哎咀，以醋二升，煎取一升，日夜旋含之。

又方：

矾石一两，烧水三升，煮取一升，先拭血，乃含之。已后不用，朽人牙根，齿落，不用之可也。

治齿间出血。方：

以苦竹叶浓煮之，与盐少许，寒温得所，含之，冷吐。

又方：

温童子小便半升，取三合含之，其血即止。

治齿出血不止。方：

刮生竹皮二两，苦酒浸之，令其人解衣坐，使人含噀其背上三过，仍取竹茹浓煮汁，勿与盐，适寒温含嗽之，竟日为度。

治酒醉，牙齿涌血出。方：

当归二两　桂心　细辛　甘草各一两　矾石六铢

上五味，哎咀，以浆水五升，煮取二升。含之，日五六，夜三。

又方：

烧钉令赤，注血孔中，止。

治头面风，口齿疼痛不可忍。方：

蜀椒二合　莽草十叶　雀李根　独活各二两　细辛　芎穷　防风各一两

上七味，哎咀，以酒二升半，煮三五沸，去滓。含之，冷吐，更含之。勿咽汁。《张文仲》有白术二两。

又方：

鸡屎自烧灰，以绵裹置齿痛上，咬咋之。

又方：

鸡屎白以醋渍煮，稍稍含之。

又方：

煮枸杞汁含之。

又方：

生地黄一节　蒜一瓣

上二味，熟捣，绵裹着痛上，咬之，勿咽汁，汁出吐之，日日为之，瘥止。

又方：

含驴尿，须臾止。

风齿疼痛，灸外踝上高骨前交脉，三壮。

又，以线量手中指至掌后横纹、折为四分，量横纹后当臂中，灸二壮愈，

177

随左右。

含漱汤　治齿痛。方：

独活三两　黄芩　芎穷　细辛　荜拨各二两　当归三两　丁香一两

上七味，㕮咀，以水五升，煮取二升半，去滓。含漱之，须臾闷乃吐，更含之。《古今录验》同，有甘草二两。

又方：

含白马尿，随左右含之，不过三五口。

治齿痛，漱汤方：

腐棘刺二百枚，以水二升，煮取一升。旋旋含之，日四五度，以瘥止。

又方：

芎穷　细辛　防风　矾石　附子　藜芦　莽草

上七味，各等份，作末，绵裹如弹丸大，酒浸，安所患处，含之勿咽，日三，刺破极佳。

又方：

蚯蚓粪，水和作稠泥团，以火烧之，令极赤如粉，以腊月猪膏和。敷齿龈上，日三两度，永瘥。

又方：

取自死蚯蚓干者，捣末，着痛处，即止。

治齿龈痛，不可食生果。方：

生地黄　桂心

上二味，合嚼之，令味相得，咽之。

又方：

马齿①一把，嚼之，即瘥。

治牙痛塞口噤不开。方：

附子大者一枚　黄连十八铢　矾石一两

上三味，末之，纳管中。强开口，吹之入喉间，细细吹之。

喉病第七

证一条　方五十首　针灸法二首

凡卒喉痹不得语，服小续命汤，加杏仁一两。喉咙者，脾胃之候。若脏热，喉则肿塞，神气不通，**乌翣膏**主之。方：

生乌翣十两　升麻三两　羚羊角二两　蔷薇根切，一升　艾叶六铢，生者

① 马齿当是马齿苋。《本事方》：治风齿肿痛，马齿苋一把，嚼汁渍之，即此方耳。

尤佳　芍药二两　通草二两　生地黄切，五合　猪脂二斤

上九味，㕮咀，绵裹，苦酒一升，淹浸一宿，纳猪脂中，微火煎，取苦酒尽，膏不鸣为度，去滓。薄绵裹膏似大杏仁，纳喉中，细细吞之。

治喉肿痛，风毒冲心胸。方：

豉一升半　犀角　射干　杏仁　甘草各二两　羚羊角一两半　芍药三两
栀子七枚　升麻四两

上九味，㕮咀，以水九升，煮取三升，去滓，纳豉一沸。分三服。

喉肿，胸肋支满，灸尺泽百壮。

治风毒，咽水不下，及瘰疬肿。方：

升麻　芍药各四两　射干　杏仁　枫香　葛根
麻黄各三两　甘草二两

上八味，㕮咀，以水八升，煮取二升半，分三服。

又方：

以水服莨菪子末两钱匕，神良。

治喉痹方：

荆沥稍稍咽之。

又方：

腊月猪尾烧末，水服之。

又方：

烧牛角末，酒服之。

又方：

熬杏仁令黑，含或末服之。

又方：

含鸡屎白。

又方：巴豆去皮，针线穿，咽入牵出。

又方：

马蔺子半升，水二升，煮取一升半，服之。

又方：

煮桃皮汁三升，服之。

又方：

烧荆汁服之。又水三升煮荆一握，取一升，分三服。

治喉痹及毒气。方：

桔梗二两，水三升，煮取一升，顿服之。

又方：

生姜二斤，捣取汁，蜜五合，微火煎相合。

服一合，日五。

又方：

附子一枚，破作大片，蜜涂，炙令黄。含咽汁，甘尽更涂，炙如前法。

又方：

剥大蒜，塞耳鼻，日二易。

喉痹，刺手小指爪纹中，出三大豆许血，逐左右刺，皆须慎酒面毒物。

治喉痹卒不得语。方：

浓煮桂叶，服一升。亦可末桂着舌下，渐咽之，良。

又方：

煮大豆汁，含之。无豆，用豉亦佳。

又方：

以酒五合，和人乳汁半升，分二服。

又方：

烧炊箅作灰三指撮，水服之。

又方：

芥子末，水和薄之，干则易。

又方：

商陆，苦酒熬令浓，热敷之。

又方：

末桂心如枣核大，绵裹着舌下，须臾破。

治喉卒肿不下食。方：

以韭一把，捣熬薄之，冷则易。

又方：

含上好醋，口舌有疮亦佳。

治悬痈咽热，暴肿长。方：

干姜、半夏等份，末，以少少着舌上。

又方：

盐末，以着头张口柱之，日五。

治悬痈，咽中生息肉，舌肿。方：

日初出时向日张口，使妇人用左裙裾柱其头上，七下瘥。

又方：

羊蹄草煮取汁，口含之。

又方：

盐、豉和涂之。

又方：

取四五岁小儿尿，合盐，含之。

凡喉痹深肿连颊，吐气数者，名马喉痹，治之方：

马衔一具，水三升，煮取一升，分三服。

又方：

毡中苍耳三七枚，烧末，水服之。

又方：

马鞭草根一握，勿中风，截去两头，捣取汁服。

又方：

烧谷奴灰，酒服之，立破。

咽门者，肝胆之喉。若脏热，咽门则闭而气塞；若腑寒，咽门则破而声嘶，母姜酒主之。方：

母姜汁二升　酥　牛髓　油各一升　桂心　秦椒各一两　防风一两半　芎穷　独活各一两六铢

上九味，末之，纳姜汁中，煎取相淹濡，下髓、酥、油等，令调，微火三上三下煎之。平旦温清酒一升，下二合膏，即细细吞之，日三夜一。

又方：

丹参　升麻　雄黄　杏仁　鬼臼　甘草、射干各一两　麝香半两

上八味，末之，以蜜为丸如梧子。饮下一丸，加至五丸，日三。酒服亦佳。咽痛，失声不利，用之良。

治咽伤，语声不彻。方：

酒一升　干姜二两半，末　酥一升　通草　桂心　石菖蒲各二两，末

上六味，合和。服一匕，日三。

又方：

酒一升　酥一升　干姜末十两

上三味，以酒二合、酥一匕、姜末二匕，相合服，日三，食后服之。亦治肺痈。

治哑塞咳嗽。方：

桂心六铢　杏仁十八铢

上二味，末之，以蜜丸如杏仁大。含之，细细咽汁，日夜勿绝。

治咽痛，逆气不能食。方：

麻子一升，熬令黑，以酒一升淋取汁。空心一服一升，渐至二升。多汁好覆，勿融风冷。此方兼理立妇及丈夫中风，如角弓反张、口噤不开，大验，与紫汤气力同。

治猝咽痛。方：

悬木枸烧末，水服方寸匕，日三。

又方：

烧炊帚一枚，浆水服方寸匕。

治猝风咽肿面肿。方：

杏仁末和鸡子黄，更捣，敷上，干复易之，七八度。若肿汁出，煮醋和伏龙肝敷，干更易之。

治猝咽。方：

烧履鼻绳为灰，暖水服之。

又方：

烧麻子脂服之。

治咽喉不利，下气。方：

射干　杏仁人参　附子　桂心各一两

上五味，末之，蜜丸如指大。含一丸，稍稍咽之，令药味相接。

治咽喉中痛痒，吐之不出，咽之不入，似得虫毒。方：

含生姜五十日，瘥。

又方：

以青布裹麻黄烧，又竹筒盛，烟熏咽中。

耳疾第八

方五十五首

治肾热背急挛痛，耳脓血出，或生肉塞之，不闻人声。方：

磁石　白术　牡蛎各五两　甘草一两　生麦门冬六两　生地黄汁一升　芍药四两　葱白一升　大枣十五枚

上九味，㕮咀，以水九升，煮取三分，分三服。

治肾热，面黑目白，肾气内伤，耳鸣吼闹，

短气，四肢疼痛，腰背相引，小便黄赤。方：

羊肾一具，治如食法　白术五两　生姜六两　玄参四两　泽泻二两　芍药 茯苓各三两　淡竹叶切，二升　生地黄切，一升

上九味，咬咀，以水二斗，煮羊肾、竹叶，取一斗，去滓澄之，下药，煮 取三升。分三服，不已，三日更服一剂。

治肾热，耳脓血出溜，日夜不止。方：

鲤鱼脑一枚　鲤鱼肠一具，洗，细切　鲤鱼酢三斤　乌麻子熬令香，一升

上四味，先捣麻子碎，次下余药，捣为一家，纳器中，微火熬暖，布裹薄 耳，得两食顷开之，有白虫出，复更作药。若两耳并脓出，用此为一剂，薄两 耳；若止一耳，分药为两剂薄，不过三薄，耳便瘥。慎风冷。

治肾虚寒，腰脊苦痛，阴阳微弱，耳鸣焦枯。方：

生地黄汁二升　生天门冬汁　白蜜各三升　羊肾一具，炙　白术　麦曲各 一斤　甘草　干姜　地骨皮各八两　桂心　桂仲　黄芪各四两　当归　五味子 各三两

上十四味，末之，纳盆中，取前三物汁和研，微火上暖盆，取热更研，日 曝干，常研，令离盆。酒服方寸匕，日再。

治耳聋鸣汁出，皆由肾寒，或一二十年不瘥。方：

故铁二十斤，烧赤，水五斗浸三宿，去铁澄清　柘根三十斤，水一石，煮 取五斗，去滓澄清　菖蒲切，五斗，水一石，煮取五斗，去滓澄清

上三味，合一石五斗，用米二石，并曲二斗，酿如常法，酒用一月封头开 清，用磁石禽铁者三斤，捣为末，纳酒中，浸三宿。饮之，日夜饮，常取小小 醉而眠，取闻人语乃止药。

又方：

服天门冬酒，百日瘥。

又方：

矾石少许，以生菖蒲根汁和，点入耳中。

治劳聋、气聋、风聋、虚聋、毒聋、久聋耳鸣。方：

山茱萸　干姜　巴戟天　芍药　泽泻　桂心　菟丝子　黄芪　干地黄　远 志　蛇床子　石斛　当归　细辛　苁蓉　牡丹　人参　甘草　附子各二两　菖 蒲一两　羊肾二枚　防风一两半　茯苓三两

上二十三味，末之，蜜丸如梧子。食后服十五丸，日三，加至三四十丸 止。皆缘肾虚耳，故作补肾方，又作薄利九窍药即瘥。

治耳聋。方：

生地黄极粗者，长一寸半　巴豆　杏仁各七枚　印成盐二颗　头发如鸡子

大，烧灰

上五味，治下筛。以绵薄裹，纳耳中，一日一夜，若小损即去之，直以物塞耳，耳中黄水及脓出，渐渐有效，不得更着，不着一宿后，更纳一日一夜，还去之，依前。

又方：

蓖麻仁五合　杏仁　菖蒲　磁石　桃仁各三分　巴豆一分　石盐三分　附子二分　熏陆香　松脂各十分　蜡八分　通草三分

上二十味，先捣草石令细，别研诸仁如酯，纳松脂、蜡，合捣数千杵，令可丸乃止。以如枣核大绵裹塞耳，一日四五度。出之转捻，不过三四日易之。

又方：

磁石四两　天门冬　地骨皮　生姜各三两　山茱萸　茯苓　菖蒲　芎穷枳实　白芷　橘皮　甘草　土瓜根　牡荆子各二两　竹沥二升

上十五味，㕮咀，以水八升，煮减半，纳沥，煮取二升五合。分三服，五日一剂，三日乃着散。纳耳中，如后方：

石菖蒲　白蔹　牡丹　山茱萸　牛膝　土瓜根各二两　磁石四两

上七味，治下筛。绵裹塞耳，日一易之，仍服大三五七散佳。

又方：

熏陆香　蓖麻　松脂　蜡　乱发灰　石盐各等份

上六味，末之，作丸。绵裹塞耳，时易之，瘥止。

治耳聋。方：

巴豆十四枚　成炼松脂半两

上二味，合治，丸如黍米大。绵裹，以簪头着耳中，一日一易。药如硬，微火炙之，以汗出乃愈，大效。

又方：

雄鲤鱼脑二两　防风　菖蒲　细辛　附子　芎穷各六铢

上六味，㕮咀，以鱼脑合煎三沸，三上三下之，膏香为成，滤去滓，冷，以一枣核灌耳中，以绵塞之。《古今录验》用疗风聋年久耳中鸣者，以当归代防风，以白芷代芎穷。

又方：

竹筒盛鲤鱼脑，炊饭处蒸之令烊，注耳中。

又方：

菖蒲、附子各等份，末之，以麻油和。以绵裹纳耳中。《广济方》以疗耳辛痛求死者，《崔氏》以苦酒和塞耳。

又方：

矾石　甘草　菖蒲　当归　细辛　防风　芎穷　白芷　附子　乌贼骨　皂荚各半两　巴豆十四枚

上十二味，薄切三升，酢渍一宿，以不中水鸡膏九合，煎三上三下，以巴豆黄膏成，去滓，纳雄黄末，搅调。取枣核大沥耳中，绵塞之，日三易。

又方：

烧铁令赤，投酒中，饮之。仍以磁石塞耳中，日一易，夜去之，旦别着。

又方：

蓖麻一百颗，去皮　大枣十五枚，去皮核

上二味，熟捣，丸如杏仁。纳耳中，二十日瘥。

又方：

芥子捣淬，以男儿乳和。绵裹纳之。

又方：

取柴胡苗汁灌耳中，再度瘥。

又方：

作一坑，可容二升许，着炭火其中，坑似窖形，以砖覆口上，砖上作一孔子，容小指，砖孔上着地黄一升，以木盆覆之，以泥泥盆下，勿泄，盆底上钻一小孔，可容千箸，其孔上着三重布，以耳也当盆上熏，久若闷，去黄水，发裹盐塞之，不过二三度，神效。

又方：

捣鼓作饼，填耳内，以地黄长五六分，削一头令尖，纳耳中，与豉饼底齐，饼上着楸叶盖之，剜一孔如箸头，透饼玩具，灸三灶。

又方：

作泥饼子，厚薄如馄饨皮，覆耳上四边，勿令泄气，当耳孔上以草刺泥饼，穿作一小孔，于上以艾灸之百壮，候耳中痛不可忍即止，侧耳泻却黄水出尽即瘥。当灸时，若泥干数易之。

又方：

酒三升，碎牡荆子二升，浸七日，去滓。任性服尽。虽三十年久聋亦瘥。

又方：

截箭竿二寸，纳耳中，以面拥四畔，勿令泄气，灸筒上七壮。

又方：

硫黄、雄黄各等份，为末。绵裹纳耳中，数日闻人语声。

又方：

桂心十八铢　野葛六铢　成煎鸡肪五两

上三味，㕮咀，于铜器中微火煎三沸，去滓，密贮勿泄，以苇筒盛如枣核大，大炙令少热，欹卧，倾耳灌之，如此十日，耵聍自出，大如指，长一寸。久聋不过三十日，以发裹膏深塞，莫使泄气，五日乃出之。《千金翼方》云治二十年耳聋。

治耳聋、齿痛，赤膏。方：

桂心　大黄　白术　细辛　芎穷各一两　干姜二两　丹参五两　蜀椒一升巴豆十枚　大附子二枚

上十味，㕮咀，以苦酒二升，浸一宿，纳成煎猪肪三斤，火上煎三上三下，药成去滓。可服可摩。耳聋者，绵裹纳耳中；齿冷痛，则着齿间，诸痛皆摩。若腹中有病，以酒和服如枣许大；咽喉痛，取枣核大吞之。

又方：

以绵裹蛇膏塞耳，神良。

又方：

醇醋微火煎附子一宿，削令可入耳，以绵裹塞之。

治猝耳聋。方：

细辛　菖蒲各六铢　杏仁　曲末各十铢

上四味，和捣为丸，于即着少猪脂，如枣核大，绵裹纳耳中，日一易，小瘥，二日一易，夜去旦塞之。

治二十年耳聋。方：

故铁三十斤，以水七斗，浸三宿，取汁，入曲，酿米七斗，如常造酒法，候熟，取磁石一斤研末，浸酒中，三日乃可。饮取醉，以绵裹磁石纳耳中，好覆头卧，酒醒去磁石，即瘥。

治耳鸣聋。方：

当归　细辛　芎穷　防风　附子　白芷各六铢

上六味，末之，以鲤鱼脑八两，合煎三上三下，膏成去滓。以枣核大灌耳中，且以绵塞耳孔。

治耳鸣如流水声，不治久成聋方：

生乌头掘得，乘湿削如枣核大，纳耳中，日一易之，不过三日愈。亦疗痒及猝风聋。

治耳鸣水入。方：

通草　细辛　桂心各十八铢　菖蒲一两　附子六铢　矾石六铢　当归　甘

草各十二铢　独活一两半

上九味，末之，以白鹅脂半合，稍稍和如枣核，绵裹纳耳中，日三，旋旋和用。一本用葱涕半合。

治耳聋有脓，散方：

乌贼骨　釜底墨　龙骨　伏龙肝各半两　附子一两　禹余粮六铢

上六味，末之。取皂荚子大，绵裹纳耳中，日一易，取瘥。不瘥者有虫，加麝香一豆大。

治耳聋有脓，不瘥有虫。方：

鲤鱼肠一具，切　醋三合

上二味，和捣。帛裹纳耳中，两食顷当闷痛，有白虫着药，去之，更入新者，虫尽乃止。药择去虫还可用。

又方：

先以纸缠去耳中汁，以矾石末粉耳中，次石盐末粉其上，食久乃起，不过再度，永瘥。

又方：

捣桂，和鲤鱼脑，纳耳中，不过三四度。

治聤耳出脓汁。方：

矾石　乌贼骨　黄连　赤石脂

上四味，等份，末之。以绵裹如枣核纳耳中，日三。《小品》不用赤石脂，姚氏加龙骨一两，《千金翼方》同姚氏。

治聤耳，耳中痛，脓血出方：

取釜月下灰，薄耳中，日三易之，每换以篦之去之，再着，取瘥止。

治聤耳。方：

桃仁熟捣，以故绯绢裹，纳耳中，日三易，以瘥为度。

治底耳。方：

黄矾烧，绵裹纳耳中，不过二三日愈。或以苇管吹耳中。《肘后》以疗耳卒肿出脓。

治耳聋，干耵聍不可出。方：

捣自死白项蚯蚓，安葱叶中，面封头，蒸之令熟，并化为水。以汁滴入耳中，满即止，不过数度，即挑易出。瘥后，发裹盐塞之。《肘后》以疗蚰蜒入耳效。

又方：

灌酢三年者最良，绵塞之半日许，必有物出。

治百虫入耳。方：

末蜀椒一撮，以半升酢调，灌耳中，行二十步即出。

又方：

取桃叶火熨，卷之以塞耳，立出。

又方：

车肛脂敷耳孔，虫自出。《肘后》以疗聤耳脓血。

又方：

以葱涕灌耳中，虫即出。亦治耳聋。

治蜈蚣入耳。方：

炙猪肉令香，掩耳即出。

治蚰蜒入耳。方：

炒胡麻，捣之，以葛袋盛，倾耳枕之，即出。

又方：

以牛酪灌之，满耳即出，出当半消。若入腹中，空腹食好酪一二升，即化为黄水而出。不尽更服，手用神效。《千金翼方》作牛乳。

治耳中有物不可出。方：

以弓弦从一头，令散，敷好胶柱，着耳中物上停之，令相着，徐徐引出。

面病第九

方八十一首

五香散　治黯疱麠黵，黑运赤气，令人白光润。方：

毕豆四两　黄芪　白茯苓　葳蕤　杜若　商陆　大豆黄卷各二两　白芷　当归　白附子　冬瓜仁　杜衡　白僵蚕　辛夷仁　香附子　丁子香　蜀水花　旋复花　防风　木兰　芎穷　藁本　皂荚　白胶　杏仁　梅肉　酸浆　水萍　天门冬　白术　土瓜根各三两　猪胰二具，曝干

上三十二味，下筛。以洗面，二七日白，一年与众别。

澡豆　洗手面，令白净悦泽。方：

白芷　白术　白藓皮　白蔹　白附子　白茯苓　羌活　葳蕤　栝楼子　桃仁　杏仁　菟丝子　商陆　土瓜根　芎穷各一两　猪胰两具大者，细切　冬瓜仁四合　白豆面一升　面三升，涞猪胰为饼，曝干捣筛

上十九味，合捣筛，入面、猪胰拌匀，更捣。每日常用，以浆水洗手面，甚良。

澡豆洗手面　治面黑不净。方：

白藓皮　白僵蚕　芎穷　白芷　白附子　鹰屎白　甘松香　木香各三两一本用藁本　土瓜根一两一本用甜瓜子　白梅肉三十七枚　大枣三十枚　麝香二两　鸡子白七枚　猪胰三具　杏仁三十枚　白檀香　白术　丁子香各三两，一本用细辛　冬瓜仁五合　面三升

上二十味，先以猪胰和面，曝干，然后合诸药捣末，又以白豆屑二升为散。旦用洗手面，十日色白如雪，三十日如凝脂，神验。《千金翼方》无白僵蚕、芎穷、白附子、大枣，有桂心三两。

澡豆　洗面药。方：

猪胰五具，细切　毕豆面一升　皂荚三挺　栝楼实三两一方用葳蕤　白茯苓　土瓜根各五两

上七味，捣筛，将猪胰拌和，更捣令匀。每旦取洗手面，百日白净如素。

洗面药方：

白芷　白蔹　白术　桃仁　冬瓜仁　杏仁　葳蕤各等份　皂荚倍多

上八味，绢筛。洗手面时即用。

洗面药，除默黯，悦白。方：

猪胰两具，去脂　豆面四升　细辛　白术各一两　防风　白蔹　白芷各二两　商陆三两　皂荚五挺　冬瓜仁半升

上十味，和土瓜根一两捣，绢罗，即取大猪蹄一具，煮令烂作汁，和散为饼，曝燥，更捣为末，罗过，洗手面，不过一年，悦白。

澡豆　治手干燥少润腻。方：

大豆黄五升　苜蓿　零陵香子　赤小豆各二升，去皮　丁香五合　麝香一两　冬瓜仁　茅香各六合　猪胰五具，细切

上九味，细捣罗，与猪胰相合和，曝干，捣，绢筛，洗手面。

澡豆　方：

白芷　青木香　甘松香　藿香各二两　冬葵子一本用冬瓜仁　栝楼仁各四两　零陵香二两　毕豆面三升，大豆黄面亦得

上八味，捣筛，用如常法。

桃仁澡豆，主悦泽，去默黯。方：

桃仁　芜菁子各一两　白术六合　土瓜根七合　黑豆面二升

上五味，合和，捣筛，以醋浆水洗手面。

澡豆 主手干燥，常少润腻。方：

猪胰五具，干之　白茯苓　白芷　藁本各四两　甘松香　零陵香各二两　白商陆五两　大豆末二升，绢下　葫藘灰一两

上九味，为末，调和讫，与猪胰相合，更捣令匀。欲用，稍稍取以洗手面，八九月则合冷处贮之，至三月以后勿用，神良。

玉屑面膏 治面无光泽，皮肉皱黑，久用之令人洁白光润。方：

玉屑细研　芎䓖　上瓜根　葳蕤　桃仁　白附子　白芷　冬瓜仁　木兰辛夷各一两　菟丝子　藁本　青木香　白僵蚕　当归黄芪　藿香　细辛各十八铢　麝香　防风各半两　鹰屎白一合　猪胰三具，细切　蜀水花一合　白犬脂鹅脂　熊脂各一升　商陆一两　猪肪酯一升

上二十八味，先以水浸猪鹅犬熊脂，数易水，浸令血脉尽乃可用，㕮咀诸药，清酒一斗渍一宿，明旦生擘猪鹅等脂安药中，取铜铛于炭火上，微微煎，至暮时乃熟，以绵滤，置瓷器中，以敷面。仍以练系白芷片，看色黄即膏成，其猪胰取浸药酒，妥胰取汁，安铛中，玉屑、蜀水花、鹰屎白、麝香末之，膏成，安药中，搅令匀。

面脂 主悦泽人面。耐老方：

白芷　冬瓜仁各三两　葳蕤　细辛　防风各一两半　商陆　芎䓖各三两当归　藁本　蘼芜　土瓜根去皮　桃仁各一两　木兰皮　辛夷　甘松香　麝香白僵蚕　白附子　栀子花　零陵香半两　猪胰三具，细切，水渍六日，欲用时以酒　取汁渍药

上二十一味药，薄切，绵裹，以猪胰汁渍一宿，平旦以前，猪脂六升，微火三上三下，白芷色黄膏成，去滓入麝，收于瓷器中，取涂面。

炼脂法：

凡合面脂，先须知炼脂法，以十二月买极肥大猪脂，水渍七八日，日一易水，煎取清脂没水中。炼鹅熊脂，皆如此法。

玉屑面脂。方：

玉屑　白附子　白茯苓　青木香　葳蕤　白术　白僵蚕　密陀僧甘松香　乌头　商陆　石膏　黄芪　胡粉　芍药　藁本　防风　芒硝白檀各一两　当归　土瓜根　桃仁　芎䓖各二两辛夷　桃花　白头翁　零陵香　细辛　知母各半两　猪脂一升　羊肾脂一具　白犬脂　鹅脂各一合

上三十一味，切，以酒、水各一升，合渍一宿，出之，用铜器微火煎，令水气尽，候白芷色黄，去滓，

停一宿，且以柳枝搅白，乃用之。

又方，令黑者皆白，老者皆少。方：

玉屑　寒水石　珊瑚　芎䓖　当归　土瓜根　菟丝　藁本　辛夷仁　细辛　葳蕤　商陆　白芷　防风　黄芪　白僵蚕　桃仁　木兰皮　藿香　前胡　蜀水花桂心　冬瓜仁　半夏　白蔹　青木香　杏仁　蘼芜　芒硝　旋复花　杜衡　麝香　白茯苓　秦椒　白头翁　矾石　秦皮　杜若　蜀椒　芜菁子　升麻　黄芩　白薇　栀子　花各六铢　栝楼仁一两　熊脂　白狗脂　牛髓　鹅脂　羊髓各五合　清酒一升　鹰屎白一合　丁香六铢　猪肪脂一升

上五十四味，㕮咀，酒渍一宿，纳脂等合煎，三上三下，酒气尽膏成，绞去滓，下麝香末，一向搅至凝，色变止，瓷器贮，勿泄气。

面脂　治面上皴黑，凡是面上之疾，皆主之。方：

丁香　零陵香　桃仁　土瓜根　白蔹　防风　沉香　辛夷　栀子花　当归　麝香　藁本　商陆　芎䓖各三两　葳蕤一本作白及　藿香一本无　白芷　甘松香各二两半　菟丝子三两　白僵蚕　木兰皮各二两半　蜀水花　青木香各二两　冬瓜仁四两　茯苓三两　鹅脂　羊肾脂各一升半　羊髓一升　生猪脂三大升

上二十九味，㕮咀，先以美酒五升，挼猪胰六具，取汁渍药一宿，于猪脂中极微火煎之，三上三下，白芷色黄，以绵一大两纳生布中，绞去滓，入麝香末，以白木篦搅之，至凝乃止，任性用之，良。

面膏　去风寒，令面光悦，却老去皴。方：

青木香　白附子　芎䓖　白蜡　零陵香　香附子　白芷各二两　茯苓　甘松各一两　羊髓一升半，炼

上十味，㕮咀，以水酒各半升，浸药经宿，煎三上三下，候水、酒尽，膏成，去滓。敷面作妆，如有䵏黯皆落。

猪蹄汤　洗手面，令光润。方：

猪蹄一具　桑白皮　芎䓖　葳蕤各三两　白术二两　白茯苓三两　商陆二两一作当归　白芷三两

上八味，㕮咀，以水三斗，煎猪蹄及药，取一斗，去滓。温一盏，洗手面，大佳。

令人面白净悦泽。方：

白蔹　白附子　白术　白芷各二两　藁本三两　猪胰三具，水渍去赤汁尽，研

上六味，末之，先以芜菁子半升，酒、水各半升，相和，煎数沸，研如泥，合诸药，纳酒、水中，以瓷器贮，封三日。每夜敷面，旦以浆水洗之。

猪蹄浆　急面皮，去老皱，令人光净。方：

大猪蹄一具，净治如食法，以水二升，清浆水一升，不渝釜中煮成胶，以洗手面。又以此药和澡豆，夜涂面，旦用浆水洗，面皮即急。

白面。方：

牡蛎三两　土瓜根一两

上二味，末之，白蜜和之。涂面即白如玉，旦以温浆水洗之。慎风日。

鹿角散　令百岁老人面如少女，光泽洁白。方：

鹿角长一握　牛乳三升　芎䓖　细辛　天门冬　白芷　白附子　白术　白蔹各三两　杏仁二七枚　酥三两

上十一味，㕮咀，其鹿角先以水渍一百日，出，与诸药纳牛乳中，缓水煎，令汁尽，出角，以白练袋贮之，余药勿取，至夜取牛乳，石上摩鹿角。取涂面，旦以浆洗之。无乳，小便研之亦得。

令人面洁白悦泽，颜色红润。方：

猪胰五具　芜菁子二两　栝楼子五两　桃仁三两

上四味，以酒和，熟捣，敷之。慎风日。

又方：

采三株桃花，阴干，末之。空心饮服方寸匕，日三。并细腰身。

又方：

以酒渍桃花，服之。好颜色。治百病。三月三日收。

桃花丸　治面黑黯，令人洁白光悦方：

桃花二升　桂心　乌喙　甘草各一两

上四味，末之，白蜜为丸。服如大豆许十丸，日二。十日易形。一方有白附子、甜瓜子、杏仁各一两，为七味。

铅丹散　治面黑，令人面白如雪。方：

铅丹三十铢　真女菀六十铢

上二味，治下筛。酒服一刀圭，日三。男十日知，女二十日知，知则止。黑色皆从大便中出矣，面白如雪。

白杨皮散　治面与手足黑，令光泽洁白。方：

白杨皮十八铢　一方用橘皮　桃花一两　白瓜子仁三十铢

上三味，治下筛。温酒服方寸匕，日三。欲白，加瓜子；欲赤，加桃花。三十日面白，五十日手足俱白。

治面皯黯，内外治。方：

成炼松脂为末，温酒服三合，日三，服尽三升，无不瘥。

治外膏方：

白芷　白蜡各二两　白附子　辛夷　防风　乌头　藿香各半两　藁本一两　葳蕤　零陵香各半两　商陆　麝香各六铢　牛脂　鹅胆各一升　羊脂五合　麻油二合

上十六味，薄切，醋渍浃浃然一宿，合煎，候白芷色黄，膏成。以皂荚汤洗面，敷之，日三。

又方：

白矾　石硫黄　白附子各六铢

上三味，为末，以酢一盏，渍之三日。夜净洗面，敷之。莫见风日，三七日慎之，白如雪。

又方：

鸡子三枚　丁香一两　胡粉一两，细研

上三味，先以醋一升，渍七日后，取鸡子白调香粉，令匀。以浆水洗面，敷之。

治面皯。方：

李子仁末，和鸡子白，敷一宿即落。

又方：

白羊乳二升　羊胰二具，水浸去汁，细擘　甘草二两，末

上三味，相和一宿。先以酢浆洗面，生布拭之，夜敷药两遍，明旦以猪蹄汤洗却，每夜洗之。

又方：

白附子末，酒和，敷之即落。

又方：

桂心　石盐　蜜各等份

上三味，末之，相和，以敷。

治人面皯黯黑，肤色粗陋，皮厚状丑。方：

羖羊胫骨末，以鸡子白和，敷之，旦以白粱米泔洗之，三日白如珂雪。

又方：

白蜜和茯苓粉，敷之，七日愈。

又方：

杏仁末之　鸡子白

上二味，相和，夜涂面，明旦以米泔洗之。

又方：

杏仁酒浸皮脱，捣，绢袋盛。夜拭面。

又方：

酒浸鸡子三枚，密封四七日成。敷面，白如雪。

治面䵟黯，今悦泽光白润好，及手皱。方：

猪蹄两具治如食法　白粱米一斗，洗令净

上二味，以水五斗，合煮猪蹄烂，取清汁三斗，用煮后药：

白茯苓　商陆各五两　葳蕤一两　白芷　藁本各二两

上五味，㕮咀，以前药汁三斗，并研桃仁一升，合煮，取一斗五升，去滓，瓷瓶贮之，纳甘松、零陵香末各两入膏中，搅令匀，绵幕之，每夜用涂手面。

面多䵟黯，面皮粗涩，令人不老，皆主之。方：

朱砂　雄黄各二两　水银霜半两　黄鹰粪二升　上胡粉二两

上五味，并细研细粉，以面脂和。净洗面，夜涂之，以手细摩，令热，明旦不废作妆，然须五日一洗面。一涂不过三遍，所有恶物一切皆除，数倍少嫩，慎风日。不传，神秘。

治䵟黯乌黡，令面洁白。方：

马珂二两　珊瑚　白附子　鹰屎白各一两

上四味，研成粉，和匀，用人乳调，以敷面，夜夜着之，明旦以温浆水洗之。

治面黑生䵟疱。方：

白蔹十二铢　生署石《救急方》无礜石　白石脂各六铢　杏仁三铢

上四味，研，和鸡子白。夜卧涂面上，旦用井花水洗之。

治面䵟疱，令人悦白。方：

栝楼子六合　麝香半两　白石脂五合　雀粪二合，去黑

上四味。捣筛，别研麝香、雀粪、白石脂，和合，取生菟丝苗汁，和之如薄泥。先用澡豆洗去面上腻，以涂䵟上，日夜三四过，旦以温浆水洗之，任意作妆。

治黯子面不净方：

以上朱砂研细如粉，和白蜜。涂之，旦以酢浆洗之，大验。

又方：

白附子 香附子 白檀 马珂 紫檀各一两

上五味，末之，白蜜和如杏仁大，阴干。用时以水研涂面，且以温水洗。忌风油。七日面如莲花。

治面肝黯方：

沉香 牛黄 熏陆香 雌黄 鹰屎 丁香 玉屑各十二铢 水银十铢

上八味，末之，蜜和，以敷。

治面黑䵟黯，皮皱皴，散方：

白附子 密陀僧 牡蛎 茯苓 芎穷各二两

上五味，末之，和以羊乳。夜涂面，以手摩之，旦用浆水洗。不过五六度，一重皮脱，肝瘥矣。

治面䵟方：

水和丹砂末，服方寸匕，男七日，女二七日，色白如雪。

白瓜子丸 治面䵟黯，令色白。方：

白瓜子二两 藁本 远志 杜衡各一两 天门冬三两 白芷 当归 车前子 云母粉各一两 柏子仁 细辛 橘皮 栝楼仁 铅丹 石脂各半两

上十五味，末之，蜜和。空腹服如梧子二十丸，日三。

去面上靥子黑痣。方：

夜以暖浆水洗面，以生布揩靥子令赤痛，水研白旃檀，取汁令浓，以涂靥子上，旦以暖浆水洗之，仍以鹰屎白粉其上。

治粉滓䵟黯。方：

白蔹十二铢 白石脂六铢

上二味，捣筛，以鸡子白和。夜卧涂面，且用井花水洗。

去粉滓䵟黯皱疱及茸毛，令面悦泽光润如十四五时。方：

黄芪 白术 白蔹 葳蕤 土瓜根 商陆 蜀水花 鹰屎白各一两 防风一两半 白芷 细辛 青木香 芎穷 白附子 杏仁各二两

上十五味，末之，以鸡子白和作挺，阴干，石上研之。以浆水涂面，夜用，且以水洗。细绢罗如粉，佳。

治面粉滓方：

熬矾石，以清酒和，敷之，不过三上。

又方：

捣生菟丝苗汁涂，不过三上。

治面疱方：

羖羊胆　牛胆各一具　醇酒一升

上三味，合煮三五沸。敷之。

治年少气盛，面生疱疮。方：

胡粉半两　水银一两

上二味，以腊月猪脂和，熟研，令水银消散向暝以粉面，旦起布拭之，慎勿水洗，至暝又涂之，不过三上瘥。一方有真珠。

白膏　治面瘙疱疥拥恶疮。方：

附子十五枚　野葛一尺五寸　蜀椒一升　猪膏一斤

上三味，㕮咀，以酢渍一宿，猪膏一斤煎，令附子黄，去滓。涂之，日三。

栀子丸　治酒皶鼻疱。方：

栀子仁三升　芎穷四两　大黄六两　豉三升　木兰皮半两　甘草四两

上六味，末之，蜜和。服十丸如梧桐子，日三，稍加至十五丸。

治薄鼻疱。方：

蒺藜子　栀子仁　豉各一升　木兰皮半斤一本无

上四味，末之，以酢浆水和如泥。夜涂上，日未出时暖水洗之。亦灭瘢痕。

治面皶疱。方：

鸬鹚屎一升，末之，以腊月猪脂和，令匀。夜敷之。

治面上风。方：

玉屑　密陀僧　珊瑚各二两　白附子三两

上四味，末之，以酢和。夜敷面上，旦洗之。亦灭瘢痕。

治面疱甚者。方：

冬葵子　柏子仁　茯苓　冬瓜子

上四味，各等份，末之。酒服方寸匕，食后服，日三。

治面疱。方：

莽草　肉桂各二两

上二味，末之。以酢浆服

方寸匕，日一。亦治䵟黯，及灭瘢去黑痣。

又方：

枸杞根一十斤　生地黄三斤

上二味，先捣筛枸杞，又捣碎地黄，曝干，合筛。空腹酒服方寸匕，日三。久服，颜如童子，秘之。

治面瘫。方：

木兰皮一斤，以三年酢渍，令没百日，曝干，末之。温酒服方寸匕，日三。

治面有热毒恶疮。方：

胡粉熬　黄檗炙　黄连各等份

上三味，末之。以粉上，取瘥止。若疮干，以面脂调涂之，日三。

灭瘢痕。方：

以猪脂三斤饲乌鸡一只，令三日使尽后，取白屎，纳白芷、当归各两煎，白芷色黄，去滓，纳以鹰屎白半两，搅令调，敷之，日三。

又方：

禹余粮、半夏各等份，末之，以鸡子黄和。先以新布拭瘢令赤，以涂之，勿见风，日二，十日瘥，十年者亦灭。

又方：

鹰屎白一合　辛夷一两　白附子　杜若　细辛各半两

上五味，㕮咀，以酒五合，浸一宿，以羊髓五两，微火煎三上三下，去滓，小伤瘢上敷之，日三。

灭瘢痕，无问新旧必除。方：

以人精和鹰屎白敷之，日二。白蜜亦得。

治瘢痕凸出。方：

春夏以大麦麨，秋冬以小麦麨，好细绢下筛，以酥和封上。

又方：

鹰屎白一两　衣白鱼二七枚

上二味，末之，蜜和以敷，日三五度良。

又方：

以热瓦熨之。

又方：

以冻凌熨之。

又方：

鹰屎白二两　白僵蚕二两半

上二味，末之，以白蜜和敷上，日三。慎五辛生菜。

又方：

腊月猪脂四升，煎大鼠一枚，令消尽。以生布拭上皮令赤，涂之，不过四五上。

治身及丰上印纹。方：

针刺字上破，以醋调赤土薄之，干又易，以黑灭即止。

又方：

以未满月儿屎敷上，一月即没。

◎卷九 风毒脚气◎

论风毒状第一

十六章

论曰：考诸经方，往往有脚弱之论，而古人少有此疾。自永嘉南渡，衣缨士人多有遭者，岭表江东有支法存、仰道人等，并留意经方，偏善斯术。晋朝仕望多获全济，莫不由此二公。又宋齐之间，有释门深师，师道人述法存等诸家旧方为三十卷，其脚弱一方近百余首。魏周之代，盖无此病，所以姚公《集验》殊不殷勤，徐王撰录未以为意。特以三方鼎峙，风教未一，霜露不均，寒暑不等，是以关西河北不识此疾。自圣唐开辟，六合无外，南极之地，襟带是重，爪牙之寄，作镇于彼，不习水土，往者皆遭。近来，中国士大夫虽不涉江表，亦有居然而患之者，良由今代天下风气混同，物类齐等所致之耳。然此病发初得，先从脚起，因即胫肿，时人号为脚气。深师云脚弱者，即其义也。深师述支法存所用永平山譱敷、施连、范祖耀、黄素等诸脚弱方，凡八十余条，皆是精要。然学者寻览，颇觉繁重，正是方集耳，卒欲救急，莫测指南。今取其所经用灼然有效者，以备仓卒，余者不复具述。

论何以得之于脚

问曰：风毒中人，随处皆得，作病何偏着于脚也？答曰：夫人有五脏，心肺二脏，经络所起在手十指；肝肾与脾三脏，经络所起在足十指。夫风毒之气，皆起于地，地之寒暑风湿，皆作蒸气，足当履之，所以风毒之中人也，必先中脚，久而不瘥，遍及四肢腹背头项也。微时不觉，痼滞乃知。经云次传、间传是也。

论得已便令人觉不

凡脚气病，皆由感风毒所致。得此病，多不令人即觉，会因他病，一度乃始发动，或奄然不闷，经三两日不起，方乃觉之。诸小庸医，皆不识此疾，漫作余病治之，莫不尽毙。故此病多不令人识也。始起甚微，食饮嬉戏，气力如故，惟卒起脚屈弱不能动，有此为异耳。《黄帝内经》云：缓风湿痹是也。

论风毒相貌

夫有脚未觉异，而头项臂膊已有所苦；有诸处皆悉未知，而心腹五内已有所困。又风毒之中人也，或见食呕吐、憎闻食臭，或有腹痛下痢，或大小便秘涩不通，或胸中冲悸，不欲见光明，或精神昏愦，或喜迷忘、语言错乱，或壮热头痛，或身体酷冷疼烦，或觉转筋，或肿不肿，或胜腿顽痹，或时缓纵不随，或复百节挛急，或小腹不仁，此皆脚气状貌也，亦云风毒脚气之候也。其候难知，当须细意察之。不尔，必失其机要。一朝病成，难可以理，妇人亦尔。又有妇人产后，春夏取凉，多中此毒，宜深慎之。其热闷掣疭，惊悸心烦，呕吐气上，皆其候也。又但觉脐下冷痛，幅幅然不快，兼小便淋沥，不同生平，即是脚气之候，顽弱名缓风，疼痛为湿痹。

论得之所由

凡四时之中，皆不得久立久坐湿冷之地，亦不得因酒醉汗出，脱衣靴袜，当风取凉，皆成脚气。若暑月久坐久立湿地者，则热湿之气蒸入经络，病发必热，四肢酸疼烦闷；若寒月久坐久立湿冷地者，则冷湿之气上人经络，病发则四肢酷冷转筋；若当风取凉得之者，病发则皮肉顽痹，诸处瞤动，渐渐向头。凡常之日，忽然暴热，人皆不能忍得者，当于此时，必不得顿取于寒以快意也，卒有暴寒复不得受之，皆生病也。世有勤功力学之士，一心注意于事，久坐行立于湿地，不时动转，冷风来击，入于经络，不觉成病也。故风毒中人，或先中手足十指，因汗毛孔开，腠理疏通，风如击箭，或先中足心，或先中足肤，或先中膝以下腨胫表里者。若欲使人不成病者，初觉即灸所觉处三二十壮，因此即愈，不复发也。《黄帝内经》云："当风取凉，醉已入房，能成此疾。"

论冷热不同

问曰：何故得者有冷有热？答曰：足有三阴、三阳，寒中三阳，所患必冷；暑甲三阴，所患必热。故有表里冷热。冷热不同，热者治以冷药，冷者疗以热药，以意消息之。脾受阳毒即热顽，肾受阴湿即寒痹。

论因脚气续生诸病

虽患脚气不妨乳石动

发，皆须服压石药疗之。夫因患脚气续生诸病者，则以诸药对之。或小便不利，则以猪苓、茯苓及诸利小便药治之；大便极坚者，则以五柔麻仁丸等治之；遍体肿满成水病者，则取治水方中诸治水之药治之。余皆仿此，更无拘忌。

论须疗缓急

凡小觉病候有异，即须大怖畏，决意急治之。伤缓气上入腹，或肿或不肿，胸胁逆满，气上肩息，急者死不旋踵，宽者数日必死，不可不急治也。但看心下急，气喘不停，或白汗① 数出，或乍寒乍热，其脉促短而数，呕吐不止者，皆死。

论虚实可服药不可服药

凡脚气之疾，皆由气实而死，终无一人以服药致虚而殂。故脚气之人，皆不得大补，亦不可大泻，终不得畏虚，故预止汤不服也。如此者皆死不治也。

论看病问疾人

世间大有病人亲朋故旧交游来问疾，其人曾不经一事，未读一方，自骋了了，诈作明能，谈说异端，或言是虚，或道是实，或云是风，或云是蛊，或道是水，或云是痰，纷纭谬说，种种不同，破坏病人心意，不知孰是，迁延未定，时不待人，欻② 然致祸，各自散走。是故大须好人及好名医，识病深浅，探赜方书，博览古今，是事明解者看病。不尔，大误人事。窃悲其如此者众，故一一显析，具述病之由状，令来世病者读之以自防备也。但有一状相应，则须依方急治，勿取外人言议，自贻忧悔，但详方意。人死不难，莫信他言以自误也。余尝为人撰门冬煎，此方治脚气大有验，病者须用之。

论脉候法

凡脚气，虽复诊候多涂，而三部之脉，要须不违四时者为吉，其逆四时者勿治。余如《脉经》所说，此中不复具载。其人本黑瘦者易治，肥大肉厚赤白者难愈。黑人耐风湿，赤白不耐风。瘦人肉硬，肥人肉软，肉软则受疾至深，难已也。

论肿不肿

凡人久患脚气不自知别，于后因有他病发动，治之得瘥后，直患呕吐而复脚弱。余为诊之，乃告为脚气。病者曰：某平生不患脚肿，何因名为脚气？不肯服汤。余医以为石发，狐疑之间，不过一旬而死。故脚气不得一向以肿为候，亦有肿者，有不肿者。其以小腹顽痹不仁者，脚多不肿。小腹顽不过三五日，即令人呕吐者，名脚气入心，如此者，死在旦夕。凡患脚气到心难治，以其肾水克心火故也。

---

① 白汗："诸本及《外台》作自汗。"

② 欻：《说文》："欻，有所吹起也，从欠炎声，读若忽。"

论须慎不慎

凡脚气之病，极须慎房室、羊肉、牛肉、鱼、蒜、蕺菜、菘菜、蔓菁、瓠子、酒、面、酥油、乳糜、猪鸡、鹅鸭。有方用鲤鱼头，此等并切禁，不得犯之。并忌大怒。惟得食粳、粱、粟米、酱豉、葱、韭、薤、椒、姜、橘皮。又不得食诸生果子、酸酢之食，犯者皆不可瘥，又大宜生牛乳、生栗子矣。

论善能治者几日可瘥

凡脚气病，枉死者众。略而言之，有三种：一觉之伤晚，二骄狠恣傲，三狐疑不决。此之三种，正当枉死之色。故世间诚无良医，虽有良医，而病人有生灵堪受人者，更复鲜少。故虽有骐骥，而不遇伯乐；虽有尼父，而人莫之师。其为枉横亦犹此也。今有病者，有受人性依法，使余治之，不过十日，可得永瘥矣。若无受人性者，亦不须为治，纵令治之，恐无瘥日也。非但脚气，诸病皆然。良药善言，触目可致，不可使人必服。法为信者施，不为疑者说。

论灸法

凡脚气，初得脚弱，使速灸之，并服竹沥汤，灸讫，可服八风散，无不瘥者。惟急速治之。若人但灸而不能服散，服散而不灸，如此者半瘥半死。虽得瘥者，或至一二年复更发动。觉得，便依此法速灸之及服散者，治十十愈。此病轻者，登时虽不即恶，治之不当，根源不除，久久期于杀人，不可不精以为意。

初灸风市，次灸伏兔，次灸犊鼻，次灸膝两眼，次灸三里，次灸上廉，次灸下廉，次灸绝骨。凡灸八处。

第一风市穴，可令病人起，正身平立，垂两臂直下，舒十指掩着两髀便点，当手中央指头髀大筋上是。灸之百壮，多亦任人。轻者不可减百壮，生者乃至一处五六百壮。勿令顿灸，三报之佳。

第二伏兔穴，令病人累夫端坐，以病人手夫掩横膝上，夫下旁与曲膝头齐上旁侧夫际当中央是。灸百壮，亦可五十壮。

第三犊鼻穴，在膝头盖骨上际，外骨边平处，以手按之得节解则是。一云在膝头下近外三骨箕踵中，动脚以手按之得屈解是。灸之五十壮，可至百壮。

第四膝眼穴，在膝头骨下两旁陷者宛中是。

第五三里穴，在膝头骨节下一夫附胫骨外是。一云膝头骨节下三寸。人长短大小当以病人手夫度取。灸之百壮。

第六上廉穴，在三里下一夫，亦附胫骨外是。灸之百壮。

第七下廉穴，在上廉下一夫，一云附胫骨外是。灸之百壮。

第八绝骨穴，在脚外踝上一夫，亦云四寸是。

凡此诸穴，灸不必一顿灸尽壮数，可日日报，灸之三日之中，灸令尽壮数为佳。凡病一脚则灸一脚，病两脚则灸两脚。凡脚弱病皆多两脚。又一方云：如觉脚恶，便灸三里及绝骨各一处，两脚恶者，合四处灸之，多少随病轻重，大要虽轻不可减百壮。不瘥，速以次灸之，多多益佳。一说灸绝骨最要。人有患此脚弱不即治，及入腹，腹肿大上气，于是乃须大法灸，随诸俞及诸管开节腹背尽灸之，并服八风散，往往得瘥者。觉病入腹，若病人不堪痛，不能尽作大灸，但灸胸心腹诸穴，及两脚诸穴，亦有得好瘥者。凡量一夫之法，覆手并舒四指，对度四指上中节上横过为一夫。夫有两种，有三指为一夫者，此脚弱灸以四指为一夫也，亦依支法存旧法。梁丘、犊鼻、三里、上廉、下廉、解溪、太冲、阳陵泉、绝骨、昆仑、阴陵泉、三阴交、足太阴、伏溜、然谷、涌泉、承山、束骨等，凡一十八穴。旧法多灸百会、风府、五脏六腑俞募，顷来灸者，悉觉引气向上，所以不取其法。气不上[1]者可用之。其要病已成恐不救者，悉须灸之。其足十指去指奇一分，两足凡八穴，曹氏名曰八冲。极下气

有效。其足十指端名曰气端。日灸三壮，并大神要，其八冲可日灸七壮，气下即止。病者非深相委悉，慎勿为人灸之。慎之慎之。凡灸八冲，艾炷须小作之。

论服汤药色目

风毒之气入人体中，脉有三品，内外证候相似，但脉有异耳。若脉浮大而缓，宜服续命汤，两剂应瘥；若风盛，宜作越婢汤加白术四两；若脉浮大紧转快，宜作竹沥汤；若病人脉微而弱，宜服风引汤，此人脉多是因虚而得之；若大虚短气力乏，可其间作补汤，随病冷热而用之。若未愈，更服竹沥汤。若病人脉服大而紧快，此是三品之中最恶脉也。或沉细而快者，此脉正与浮大而紧者同是恶脉。浮大者，病在外；沉细者，病在内。治亦不异，当消息以意耳。其形尚可，而手脚未容至弱，数日之中，气上即便命终。如此之脉，往往有人得之，无一存者，急服竹沥汤，日服一剂，切要汤势常令相及，勿令半日之中空无汤也。此汤竹汁多服之。若不极热，辄停在胸心，更为人患，每服当使极热，若服行沥汤得下者，必佳也。若已服三剂竹沥汤，病及脉势未折，而苦胀满，可以大鳖甲汤下之。汤势尽而不得下，可以丸药助汤令下。下后更服竹沥

---

① 上：原作"止"。［考异］："按止恐上讹。"据改。

汤，趣令脉势折，气息料理便停服。三十二物八风散佳。又初得病便摩野葛膏，日再，顽痹脚弱都愈乃止。若服竹沥汤，脉势折如未病时，气力转胜，脚故未能行，体力充足，然后渐微行步。病重者，瘥后半年始能扶人行耳。既觉脉及体内瘥，但当勤服八风散，勿以脚未能行轻加余治，余治未必全得要，更生诸恶，失此诸治也。猥人边亦勿行野葛膏。有人闻竹沥汤云恐伤腰脚者，即勿与，治宜知此法，此人无受人性，不可与医故也。不为疑者说，此之谓也。竹沥汤有三首，轻者服前方，重者次第服后者。此风毒乃相注易病人，宜将空缺服小金牙散，以少许涂鼻孔、耳门。病困人及新亡人喜易人。强健人宜将服之，亦以涂耳鼻，乃可临近亡人。及视疾者，绛囊带一方寸匕男左女右臂上，此解毒，服宜从少为始。病人唯宜饮赤小豆饮，冬服侧子金牙酒，续命汤治风毒，病初得似时行毒病，而脉浮缓，终不变快，此不治，或数日而死，或十日而死。或得便不识人，或发黄，或发斑，或目赤，或下部穿烂者，此最急，得之即先服续命汤一剂，须服葛根汤、麻黄汤下之。若故不折，更与续命汤两三剂必瘥。此病大急，常令汤势相接，不可使半日阙汤，即便杀人。

汤液第二

方三十八首

第一竹沥汤 治两脚痹弱或转筋，皮肉不仁，腹胀起如肿，按之不陷，心中恶，不欲食，或患冷。方：

竹沥五升　甘草　秦艽　葛根　黄芩　麻黄　防己　细辛　桂心　干姜各一两　防风　升麻各一两半　茯苓二两　附子二枚　杏仁五十枚

上十五味，㕮咀，以水七升，合竹沥，煮取三升。分三服，取汗。《千金翼方》无茯苓、杏仁，有白术一两。

第二大竹沥汤 治卒中风，口噤不能言，四肢缓纵，偏痹挛急，风经五脏，恍惚恚怒无常，手足不随。方：

竹沥一斗四升　独活　芍药　防风　茵芋　甘草　白术　葛根　细辛　黄芩　芎穷各二两　桂心　防己　人参　石膏　麻黄各一两　生姜　茯苓各三两　乌头

一枚

上十九味，口㕮咀，以竹沥煮取四升，分六服。先未汗者。取汗。一状相当即服。

第三**竹沥汤** 治风毒入人五内，短气，心下烦热手足烦疼，四肢不举，皮肉不仁，口噤不能语。方：

竹沥一斗九升 防风 茯苓 秦艽各三两 当归 黄芩《千金翼方》作芍药 人参 芎䓖《千金翼方》作防己 细辛 桂心 甘草 升麻《千金翼方》作通草 麻黄 白术各二两 附子二枚 蜀椒一两 葛根五两 生姜八两

上十八味，㕮咀，以竹沥煮取四升，分五服，初得病即须摩膏，日再，痹定止。《千金翼方》无麻黄、蜀椒、生姜。

治恶风毒气，脚弱无力，顽痹，四肢不仁，失音不能言，毒气冲心。有人病者，但一病相当即服，第一服此**麻黄汤**，次服第二、第三、第四方。

麻黄一两 大枣二十枚 茯苓三两 杏仁三十枚 防风 白术 当归 升麻 芎䓖 芍药 黄芩 桂心 麦门冬 甘草各二两

上十四味，㕮咀，以水九升，清酒二升合煮，取二升半。分四服，日三夜一。覆令小汗，粉之，莫令见风。

第二服**独活汤**。方：

独活四两 干地黄三两 生姜五两 葛根 桂心 甘草 芍药 麻黄各二两

上八味，㕮咀，以水八升，清酒二升合煎，取二升半。分四服，日三夜一。脚弱，特忌食瓠子、蒇菜，犯之一世治不愈。

第三服兼补**厚朴汤**，并治诸气咳嗽，逆气呕吐。方：

厚朴 芎䓖 桂心 干地黄 芍药 当归 人参各二两 黄芪 甘草各三两 吴茱萸二升 半夏七两 生姜一斤

上十二味，㕮咀，以水二斗，煮猪蹄一具，取汁一斗二升，去上肥，纳清酒三升，合煮取三升。分四服，相去如人行二十里久。

第四服**风引独活汤**兼补。方：

独活四两 茯苓 甘草各三两 升麻一两半 人参 桂心 防风 芍药 当归 黄芪 干姜 附子各二两 大豆二升

上十三味，㕮咀，以水九升、清酒三升合煮，取三升半。分四服，相去如人行二十里久更进服。

防风汤 治脚痹，并主毒气上冲心胸，呕逆宿癖，积气疝气，一病相当即服之。方：

防风 麻黄 芎䓖 人参 芍药 当归 茯苓 半夏 甘草各一两 鳖甲 生姜 桂心各二两 杏仁一两半 赤小豆一升 贝子五枚 乌梅五枚 大枣

二十枚　吴茱萸五合　犀角　羚羊角各半两　橘皮一两　薤白十四枚

上二十二味，㕮咀，以水一斗，煮取三升。分三服，一日令尽。一方用水一斗二升，间食糜。一方云半夏三两，随时用。

独活汤　治脚痹。方：

独活四两　当归　防风　茯苓　芍药　黄芪　葛根　人参　甘草各二两　大豆一升　附子一枚　干姜三两

上二十味，㕮咀，以水一斗，清酒二升合煮，取三升，分三服。

越婢汤　治风痹脚弱。方：

麻黄六两　石膏半升　白术四两　大附子一枚　生姜三两　甘草二两　大枣十五枚

上七味，㕮咀，以水七升，先煮麻黄，再沸掠去沫，入诸药，煮取三升，分三服，覆取汗。《胡洽方》只五味，若恶风者加附子一枚，多痰水者加白术四两。

治脚弱，神验。方：

防己　蜀椒　细辛　桂心　麻黄　石膏各一两　独活　防风　黄芩　茵芋　葛根　芎劳　芍药　甘草各一两　生姜　茯苓各三两　乌头二枚

上十七朱，㕮咀，以竹沥一斗，煮取四升。分六服，令一日一夜服尽。其间可常作赤小豆饮。有人脚弱，先服常用竹沥汤四剂，未觉，增损作此方，后觉得力。又云：脉沉细快，风在内者，作此汤也。

风引汤　治两脚疼痹肿，或不仁，拘急屈不得行。方：

麻黄　石膏　独活　茯苓各二两　吴茱萸　秦艽　细辛　桂心　人参　防风　芎䓖　防己　甘草各一两　干姜一两半　白术三两　杏仁六十枚　附子一两

上十七味，㕮咀，以水一斗六升，煮取三升，分三服，取汁佳。

大鳖甲汤　治脚弱风毒，挛痹气上，及伤寒恶风、温毒、山水瘴气、热毒，四肢痹弱。方：

鳖甲二两　防风　麻黄　白术　石膏　知母　升麻　茯苓　橘皮　芎䓖　杏仁　人参　半夏　当归　芍药　葳蕤　甘草　麦门冬各一两　羚羊角六铢　大黄一两半　犀角　青木香　雄黄各半两　大枣一十枚　贝齿　乌头各七枚　生姜三两　薤白十四枚　麝香三铢　赤小豆三合　吴茱萸五合

上三十一味，㕮咀，以水二斗，煮取四升。分六服，相去十里久，得下止。一方用大黄半两，畏下可只用六铢。一方用羚羊角半两，毒盛可用十八铢。《胡洽》有山茱萸半升，为三十二味。《千金翼方》无知母、升麻、橘皮、芎䓖、人参、当归、葳蕤。

小鳖甲汤　治身体虚胀如微肿，胸心痞满，有气，壮热，小腹厚重，两脚弱。方：

鳖甲　黄芩　升麻　麻黄　羚羊角　桂心　杏仁各三两　前胡四两　乌梅二十枚　薤白三十枚

上十味，㕮咀，以水一斗，煮取二升七合，分三服。此常用。若体强壮，欲须利者，加大黄二两。

风缓汤　治脚弱，举体痹不仁，热毒气入脏，胸中满塞不通，食即呕吐。方：

独活　麻黄　犀角各三两一方用羚羊角　半夏一升　大枣　乌梅二十枚桂心　鳖甲　升麻　橘皮　枳实　甘草　吴茱萸　大黄各一两　生姜　石膏各六两　贝齿七枚

上十七味，㕮咀，以水一斗四升，煮取四升。分五服，日三夜二，不瘥，至三剂必瘥。

治脚气初发，从足起至膝胫骨肿疼者。方：

取蓖麻叶切，捣蒸，薄裹之，日二三易即消。蓖麻子似牛蜱虫，故名蓖麻也。若冬月无蓖麻，取蒴藋根捣碎，和酒糟三分，根一分，合蒸热，及热封裹肿上，如前法，日二即消。亦治不仁顽痹。此方非汤，不当见此，然以前后三方俱出苏长史，更不分出。

若肿已入腹，至小腹胀，小便涩少者，用此。方：

取乌特牛尿一升，一服，日二，取消乃止。《千金翼方》云：羸瘦人，二分尿、一分牛乳合煮，乳浮结乃服之。

若肿已消，仍有此候者，急服此汤方：苏长史方，神验。

麻黄　射干　人参　茯苓　防己　前胡　枳实各二两　半夏犀角　羚羊角青木香　橘皮　杏仁　升麻各一两　生姜五两　独活三两　吴茱萸一升。

上十七味，㕮咀，以水一斗一升，煮取四升。分五服，相去二十里久，中间进少粥，以助胃气，此汤两日服一剂，取病气退乃止，以意消息之。若热盛喘烦者，加石膏六两生麦六冬一升，去吴茱萸；若心下坚，加鳖甲一两。

夫脚气之疾，先起岭南，稍来江东，得之无渐，或微觉疼痹，或两胫肿满，或行起涩弱，或上入腹不仁，或时冷热，小便秘涩，喘息，气冲喉，气急欲死，食呕不下，气上逆者，皆其候也。若觉此证，先与**犀角旋复花汤**。方：

犀角　旋复花各二两　橘皮　茯苓　生姜各三两　大枣十一枚　香豉一升　紫苏茎叶一握

上八味，㕮咀，以水八升，煮取二升七合。分三服，相去十里久服之，以气下，小便利为度。《崔氏》名小犀角汤。如其不下，服后大犀角汤。

大犀角汤　疗脚气，毒冲心变成水，身体遍肿，闷绝欲死者。方：

犀角　旋复花　白术　桂心　防己　黄芩各二两　香豉一升　生姜　橘皮茯苓各二两　前胡　桑白皮各四两　紫苏茎叶一握　大枣十枚

上十四味，㕮咀，以水九升，煮取二升七合。分三服，相去三里久，取下气为度。若得气下，小便利，脚肿即消，能食；若服汤竟不下，气急不定，仍服后犀角麻黄汤。《崔氏》又以白前代白术，无防己、黄芩、桑白皮，名旋复花汤。

犀角麻黄汤。方：

犀角　麻黄　防风　独活《崔氏》用茯苓　防己　芎穷　白术当归　羚羊肉《崔氏》用附子　黄芩各二两　石膏四两　生姜　甘草杏仁《崔氏》用细辛　桂心各三两

上十五味，㕮咀，以水二斗，煮麻黄，去沫，取汁八升，下药煎取三升。分三服，相去十里久。服讫，覆取汗。若不瘥，五日后更一剂，取汗同前。

茱萸汤　治脚气入腹，困闷欲死，腹胀。方：苏长史方。

吴茱萸六升　木瓜两颗，切

上二味，以水一斗三升，煮取三升。分三服，相去如人行十里久进一服。或吐，或汗，或利，或大热闷即瘥。此起死人方。

小风引汤　治中风，腰脚疼痛弱者。方：《胡洽》名大风引汤。

独活　茯苓　人参各三两　防风　当归　甘草　干姜《胡洽》作桂心　石斛各二两《胡洽》作黄芪　附子一枚　大豆二升

上十味，㕮咀，以水九升、酒三升，煮取三升。分四服，服别相去如人行十里久。《胡洽》云：南方治脚弱与此别，用升麻一两，半夏、芍药各二两，合十三味。本只有十味，减当归、石斛，名小风引汤。《删繁方》无石斛，以疗肉极寒，肌肉变，舌萎，名曰恶风腰痛脚弱。

风湿相薄，骨节烦疼，四肢拘急，不可屈伸，近之则痛，白汗出而短气，小便不利，恶风不欲去衣，或头面手足时时浮肿，**四物附子汤**主之。方：

附子二枚　桂心四两　白术三两　甘草二两

上四味，㕮咀，以水六升，煮取三升，分三服，微汗愈，大汗烦者，一服五合。体肿者，加防己四两；悸气，小便不利，加茯苓三两，既有附子，今加生姜三两。

治脚弱风毒实，及岭南瘴气面肿，乍寒乍热似疟状，脚肿，气上心闷，咳嗽，瘫缓顽痹。方：

麻仁　升麻　麻黄　射干　菖蒲　芒硝　甘草　大黄各半两　豉三合

上九味，㕮咀，以水六升，煮取二升半，纳芒硝，又煎三沸。分三服，微利一二行，解毒热。有肿，淬薄之。凡觉气满，辄服一剂佳。

道人深师增损肾沥汤　治风虚劳损挟毒，脚弱疼痹或不随，下焦虚冷，胸中微有客热，心虚惊悸不得眠，食少失气味，日夜数过心烦，迫不得卧，小便不利，又时复下。湘东王至江州，王在岭南病悉如此，极困笃，余作此汤令服，即得力。病似此者，服无不瘥，随宜增损之。方：

黄芪　甘草　芍药　麦门冬　人参　肉苁蓉　干地黄　赤石脂　地骨白皮　茯神　当归　远志　磁石　枳实　防风　龙骨各一两　桂心　芎穷各二两　生姜四两　五味子三合　半夏一升　白羊肾一具　大枣三十枚

上二十三味，㕮咀，以水二斗，煮羊肾，取汁一斗二升，纳诸药，煮取四升，分为五服。不利下者，除龙骨、赤石脂；小便涩，以赤茯苓代茯神，加白术三两；多热，加黄芩一两；遗溺，加桑螵蛸二十枚。《胡洽方》无黄芪、苁蓉、赤石脂、地骨皮、磁石、枳实、防风、龙骨、半夏、有黄芩，为十五味。

石膏汤　治脚气风毒，热气上冲头面，面赤矜急，鼻塞去来，来时令人昏愦，心胸恍惚，或苦惊悸，身体战掉，手足缓纵，或酸痹，头目眩重，眼反鼻辛，热气出口中，或患味甜，诸恶不可名状者。方：

石膏　龙胆　升麻　芍药　贝齿　甘草　鳖甲　黄芩　羚羊角各一两　橘皮　当归各二两

上十一味，㕮咀，以水八升，煮取三升，分为三服。

半夏汤　治脚气不入腹，腹急上冲胸，气急欲绝。方：

半夏一升　桂心八两　干姜五两　甘草　人参　细辛　附子各二两　蜀椒二合

上八味，㕮咀，以水一斗，煮取三升。分为三服，初稍稍进，恐气冲上，格塞不得下，小小服，通人气耳。

乌头汤　治风冷脚痹疼痛，挛弱不可屈伸。方：

乌头　细辛　蜀椒各一两　甘草　秦艽　附子　桂心　芍药各二两　干姜　茯苓　防风　当归各三两　独活四两　大枣二十枚

上十四味，㕮咀，以水一斗二升，煮取四升，分五服。若热毒，多服益佳。

逆毒汤　治脚弱风热，上入心腹，烦闷欲绝。方：

半夏四两　黄芪　甘草　当归　人参　厚朴　独活　橘皮各一两　枳实　麻黄　干地黄　芍药各二两　桂心三两　生姜四两　贝子七枚　大枣二十枚

上十六味，㕮咀，以水一斗二升，煮取三升六合。分四服，日三夜一。

治脚弱，体痹不仁，毒气上入脏，胸中满塞不通，食辄吐失味，旧说脚弱上气，**风缓汤**主之。方：

独活　甘草　石膏各三两　犀角半两　麻黄　防风　当归　升麻　橘皮　吴茱萸　桂心　半夏　鳖甲各二两　羚羊角半两　枳实一两　生姜六两　大枣二十枚　贝齿七枚　乌头二两一作乌梅十枚

上十九味，㕮咀，以水一斗四升，煮取四升，一服一升。若有少虚热者，加干地黄二两。

紫苏子汤　治脚弱上气。昔宋湘东王在南州，患脚气困笃，服此汤大得力。方：

紫苏子一升　前胡　厚朴　甘草　当归各一两　半夏一升　橘皮三两　大枣二十枚　生姜一斤　桂心四两

上十味，㕮咀，以水一斗三升，煮取二升半。分为五服，日三夜二。

附子汤　治湿痹缓风，身体疼痛如欲折，肉如锥刺刀割。方：

附子三枚　芍药　桂心　甘草　茯苓　人参各三两　白术四两

上七味，㕮咀，以水八升，煮取三升，分三服。

防风汤　治肢体虚风微痉发热，肢节不随，恍惚狂言，来去无时，不自觉悟。南方支法存所用，多得力，温和不损人，为胜于续命、越婢、风引等汤。

罗广州一门，南州士人常用。亦治脚弱甚良。方：

防风　麻黄　秦艽　独活各二两　当归　远志　甘草　防己　人参　黄芩　升麻　芍药各一两　石膏半两　麝香六铢　生姜　半夏各二两一方用白术一两

上十六味，㕮咀，以水一斗三升，煮取四升。一服一升，初服，厚覆取微汗，亦当两三行下，其间相去如人行十里久更服。有热加大黄二两；先有冷心痛疾者，倍当归，加桂心三两，不用大黄。

甘草汤　治脚弱，举身洪肿，胃反，食谷吐逆，胸中气结不安而寒热，下痢不止，小便难。服此汤即益，亦服女曲散利小便，肿消，服大散、摩膏，有验。方：

甘草　人参各一两　半夏一升　桂心　蜀椒各三两　小麦八合　大枣二十枚　生姜八两　吴茱萸二升

上九味，㕮咀，以水一斗三升，煮小麦，取一斗，去小麦，纳诸药，煮取三升，分为六服。

若寒热日再三发，可服此**恒山甘草汤**方：

恒山三两　甘草一两半

上二味，㕮咀，以水四升，煮取一升半。分三服，相去五里一服。

丹参牛膝煮散　治脚痹弱，气满，身微肿。方：

丹参　牛膝　桑白皮　杏仁　升麻　猪苓　茯苓各四两　犀角　黄芩　橘皮　防己　白前　泽泻　桂心　秦艽各三两　生姜　李根　白皮各二两　大麻仁一升

上十八味，捣粗筛，以水一升半，纳散方寸匕，煮取七合，轻绢滤去滓。顿服，日再。夏月热，不得服丸散，此煮散顷年常用，大验。

治腰髀不随，两脚挛肿。方：

蜀椒四升，以水四斗，煮取二斗半，瓮盛，下着火暖之，悬板为桥，去汤二寸许，以脚踏板柱脚坐，以棉絮密塞，勿令泄气，若疲即出入被，以粉摩之一食久，更入瓮。常令瓮下火不绝，勿使汤冷。如此消息，不过七旧得伸展，并肿亦消。

诸散第三

方七首

例曰：大法春秋宜服散。

八风散　治风虚面青黑土色，不见日月光，脚气痹弱。准经面青黑主肾，不见日月光主肝，补肾治肝。方：

菊花三两　石斛　天雄各一两半　人参　附子　甘草各一两六铢　钟乳　薯蓣　续断　黄芪　泽泻　麦门冬　远志　细辛　龙胆　秦艽　石韦　菟丝子　牛膝　菖蒲　杜仲　茯苓　干地黄　柏子仁　蛇床子　防风　白术　干姜　萆薢　山茱萸各一两　五味子　乌头各半两　苁蓉二两

上三十三味，治下筛。酒服方寸匕，日三服，不知，加至二匕。

大八风散　治诸缓风湿痹脚弱。方：

巴戟天　黄芪　桂心　细辛　天雄　萆薢　苁蓉　牡荆子　薯蓣　菊花　葳蕤　山茱萸　秦艽　黄芩　石斛　白术　礜石一作矾石　厚朴　龙胆　人参　蜀椒各半两　附子　五味子各十八铢　菖蒲　茯苓　牛膝《千金翼方》作干姜　乌喙　远志各一两　橘梗三十铢　芎䓖　白蔹　芍药各六铢

上三十二味，治下筛。酒服半寸匕，日三，不知稍增，令微觉。《胡洽》无桔梗。

内补石斛秦艽散　治风虚脚弱，手足拘挛，疼痹不能行，脚趺肿上膝，小腹坚如绳约，气息常如忧患，不能食饮者，皆由五劳七伤，肾气不足，受风湿故也，悉主之。方：

石斛　附子　天雄　桂心　独活　天门冬各一两　秦艽　乌头　人参　干姜　当归　防风　杜仲各三十铢　山茱萸　莽草　桔梗　细辛　麻黄　前胡　五味子各十八铢　蜀椒　白芷　白术各半两

上二十三味，治下筛。酒服方寸匕，日再服，不知，稍增至二匕。虚人三建皆炮，实人亦可生用。风气者，本因肾虚，既得病后，毒气外满，则灸泄其气，内满则药驰之，当其救急，理必如此。至于风消退，四体虚弱，余毒未除，不可便止，宜服此散，推陈致新，极为良妙，此既人情可解，无可疑焉。

秦艽散 治风无久新，猝得不知人，四肢不仁，一身尽痛，偏枯不随，不能屈伸，洗洗寒热，头目眩倒，或口面㖞僻。方：

秦艽 干姜 橘梗 附子各一两 天雄 当归 天门冬 人参 白术 蜀椒各三十铢 乌头 细辛各十八铢 甘草 白芷 山茱萸 麻黄 前胡 防风 五味子各半两

上十九味，治下筛。酒服方寸匕，日三，若老人少服之。《胡洽》无天门冬、前胡，有荠草、桂心、防己、革薢、白蔹、黄芪，为二十三味。

单服松脂，治一切风及大风，脚弱风痹。熏陆法亦同。方：

松脂三十斤，以棕皮袋盛，系头，铛底布竹木，置袋于上，以石三五颗压之，下水于铛中令满，煮之，膏浮出得尽以后量，更二十沸，接置于冷水中，易袋洗铛。更煮，如此九遍药成，捣筛为散，以粗罗下之。用酒服一方寸匕，日二。初和药以冷酒，药入腹后，饮热酒行药，以知为度，如觉热即减，不减令人大小便秘涩，若涩宜食葱羹，仍自不通。宜服生地黄汁，令取泻痢，除忌大麻子以外无所禁。若欲断米，加茯苓与松脂等分，蜜中为丸，但食淡面博食乇，日两度食，一食一小碗，勿多食也。作博饦法：硬和面热妥，煮五十沸漉出，冷水淘，更置汤中煮十余沸，然后漉出食之。服松脂三十日后，即觉有验，两脚如似水流下是效。如恐秘涩，和一斤松脂、茯苓与枣栗许大，酥即不涩。服经一百日后，脚气当愈。《仙经》曰：服松脂一年增寿一年，服二年增寿二年。及服之十年增寿十年。

淮南八公石斛万病散 主风湿疼，腰脚不随。方：

防风 茯苓 菊花 细辛 蜀椒 干姜 云母 苁蓉 人参 干地黄 附子 石斛 杜仲 远志 菟丝子 天雄 革薢 桂心 牛膝 蛇床子 白术 薯蓣 巴戟 菖蒲 续断 山茱萸各一两 五味子半两

上二十七味，治下筛。酒服方寸匕，日再。

茱萸散 主冷风，脚跛偏枯，半身不遂，昼夜呻吟，医所不治。方：

吴茱萸 干姜 白蔹 牡荆《千金翼方》作牡桂 附子 天雄 狗脊 干漆 薯蓣 秦艽 防风各半两

上十一味，治下筛。先食服方寸匕，日三。药入肌肤中淫淫然，三日知。一月瘥。

酒醴第四

例一首　方十六首

例曰：凡合酒，皆薄切药，以绢袋盛药，纳酒中，密封头，春夏四五日，秋冬七八日，皆以味足为度，去滓，服酒尽后，其滓捣。酒服方寸匕，日三。大法冬宜服酒，至立春宜停。

石斛酒　治风虚气满，脚疼痹挛，弱不能行。方：

石斛　丹参　五加皮各五两　侧子　秦艽　杜仲　山茱萸　朱膝各四两　桂心　干姜　羌活　芎穷　橘皮　黄芪　白前　蜀椒　茵芋　当归各三两　薏苡仁一升　防风二两　钟乳八两，捣碎，别绢袋盛，系大药袋内

上二十一味，㕮咀，以清酒四斗，渍三日。初服三合，日再，稍稍加，以知为度。

乌麻酒。方：

乌麻五升，微熬，捣碎，以酒一斗，渍一宿。随所能饮之，尽更作，甚良。

钟乳酒　治风虚劳损，脚疼冷痹，羸瘦挛弱不能行。方：

钟乳八两　丹参六两　石斛　杜仲　天门冬各五两　牛膝　防风　黄芪　芎穷　当归各四两　附子　桂心　秦艽　干姜各三两　山茱萸　薏苡仁各一升

上十六味，㕮咀，以清酒三斗，渍之三日。初服三合，日再，稍稍加之，以知为度。

枸杞菖蒲酒　治缓、急风，四肢不随，行步不正，口急及四体不得屈伸。方：

枸杞根一百斤　菖蒲五斤

上二味，细锉，以水四石，煮取一石六斗，去滓，酿二斛米酒熟，稍稍饮之。

虎骨酒　治骨髓疼痛，风经五脏。方：虎骨一具，炭火炙令黄色，槌刮取净，捣碎，得数升，清酒六升，浸五宿，随性多少稍饮之。《易》云：虎啸风生，龙吟云起。此亦有情与无情相感，治风之效，故亦无疑。

蓼酒　治胃脘冷，不

能饮食，耳目不聪明，四肢有气，冬卧脚冷。服此酒十日后，目既精明，体又充壮方：

八月三日，取蓼暴燥，把之如五升大六十把，水六石，煮取一石，去滓，以酿酒如常法。随多少饮之，已用讫，效甚速。

小黄芪酒 大治风虚痰癖，四肢偏枯，两脚弱，手不能上头，或小腹缩痛，胁下挛急，心下有伏水，胁下有积饮，夜喜梦，悲愁不乐，恍惚善忘，此由风虚，五脏受邪所致，或久坐腰痛，耳聋，卒起眼眩头重，或举体流肿疼痹，饮食恶冷，涩涩恶寒，胸中痰满，心下寒疝，药皆主之，及妇人产后余疾，风虚积冷不除者。方：

黄芪 附子 蜀椒 防风 牛膝 细辛 桂心 独活 白术 芎穷 甘草各三两 秦艽 乌头《集验》用薯蓣三两 大黄 葛根 干姜 山茱萸各二两 当归二两半

上十八味，㕮咀，少壮人无所熬炼，虚老人微熬之，以绢袋中盛，清酒二斗渍之，春夏五日，秋冬七日可。先食服一合，不知可至四五合，日三服。此药攻痹甚佳，亦不令人吐闷。小热，宜冷饮食也；大虚，加苁蓉二两；下痢加女萎三两；多忘，加石斛、菖蒲、紫石各二两；心下多水者，加茯苓、人参各二两，薯蓣三两。酒尽，可更以酒二斗重渍滓。服之不尔，可曝滓，捣，下酒，服方寸匕，不知稍增之。服一剂得力，令人耐寒冷，补虚，治诸风冷神良。

黄芪酒 治风虚脚疼，痿弱气闷，不自收摄，兼补。方：

黄芪 乌头 附子 干姜 秦艽 蜀椒 芎穷 独活 白术 牛膝 苁蓉细辛 甘草各三两 葛根 当归 菖蒲各两半 山茱萸 桂心 钟乳 柏子仁天雄 石斛 防风各二两 大黄 石南各一两

上二十五味，㕮咀，无所熬炼，清酒三斗渍之。先食服一合，不知可至五合，日三。以攻痹为佳。大虚加苁蓉，下痢加女萎，多忘加菖蒲各三两。《胡洽》有泽泻三两、茯苓二两，人参、菌芋、半夏、栝楼、芍药各一两，无秦艽、芎穷、牛膝、苁蓉、甘草、葛根、当归、菖蒲、钟乳、大黄，为二十二味，名大黄芪酒。

菌芋酒 治大风，头眩重，目瞀无所见，或仆地气绝，半日乃苏，口㖞噤不开，半身偏死，拘急痹痛，不能动摇，历节肿痛，骨中酸疼，手不得上头，足不得屈伸，不能蹑履，行欲倾跛，皮中动，淫淫如有虫啄，疹痒搔之生疮，甚者狂走。有此诸病，药皆主之。方：

菌芋 乌头 石南 防风 蜀椒 女萎 附子 细辛 独活 卷柏 桂心

天雄　秦艽　防己各一两　踯躅二两

上十五味，㕮咀，少壮人无所熬练，虚老人薄熬之，清酒二斗渍之，冬七日，夏三日，春秋五日。初服一合，不知，加至一合，宁从少起，日再，以微痹为度。《胡洽》无蜀椒、独活、卷柏，为十二味

大金牙酒　治瘴疬毒气中人，风冷湿痹，口㖞面戾，半身不遂，手足拘挛，历节肿痛，甚者小腹不仁，名曰脚气，无所不治。方：

金牙一斤　侧子　附子　天雄　人参　苁蓉　茯苓　当归　防风　黄芪　薯蓣　细辛　桂心　萆薢　葳蕤　白芷　橘梗　黄芩　远志　牡荆子　芎穷　地骨皮　五加皮　杜仲　厚朴　枳实　白术各三两　独活半斤　茵芋　石楠　狗脊各二两　牛膝　丹参各三两　磁石十两　薏苡仁　麦门冬各一升　生石斛八两　蒴藋四两　生地黄切，二升

上三十九味，㕮咀，以酒八斗，渍七日。温服一合，日四五，夜一。石药细研，别绢袋盛，共药同渍。药力和善，主治极多，凡是风虚，四体小觉有风疴者，皆须将服之，无所不治也。服者一依方合之，不得辄信人大言，浪有加减。

钟乳酒　治虚损，通顺血脉，极补下气。方：

钟乳五两　附子　甘菊各二两　石斛　苁蓉各五两

上五味，㕮咀，以清酒三斗渍。服二合，日再，稍增至一升。

秦艽酒　治四肢风，手臂不收，髀脚疼弱，或有拘急，挛缩，屈指，偏枯，痿躄痈小，不仁顽痹者，悉主之。方：

秦艽　牛膝　附子　桂心　五加皮　天门冬各三两　巴戟天　杜仲　石楠　细辛各二两　独活五两　薏苡仁一两

上十二味，㕮咀，以酒二斗渍之，得气味可。服三合，渐加至五六合，日三夜一服。

术膏酒　治脚弱风虚，五劳七伤，万病皆主之。方：

生白术净洗，一石五斗捣取汁三斗，煎取半　湿荆二十五束，束别三尺围，各长二尺五寸，径头二寸烧取沥三斗，煎取半　青竹三十束，束别三尺围，各长二尺

五寸，径一寸烧取沥三斗，煎取半　生地黄根五大斗粗大者捣取汁三斗，煎取半　生五加根三十六斤净洗讫，锉于大釜内，以水四石，煎之，去滓澄清，取汁七斗，以铜器中盛，大釜内水上煎之，取汁三斗五升。其煎诸药法，一准五加例

上件白术等五种药，总计得汁九斗五升。好糯米一石五斗，上小麦曲八斤，曝干末之，以药汁六斗，浸曲五日，待曲起，第一投净淘

米七斗，令得三十遍，下米置净席上，以生布拭之，勿令不净，然后炊之，下馈①，以余药汁浸馈，调强弱更蒸之，待馈之痂生，然后下于席上，调强弱冷热如常酿酒法，酝之瓮中，密盖，头三日后第二投，更淘米四斗，一如前法投之，三日后即可药如下：

桂心　甘草　白芷　细辛　防风　当归　麻黄　芎穷各六两　附子五两　牛膝九两　干姜　五加皮各一斤

上十二味，叹咀讫，第三投以米四斗，净淘如前法，还以余汁浇重蒸，待上痂生，下置席上，调冷热如常酿法，和上件药投之，三日外然后尝甘苦得中讫，密封头二七日，乃押取清酒。一服四合，日再服，细细加，以知为度。温酒不得过热，慎生冷、酢、滑、猪、鲤鱼、蒜、牛肉等。

松叶酒　主脚弱，十二风痹不能行，服更生散数剂，及众治不得力，服此一剂，便能远行，不过两剂。方：

松叶六十斤，叹咀之，以水四石，煮取四斗九升，以酿五斗米，如常法，别煮松叶汁以渍米并馈饭，泥酿封头，七日发，澄饮之取醉，得此力者甚众，神妙。

治脚气。方：

好豉三斗，蒸一石米下，曝干，如是三上，以酒五斗，渍七日，去滓饮，惟醉为佳。酒尽，更以二斗半渍之，饮如初。

侧子酒　治风湿痹不仁，脚弱不能行。方：

侧子　牛膝　丹参　山茱萸　蒴藋根　杜仲　石斛各四两　防风　干姜　蜀椒　细辛　独活　秦艽　桂心　芎穷　当归　白术　茵芋各三两　五加皮五两　薏苡仁二升

上二十味，叹咀，绢袋盛，清酒四斗，渍六宿。初服三合，稍加，以知为度。患目昏头眩者弥精。

膏第五

例一首　方八首

例曰：凡作膏，常以破除日，无令丧孝、污秽、产妇、下贱人、鸡犬禽兽见之。病在外，火炙摩之；在内，温酒服如枣核许。

① 馈(fen 粉)：《玉篇》："馈，半蒸饭也"。

神明白膏 治百病，中风恶气及头面诸病，青盲风，目烂眦管翳，耳聋，鼻塞，龋齿，齿根挺痛，及痈、痔疮、癣疥等，悉主之。方：

吴茱萸 蜀椒 芎穷 白术 白芷 前胡各一升《崔氏》作白前 附子三十枚 桂心 当归 细辛各二两

上十味，㕮咀，醇苦酒于铜器中，淹浸诸药一宿，以成煎猪膏十斤，炭火上煎三沸，三上三下，白芷色黄为候。病在腹内，温酒服如弹丸一枚，日三；目痛，取如黍米纳两眦中，以目向风，无风可以扇搧之；诸疮痔、龋齿、耳鼻百病主之，皆以膏敷；病在皮肤，炙手摩病上，日三。《肘后》九味，无桂心。

卫侯青膏 治百病，久风头眩，鼻塞，清涕泪出，霍乱吐逆，伤寒咽痛，脊背头项强，偏枯拘挛，或缓或急，或心腹久寒，积聚疼痛，咳逆上气，往来寒热，鼠漏瘰疬，历节疼肿，关节尽痛，男子七伤，胪胀腹满，羸瘦不能饮食，妇从生产余疾诸病，瘤疥恶疮，痈肿阴蚀，黄疸发背，马鞍牛领疮肿。方：

当归 栝楼根 干地黄 甘草 蜀椒各六两 半夏七合 桂心 芎穷 细辛 附子各四两 黄芩 橘梗 天雄 藜芦 皂荚各一两半 厚朴 乌头 莽草 干姜 人参 黄连 寄生 续断 戎盐各三两 黄野葛二分 生竹茹六升 巴豆二十枚 石楠 杏仁各一两 猪脂三斗 苦酒一斗六升

上三十一味，㕮咀诸药，以苦酒渍一宿，以猪脂微火上煎之，三下三上，膏成。病在内，以酒服如半枣；在外，摩之，日三。

神明青膏 治鼻中干，灌之并摩服方：

蜀椒五合 皂荚 黄芩 石楠 黄连 雄黄 桂心 藜芦各三铢 白术 芎穷 大黄各七铢 乌头 莽草 续断各五铢 泽泻七铢 半夏 当归各十二铢 干地黄十一铢 葳蕤 细辛各十铢 附子 橘梗各二铢 干姜六铢 人参五铢 戎盐杏子大一枚

上二十五味，㕮咀，以苦酒一斗渍之，羊髓一斤，为东南三隅灶，纳诸药，炊以苇薪，作三聚新好土，药沸即下，置土聚上，三沸三下讫药成，以新布绞去滓。病在外，火炙摩之；在内，温酒服如枣核，日三，稍稍益，以知为度。

太傅白膏 治百病，伤寒喉咽不利，头项强痛，腰脊两脚疼肿，难屈伸，不能行步，若风头眩，鼻塞，有附息肉生疮，身体隐疹风搔，鼠漏瘰疬，诸疽恶疮，马鞍牛领肿疮，及久寒结坚在心，腹痛胸痹，烦满不得眠，饮食咳逆上气，往来寒热，妇人产后余疾，耳目鼻口诸疾，悉主之，亦曰**太一神膏**。方：

蜀椒一升 附子三两 升麻切，一升 巴豆 芎穷各三十铢 杏仁五合 狸骨 细辛各一两半 白芷半两 甘草二两 白术六两一方用当归三两

上十二味，㕮咀，苦酒淹渍一宿，以猪脂四斤微火煎之，先削附子一枚，

以绳系着膏中，候色黄膏成，去滓。伤寒心腹积聚，诸风肿疾，颈项腰脊强，偏枯不仁，皆摩之，日一；疽肿恶疮，鼠漏瘰疬，炙手摩之；耳聋，取如大豆灌之；目痛炙纱缥，白翳如珠当瞳子，视无所见，取如羁米敷白上，令其人自以手掩之，须臾即愈，便以水洗，视如平复，且勿当风，三十日后乃可行；鼻中痛，取如大豆纳鼻中，并以摩之；龋齿痛，以绵裹如大豆，着痛齿上咋之；中风，面目鼻口㖞僻，以摩之；若晨夜行，辟霜雾，眉睫落，数数以铁浆洗，用膏摩之。

曲鱼膏 治风湿疼痹，四肢弹弱，偏跛不仁，并痈肿恶疮。方：

大黄　黄芩　莽草　巴豆　野葛　牡丹　蹋躅　芫花　蜀椒　皂荚　附子　藜芦各一两

上十二味，㕮咀，以苦酒渍药一宿，以成煎猪膏三斤，微火煎三沸一下，别纳白芷一片，三上三下，白芷色黄药成，去滓。微火炙手摩病上，日三。

野葛膏 治恶风毒肿，疼痹不仁，瘰疬恶疮，痈疽肿胫，脚弱偏枯，百病。方：

野葛　犀角　蛇衔　莽草《外台》作茵芋　乌头　桔梗　升麻　防风　蜀椒　干姜　鳖甲　雄黄　巴豆各一两　丹参三两　蹋躅花一升

上十五味，㕮咀，以苦酒四升，渍之一宿，以成煎猪膏五斤，微火煎，三上三下，药色小黄去滓，以摩病上。此方不可施之猥人，慎之。《胡洽》无丹参、蹋躅，有细辛。又苏恭以白芷、防己、吴茱萸、附子、当归，代巴豆、雄黄、蛇衔、防风、鳖甲。

苍梧道士陈元膏 主一切风湿骨肉疼痹。方：

当归　细辛各一两　桂心五寸　天雄三十枚　生地黄三斤　白芷一两半　芎䓖一两　丹砂二两　干姜十累　乌头三两　松脂八两　猪肪十斤

上十二味，㕮咀，以地黄汁渍药一宿，煎猪肪，去滓纳药，煎十五沸，去滓，纳丹砂末熟搅。和火炙手摩病上，日干遍瘥。《胡洽》有人参、防风各三两，附子三十枚、雄黄二两，为十五味。《肘后》《千金翼方》有附子二十二铢、雄黄二两半，大酢三升，为十五味。《崔氏》与《千金翼方》同。

裴公八毒膏 主猝中风毒，腹中绞刺痛，飞尸入脏，及魇寐不寤，尸厥，奄忽不知人，宿食不消，温酒服如枣核大，得下止；若毒气甚，咽喉闭塞不能咽者，折齿，纳葱叶口中，以膏灌葱叶中令下；病肿者，向火摩肿上；若岁中多温，欲省病及行雾露中，酒服之，纳鼻中亦得。方：

蜀椒　当归　雄黄　丹砂各二两　乌头　巴豆各一升　薤白一斤　莽草四两

上八味，㕮咀，苦酒三升，渍一宿，用猪脂五斤，东向灶，苇薪火煎之，五上五下，候薤白黄色，绞去滓，研雄黄，丹砂如粉，纳之，搅至凝乃止，膏成，盛不津器中。诸蜈蚣、蛇、蜂等毒者，以膏置疮上，病在外，悉敷之摩之，以破除日合。一方用礜石一两、蜈蚣二枚，是名八毒膏。《肘后》不用巴豆、莽草，名五毒膏。

论杂风状第一

岐伯曰：中风大法有四，一曰偏枯，二曰风痱，三曰风懿，四曰风痹。夫诸急卒病多是风，初得轻微，人所不语，宜速与续命汤，依俞穴灸之。夫风者，百病之长。岐伯所言四者，说其最重也。

偏枯者，半身不遂，肌肉偏不用而痛，言不变，智不乱，病在分腠之间。温卧取汗，益其不足，损其有余，乃可复也。《甲乙经》云：温卧取汗，则巨取之。

风痱者，身无痛，四肢不收，智乱不甚，言微可知则可治，其即不能言，不可治。

风懿者，奄勿不知人，咽中塞，窒窒然《巢源》作噫噫然有声，舌强不能言，病在脏腑，先入阴后入阳。治之，先补于阴，后泻于阳，发其汗，身转软者生。汗不出，身直者，七日死。《巢源》作眼下及鼻人中左白者，可治；一黑一赤，吐沫者，不可治。

风痹、湿痹、筋痹、脉痹、肌痹、皮痹、骨痹、胞痹，各有证候，形如风状，得脉别也，脉微涩，其证身体不仁。

凡风多从背五脏俞入，诸脏受病，肺病最急，肺主气息，又冒诸脏故也。肺中风者，其人偃卧而胸满，短气冒闷汗出者，肺风之证也。视目下鼻上两边下行至口色白者，尚可治，急灸肺俞百壮，服续命汤，小儿减之；若色黄者，此为肺已伤，化为血矣，不可复治，其人当妄言，掇空指地，或自拈衣寻缝，如此数日死。若为急风邪所中，便迷漠恍惚，狂言妄语，或少气慑慑，不能复言。若不求师即治，宿昔而死，即觉便灸肺俞及膈俞、肝俞数十壮，急服续命汤，可救也。若涎唾出不收者，既灸当并与汤也。诸阳受风，亦恍惚妄语，与肺病相似，然着缓可经久而死。

肝中风者，其人但踞坐，不得低头，绕两目连额上，色微有青者，肝风之证也。若唇色青、面黄，尚可治，急灸肝俞百壮，服续命汤；若大青黑，面一黄一白者，此为肝已伤，不可复治，数日而死。

心中风者，其人但得偃卧，不得倾侧，闷乱冒绝汗出者，心风之证也。若唇正赤尚可治，急灸心俞百壮，服续命汤；若唇或青或白或黄或黑者，此为心已坏为水，面目亭亭，时悚动者，不可复治，五六日死。一云旬日死。

脾中风者，其人但踞坐而腹满，身通黄，吐咸汁出者，尚可治，急灸脾俞百壮，服续命汤；若目下青，手足青者，不可复治。

肾中风者，其人踞坐而腰痛，视胁左右末有黄色如饼粢大者，尚可治，急灸肾俞百壮，服续命汤；若齿黄赤鬓发直，面土色者，不可复治。

大肠中风者，卧而肠鸣不止，灸大肠俞百壮，可服续命汤。

贼风邪气所中则伤于阳，阳外先受之，客于皮肤，传入于孙脉，孙脉满则入传于络脉，络脉满则输于大经中成病，归于六腑则为热，不时卧止为啼哭，其脉坚大为实，实有外坚，充满不可按之，按之则痛也。经络诸脉傍支去者，皆为孙脉也。

凡风之伤人，或为寒中，或为热中，或为疠风，或为偏枯，或为贼风。故以春甲乙伤于风者为肝风，以夏丙丁伤于风者为心风，以四季戊己伤于风者为脾风，以秋庚辛伤于风者为肺风，以冬壬癸伤于风者为肾风。风中五脏六腑之俞，亦为脏腑之风，各入其门户所中，则为偏风。风气循风府而上，则为脑风。风入头，则为目风眼寒。饮酒中风，则为酒风。入房汗出中风，则为内风。新沐中风，则为首风。久风入房中风，则为肠风。外在腠理，则为泄风。故曰：风者，百病之长也。至其变化，乃为他病，无常方焉。是知风者，善行而数变，在人肌肤中，内不得泄，外不得散，因人动静，乃变其性。有风遇寒则食不下，遇热则肌肉消而寒热；有风遇阳盛则不得汗，遇阴盛则汗自出。肥人有风，肌肉厚则难泄，喜为热中目黄；瘦人有风，肌肉薄则常外汗，身中寒，目泪出。有风遇于虚，腠理开则外出，凄凄然如寒状，觉身中有水淋状，时如竹管吹处，此是其证也；有风遇于实，腠理闭则内伏，令人热闷，是其证也。

新食竟取风为胃风，其状恶风，颈多汗，膈下塞不能，食饮不下，胀满形瘦，腹大失衣则𪔣满，食寒即洞泄。新热食竟入水自渍及浴者，令人大腹为水病。

因醉取风为漏风，其状恶风，多汗少气，口干善渴，近衣则身如火烧，临食则汗流如雨，骨节懈惰，不欲自劳。

新沐浴竟取风为首风，其状恶风而汗，多头痛。新房室竟取风为内风，其状恶风，汗流沾衣。劳风之为病，法在肺下，使人强上而目脱，唾出若涕，恶风而振寒，候之三日及五日中不精明者，是也，七八日，微有青黄脓涕如弹丸大，从口鼻出为善，若不出则伤肺。

风邪客于肌肤，虚痒成风疹瘙疮。风邪入深，寒热相搏则肉枯。邪客半身入深，真气去则偏枯。邪客关机中即挛，筋中亦然。邪淫于脏，梦脏大形小；淫于腑，梦脏小形大。邪随目系入脑，则目转眩。邪中精，则散视见两物。风邪入脏，寒气客于中，不能发则瘖，哑喉痹舌缓，不时服药针灸，风逐脉流入脏，使人猝然瘖，缓纵噤痉致死也。风入阳经则狂，入阴经则癫。阳邪入阴，病则静；阴邪入阳，病则怒。

若因热食汗浴，通腠理得开，其风自出，则觉肉中如针刺，步行运力欲汗，亦如此也。

凡觉肌肉中如刺，绵由腠理闭，邪气在肌中闭，因欲出也，宜解肌汤则安。

夫眼瞤动，口唇动偏㖞，皆风入脉，故须急服小续命汤，将八风散，摩神明白膏、丹参膏[1]依经针灸之。

诸痹由风寒湿三气，并客于分肉之间，迫切而为沫，得寒则聚，聚则排分肉，肉裂则痛，痛则神归之，神归之则热，热则痛解，痛解则厥，厥则他痹发，发则如是，此内不在脏，而外未发寸皮肤，居分肉之间，真气不能周，故为痹也。其风最多者，不仁则肿为行痹，走无常处；其寒多者，则为痛痹；其湿多者，则为著痹；冷汗濡，但随血脉上下，不能左右去者，则为周痹也；痹在肌中，更发更止，左以应左，右以应右者，为偏痹也。

夫痹，其阳气少而阴气多者，故令身寒从中出；其阳气多而阴气少者，则痹且热也。

诸痹风胜者则易愈，在皮间亦易愈，在筋骨则难痊也，久痹入深，令营卫涩，经络时疏，则不知痛。

风痹病不可已者，足如履冰，时如入汤，腹中股胫淫泺，烦心头痛，伤脾肾；时呕眩，时时汗出，伤心；目眩，伤肝；悲恐，短气不乐，伤肺；不出三年

① 　膏：原作"亦"。［考异］："诸本亦作膏"。据改。

死。一云三日。

太阳中风，重感于寒湿，则变痉也。痉者，口噤不开，背强而直，如发痫之状，摇头马鸣，腰反折，须臾十发，气息如绝，汗出如雨，时有脱，易得之者，新产妇人及金疮血脉虚竭、小儿脐风，大人凉湿得痉风者皆死。温病热盛入肾、小儿痫盛皆痉，痉、瘠、阙、癫皆相似，故久厥成癫。审察之，其重者患耳中策策痛，皆风入肾经中也。不治，流入肾，则喜猝然体痉直如死，皆宜服小续命汤两三剂也。若耳痛肿、生汁、作痈疖者，乃无害也，惟风宜防耳，针耳前动脉及风府神良。

诸风第二

方二十九首　灸法四十首

小续命汤　治猝中风欲死，身体缓急，口目不正，舌强不能语，奄奄忽忽，神情闷乱，诸风服之皆验，不令人虚。方：

麻黄　防己《崔氏》《外台》不用防己　人参　黄芩　桂心　甘草　芍药　芎穷　杏仁各一两　附子一枚　防风一两半　生姜五两

上十二味，㕮咀，以水一斗二升，先煮麻黄三沸，去沫，纳诸药，煮取三升。分三服，甚良；不瘥，更合三四剂必佳。取汗，随人风轻重虚实也。有人脚弱，服此方至六七剂得瘥。有风疹家，天阴节变，辄合服之，可以防瘥。一本云：恍惚者，加茯神、远志；如骨节烦疼，本有热者，去附子，倍芍药。《小品》《千金翼方》同。《深师》《古今录验》有白术，不用杏仁。《救急》无芎穷、杏仁，止十味。《延年》无防风。

大续命汤　治肝疠风，猝然瘖哑，依古法用大小续命二汤，通治五脏偏枯贼风。方：

麻黄八两　石膏四两　桂心　干姜　芎穷各二两　当归　黄芩各一两　杏仁七十枚　荆沥一升

上九味，㕮咀，以水一斗，先煮麻黄两沸，掠去沫，下诸药，煮取四升，去滓，又下荆沥煮数沸，分四服。能言未瘥，后服小续命汤。旧无荆沥，今增之效如神。《千金翼方》有甘草。

小续命汤　治中风冒昧，不知痛处，拘急不得转侧，四肢缓急，遗失便利，此与大续命汤同，偏宜产后失血，并老小人。方：

麻黄　桂心　甘草各二两　生姜五两　人参　芎穷　白术　附子　防己　芍药　黄芩各一两　防风一两半

上十二味，㕮咀，以水一斗二升，煮取三升，分三服。《古今录验》无桂，名续命汤。《胡洽》《千金翼方》同。

治风历年岁，或歌或哭大笑，言语无所不及，宜服**小续命汤**。方：

麻黄三两　人参　桂心　白术各二两　芍药　甘草　防己　黄芩　芎穷　当归各一两

上十味，㕮咀，以水一斗二升，煮取三升，分三服，日三，覆取汗。

大续命汤　治大风经脏，奄忽不能言，四肢垂曳，皮肉痛痒不自知。方：

独活　麻黄各三两　芎穷　防风　当归　葛根　生姜　桂心各一两　茯苓　附子　细辛　甘草各一两

上十二味，㕮咀，以水一斗二升，煮取四升。分五服，老小半之。若初得病便自大汗者，减麻黄；不汗者依方；上气者，加吴茱萸二两、厚朴一两；干呕者，倍加附子一两；哕者，加橘皮一两；若胸中吸吸少气者，加大枣十二枚；心下惊悸者，加茯苓一两；若热者，可除生姜，加葛根。初得风未须加减，便且作三剂，停四五日以后，更候视病虚实平论之，行汤行针，依穴灸之。

西州续命汤　治中风痱一作入脏，身体不知自收，口不能言语，冒昧不识人，拘急背痛，不得转侧。方：

麻黄六两　石膏四两　桂心二两　甘草　芎穷　干姜　黄芩　当归各一两　杏仁三十枚

上九味，㕮咀，以水一斗二升，煮麻黄，再沸掠去上沫，后下诸药，煮取四升。初服一升，犹能自觉者，勿熟眠也，可卧，厚覆，小小汗出已，渐减衣，勿复大覆，可眠矣。前服不汗者，后服一升，汗后稍稍五合一服，安稳乃服，勿顿服也，汗出则愈，勿复服。饮食如常，无禁忌，勿见风，并治上气咳逆。若面目大肿，但得卧，服之大善。凡服此汤不下者，人口嘘其背，汤则下过矣。病人先患冷汗者，不可服此汤。若虚羸人，但当稍与五合为佳。有辄行此汤与产妇及羸人，喜有死者，皆为顿服三升，伤多且汤浊不清故也，但清澄而稍稍服，微取汗者，皆无害也。《胡洽方》《古今录验》名大续命汤。

大续命汤 治与前大续命汤同，宜产妇及老小等。方：

麻黄 芎穷各三两 干姜 石膏 人参 当归 桂心 甘草各一两 杏仁四十枚

上九味，㕮咀，以水一斗，煮取三升，分三服。《外台》名续命汤，《范汪》同，云是张仲景方，本欠两味。

续命煮散 主风无轻重，皆治之。方：

麻黄 芎穷 独活 防己 甘草 杏仁各三两 桂心 附子 茯苓 升麻 细辛 人参 防风各二两 石膏五两 白术四两

上十五味，粗筛下，以五方寸匕，纳小绢袋子中，以水四升，和生姜三两，煮取二升半。分三服，日日勿绝。慎风冷，大良。吾尝中风，言语謇涩，四肢瘈①曳，处此方日服四服，十日十夜服之不绝，得愈。

大续命散 主八风十二痹，偏枯不仁，手足拘急，疼痛不得伸屈，头眩不能自举，起止颠倒，或卧苦惊如堕状，盗汗，临事不起，妇人带下无子，风入五脏，甚者恐怖，见鬼来收录，或与鬼神交通，悲愁哭泣，忽忽欲走。方：

麻黄 乌头 防风 桂心 甘草 蜀椒 杏仁 石膏 人参 芍药 当归 蔄茹《千金翼方》作芎穷 黄芩 茯苓 千姜各一两

上十五味，治下筛。以酒服方寸匕，日再，稍加，以知为度。

排风汤 治男子、妇人风虚湿冷，邪气入脏，狂言妄语，精神错乱。其肝风发，则面青，心闷乱，吐逆呕沫，胁满，头眩重，耳不闻人声，偏枯筋急，曲拳而卧也；其心风发，则面赤，翕然而热，悲伤嗔怒，目张呼唤也；其脾风发，则面黄，身体不仁，不能行步，饮食失味，梦寐倒错，与亡人相随也；其肺风发，则面白，咳逆，唾脓血，上气奄然而极也；其肾风发，则面黑，手足不遂，腰痛难以俯仰，痹冷骨疼也。诸有此候，令人心惊，志意不定，恍惚多忘，服此汤安心定志，聪耳明目，通脏腑，诸风疾悉主之。方：

白鲜皮 白术 芍药 桂心 芎穷 当归 杏仁 防风 甘草各二两 独活 麻黄 茯苓各三两 生姜四两

---

① 瘈（chì 驰）：瘈同侈，放纵也。

上十三味，㕮咀，以水一斗，煮取三升。每服一升，覆取微汗，可服三剂。

大八风汤　主毒风顽痹弹曳，手脚不遂，身体偏枯，或毒弱不任，或风入五脏，恍恍惚惚，多语喜忘，有时恐怖，或肢节疼痛，头眩烦闷，或腰脊强直，不得俯仰，腹满不食，咳嗽，或始遇病时，猝倒闷绝，即不能语，使失瘖。半身不遂不仁沉重，皆由体虚，恃少不避风冷所致，治之。方：

当归一两半　升麻　五味子各一两半　乌头　黄芩　芍药　远志　独活　防风　芎穷　麻黄　秦艽　石斛　人参　茯苓　石膏　黄芪　紫菀各一两　杏仁四十枚　甘草　桂心　干姜各二两　大豆一升《千金翼方》云二合

上二十三味，㕮咀，以水一斗三升、酒二升，合煮取四升。强人分四服，羸人分六服。

八风散　主八风十二痹，猥退，半身不遂，历节疼痛，肌肉枯燥，皮肤瞤动，或筋缓急痛，不在一处，卒起目眩，失心恍惚，妄言倒错，身上痞瘰，面上疱起，或黄汗出，更相染渍，或燥或湿，颜色乍赤乍白，或青或黑，角弓反张，乍寒乍热。方：

麻黄　白术各一斤　栝楼根　甘草　栾荆　天雄　白芷　防风　芍药　石膏　天门冬各十两　羌活二斤　山茱萸　食茱萸　蹲踯各五升　茵芋十四两　黄芩一斤五两　附子三十枚　大黄半斤　细辛　干姜　桂心各五两　雄黄　朱砂　丹参各六两

上二十五味，治下筛。酒服方寸匕，日一，三十日后，日再服。五十日知，百日瘥，一年平复。长服不已佳，先食服。

小八风散　治迷惑如醉，狂言妄语，惊悸恐怖，恍惚见鬼，喜怒悲忧，烦满颠倒，悒悒短气不得语，语则失忘，或心痛彻背，不嗜饮食，恶风不得去帷帐，时复疼热，恶闻人声，不知痛痒，身悉振摇汗出，猥退，头重浮肿，抓之不知痛，颈项强直，口面㖞戾，四肢不随，不仁偏枯，挛掣不得屈伸，悉主之。方：

天雄　当归　人参各五分　附子　防风　天门冬　蜀椒　独活各四分　乌头　秦艽　细辛　白术　干姜各三分　麻黄　山茱萸　五味子　桔梗　白芷　柴胡　莽草各二分

上二十味，治下筛，合相得。酒服半方寸匕，渐至全匕，日三服，以身中觉如针刺者，是药行也。

乌头汤　主八风五尸，恶气游走胸心，流出四肢，来往不住，短气欲死。方：

乌头 芍药 干姜 桂心 细辛 干地黄 当归 吴茱萸各一两 甘草二两

上九味，㕮咀，以水七升，煮取二升半，分三服。

治诸风秦**耳散**方：

当以五月五日午时，干地刈取秦耳叶，洗，曝燥，捣下筛。酒若浆服一方寸匕，日三，作散。若吐逆，可蜜和为丸，服十丸，准前计一方寸匕数也。风轻易治者，日再服；若身体有风处皆作粟肌出，或如麻豆粒，此为风毒出也，可以钹针刺溃去之，皆黄汁出尽乃止。五月五日多取阴干之，着大瓮中，稍取用之。此草辟恶，若欲看病省疾者，便服之，令人无所畏；若时气不和，举家服之。若病胃胀满，心闷发热，即服之。并杀三虫肠痔，能进食，一周年服之佳。七月七、九月九皆可采用。

治心风虚热，发即恍惚烦闷，半身不仁，挛急。方：

荆沥五升 竹沥五升 枸杞根 白皮一升 香豉三合 生麦门冬一升 人参 茯苓 栀子仁 黄芩 芎䓖 桂心 细辛 杏仁 白鲜皮 防风各二两 生姜 石膏 甘草各三两

上十八味，㕮咀，以水二斗，和沥，煮取三升。分四服，相去如人行六七里。凡五剂，间三日服一剂。一本用防己三两。

治虚热恍惚，惊邪恐惧。方：

荆沥三升 竹沥三升 牛黄十八铢 人参 生麦门冬各三两 香豉三合 升麻 铁精各一两 龙齿 天门冬 茯苓 栀子各二两

上十二味，㕮咀，以水二斗，煮取三升，去滓，下牛黄、铁精、更煎五六沸，取一升七合。分温三服，相去十里久。

地黄煎 主热风心烦闷，及脾胃间热，不下食，冷朴。方：

生地黄汁二升　生姜汁一升　枸杞根汁三升　荆沥　竹沥各五升　酥三升　人参　天门冬各八两　茯苓六两　栀子仁　大黄各四两

上十一味，捣筛一物为散，先煎地黄等汁成煎，次纳散药搅调。一服一匕，日二，渐加至三匕，觉利减之。

又方：

羖羊角五两　干蓝　黄芩　芍药　鼠尾草各三两　生葛　栀子仁各六两　豉一升，绵裹

上八味，㕮咀，以水七升，煮取二升五合，分三服。

治积热风。方：

地骨皮　葳蕤　丹参　黄芪　泽泻　麦门冬各三两　清蜜一合　生地黄汁一升　姜汁一合

上九味，㕮咀，以水六升，煮取二升，去滓，纳地黄汁，更缓火煮，减一升，纳蜜及姜汁，又煮一沸，药成。温服三合，日再。

大防风汤　治中风，发热无汗，肢节烦，腹急痛，大小便不利。方：

防风　当归　麻黄　白术　甘草各十八铢　黄芩三十铢　茯苓干地黄　附子　山茱萸各一两

上十味，㕮咀，以水九升，煮取二升半，一服七合。大小便不利，纳大黄、人参各十八铢，大枣三十枚，生姜三两，煮取三升，分三服。《深师》加天门冬一两。

大戟洗汤　治中风发热。方：

大戟　苦参各等份

上二味，末之，以药半升，白酢浆一斗，煮三沸，适寒温洗之，从上下寒乃止，立瘥。小儿三指撮，浆水四升煮，洗之。

金牙酒　疗积年八风五痓，举身弹曳，不得转侧，行走跛蹩，不能收摄，又暴口噤失瘖，言语不正，四肢背脊筋急肿痛，流走不常，劳冷积聚少气，乍寒乍热，三焦不调，脾胃不磨，饮游结实，逆害饮食，酢咽呕吐，食不生肌，医所不能治者，悉主之。方：

金牙碎如米粒，用小绢袋盛　细辛　地肤子无子用茎苏恭用蛇床子　附子　干地黄　防风　莽草　蒴藋根各四两　蜀椒四合　羌活一斤《胡洽》用独活

上十味，㕮咀，盛以绢袋，以酒四斗，瓷罂中渍，密闭头，勿令泄气，春夏三四宿，秋冬六七宿，酒成去滓，日服一合。此酒无毒，及可小醉，常令酒气相接，不尽一

剂，病无不愈。又令人肥健。酒尽自可加诸药各三两，惟蜀椒五两，用酒如前，勿加金牙也。冷加干姜四两。服此酒胜灸刺，起三十年诸风弹曳，神验。《肘后》《备急》用升麻、干姜各四两，人参二两，石斛、牛膝各五两，不用莤藋根，为十四味。苏恭不用地黄，为十三味。一方用蒵藋四两，黄芪三两。《胡洽》用续断四两，为十一味。《千金翼方》用茵芋四两，无蒵草。

常山太守马灌酒 除风气，通血脉，益精华，定六腑，明耳目，悦泽颜色，头自更黑，齿落更生，服药二十日为势倍，六十日志气充盈，八十日能夜书，百日致神明，房中强壮如三十时，力能引弩。年八十人服之，亦当有子。病在腰膝，药悉主之。方：

天雄二两，生用　蜀椒　商陆根各一两　乌头一枚，大者　桂心白蔹　茵芋　干姜各一两　附子五枚　踯躅一两

上十味，口㕮咀，以绢袋盛，酒三斗渍，春夏五日，秋冬七日，去滓。初服半合，稍加至两三合，捣滓为散，酒服方寸匕，日三，以知为度。夏日恐酒酸，以油单覆之，下井中，近水，令不酸也。《千金翼方》无商陆、桂心，为八味。

蛮夷酒 主久风枯挛，三十年着床，及诸恶风，眉毛堕落。方：

独活　丹参　礜石　干地黄各一两　附子　麦门冬各二两　白芷　乌喙　乌头　人参　狼毒　蜀椒　防风　细辛　矾石　寒水石　牛膝　麻黄　芎穷　当归　柴胡　芍药　牡蛎　桔梗　狗脊《千金脊》作枸杞　天雄各半两　苁蓉　茯神《千金翼方》作茯苓　金牙　薯蓣　白术　杜仲　石南　款冬各十八铢　干姜　芜荑各一合　山茱萸　牡荆子各十八铢　芫花　柏子仁各一合　石斛　桂心各六铢　甘遂二两　苏子一升　赤石脂二两半

上四十五味，㕮咀，以酒二斗渍，夏三日，春秋六日，冬九日，一服半合。蜜室中合药，勿令女人、六畜见之，三日清斋乃合。《千金翼方》无芎穷，云加大枣四十枚更佳。

蛮夷酒 治八风十二痹，偏估不随，宿食，久寒虚冷，五劳七伤，及妇人产后余疾，月水不调，皆主之。方：

矾石　桂心　白术　狼毒　半夏　石南　白石脂　龙胆　续断　芫花　白石英　代赭　蔄茹　石韦　玄参　天雄　防风　山茱萸　桔梗　藜芦　卷柏　细辛　寒水石　乌头　踯躅　蜀椒　白芷　秦艽　菖蒲各一两　矾石　附子　远志各二两　石膏二两半　蜈蚣二枚

上三十四味，㕮咀，以酒二斗，渍四日。服一合，日再。十日后去滓，曝干，捣筛为散。酒服方寸匕，日再，以知为度。《胡洽》四十二味，无桂心、细辛、乌头、踯躅、蜀椒，而有芒硝、恒山、黄芩、黄连、大黄、麻黄、地黄、前胡、甘草、菟丝子、芍药、紫菀各一两，杏仁二十枚，同捣筛，绢袋

盛，用水三斗，面三斤，黍米三斗，作饭依
如酒法，以药袋酿中，春秋七日，冬十日，
夏三日，酒成。服半鸡子壳，日三。并曝
药，末之，酒服方寸匕，以身体暖为度。

鲁王酒　治风眩心乱，耳聋目暗泪出，
鼻不闻香臭，口烂生疮，风齿瘰疬，喉下
生疮，烦热厥逆上气，胸胁不能俯仰，脚
酸不仁，难以久立，八风十二痹，五缓六
急，半身不遂，四肢偏枯，筋挛不可屈伸，
贼风咽喉闭塞，哽哽不利，或如锥刀所刺，
行人皮肤中，无有常处，久久不治，入人
五脏，或在心下，或在膏肓，游走四肢，
偏有冷处，如风所吹，久寒积聚，风湿五
劳七伤，虚损百病，悉方之。方：

　　茵芋　乌头　踯躅各三十铢　天雄
防己　石斛各二十四铢　细辛　柏子仁　牛膝　甘草　通草　桂心　山茱萸
秦艽　黄芩《胡洽》作黄芪　菌陈　附子　瞿麦　杜仲　泽泻　王不留行《胡
洽》作天门冬，《千金翼方》作王荪　石楠　防风　远志　干地黄各十八铢

　　上二十五味，口㕮咀，以酒四斗，渍之十日。一服一合，加至四五合，以
知为度。《千金翼方》名此为鲁公酒，有干姜。《胡洽》无防己，以绢囊盛药，
用水二斗，法曲二斗，同渍之三四宿，出药囊，炊二斗黍米，纳汁酿之，酒
熟，饮如鸡子大，日二，稍稍饮之，以知为度。

　　鲁公酿酒　主风偏枯半死，行劳得风，若鬼所击，四肢不遂，不能行步，
不自带衣，挛蹙，五缓六急，妇人带下，产乳中风，五劳七伤。方：

　　干姜　踯躅　桂心　甘草　芎穷　续断　细辛　附子　秦艽　天雄　石膏
紫菀各五两　葛根　石龙芮　石斛　通草　石楠　柏子仁　防风　巴戟天　山
茱萸各四两　牛膝　天门冬各八两　乌头二十枚　蜀椒半升

　　上二十五味，㕮咀，以水五升，渍三宿，法曲一斤合渍，秫米二斗合酿三
宿，去滓，炊糯米一斗，酘三宿药成。先食服半合，日再。待米极消尽，乃去
滓，曝干，末服。

　　独活酒　治八风十二痹。方：
　　独活　石楠各四两　防风三两　附子　乌头　天雄　茵芋各二两
　　上七味，㕮咀，以酒二斗，渍七日。服半合，日三，以知为度。
扁鹊云：治卒中恶风，心闷烦毒欲死，急灸足大指下横纹，随年壮，立愈。

若筋急不能行者，内踝筋急，灸内踝上四十壮；外踝筋急，灸外踝上三十壮，立愈。

若眼戴睛上插，灸目两眦后二七壮。

若不能语，灸第三椎上百壮。

若不识人，灸季肋头七壮。

若眼反口噤，腹中切痛，灸阴囊下第一横理十四壮。灸猝死亦良。

治久风、猝风、缓急诸风，猝发动不自觉知，或心腹胀满，或半身不遂，或口噤不言，涎唾自出，目闭耳聋，或举身冷直，或烦闷恍惚，喜怒无常，或唇青口白戴眼，角弓反张，始觉发动，即灸神庭一处七壮，穴在当鼻直上发际是。

次灸曲差二处各七壮，穴在神庭两旁各一寸半是。

次灸上关二处各七壮，一名客主人，穴在耳前起骨上廉陷者中是。

次灸下关二处各七壮，穴在耳前下廉动脉陷者中是。

次灸颊车二穴各七壮，穴在曲颊陷者中是。

次灸廉泉一处七壮，穴在当头直下骨后隐者中是。

次灸囟会一处七壮，穴在神庭上二寸是。

次灸百会一处七壮，穴在当顶上正中央是。

次灸本神二处各七壮，穴在耳正直上入发际二分是。又作四分。

次灸天柱二处各七壮，穴在项后两大筋外入发际陷者中是。

次灸陶道一处各七壮，穴在大椎节下间是。

次灸风门二处各七壮，穴在第二椎下两旁各一寸半是。

次灸心俞二处各七壮，穴在第五椎下两旁各一寸半是。

次灸肝俞二处各七壮，穴在第九椎下两旁各一寸半是。

次灸肾俞二处各七壮，穴在第十四椎下两旁各一寸半是。

次灸膀胱俞二处各七壮，穴在第十九椎下两旁各一寸半是。

次灸曲池二处各七壮，穴在两肘外曲头陷者中，屈肘取之是。

次灸肩髃二处各七壮，穴在两肩头正中两骨间陷者中是。

次灸支沟两处各七壮，穴在手腕后臂外三寸两骨间是。

次灸合谷二处各七壮，穴在手大指虎口两骨间陷者中是。

次灸间使二处各七壮，穴在掌后三寸两筋间是。

次灸阳陵泉二处各七壮，穴在膝下外尖骨前陷者中是。

次灸阳辅二处各七壮，穴在外踝上绝骨端陷者中是。

治风，灸上星二百壮，前顶二百四十壮，百会二百壮，脑户三百壮，风府三百壮。

治大风，灸百会七百壮。

治百种风，灸脑后项大椎平处两厢，量二寸三分，须取病人指寸量，两厢各灸百壮，得瘥。

治风，耳鸣，从耳后量八分半里许有孔，灸一切风，得瘥。狂者亦瘥。两耳门前后各灸一百壮。

治瘁病恶风。欲死不能语，及肉痹不知人，灸第五椎，名曰脏俞，百五十壮，三百壮便愈。

心俞穴在第五节，一云第七节。对心横三间寸。主心风，腹胀满，食不消化，吐血酸削，四肢羸露，不欲食炊，鼻衄，目眴眴不明，肩头胁下痛，小腹急，灸二三百壮。

大肠俞在十六椎两边相去一寸半，治风，腹中雷鸣，肠澼泄痢，食不消化，小腹绞痛，腰脊疼强，或大小便难，不能饮食，灸百壮，三日一报。

掖门在腋下攒毛中一寸，名太阳阴，一名掖间，灸五十壮，主风。

绝骨在外踝上三寸，灸百壮，治风，身重心烦，足胫疼。

贼风第三

论一首　方三十二首　灸法六首

治肝虚寒，猝然瘖哑不声，踞坐不得，面目青黑，四肢缓弱，遗失便利，厉风所损，**桂枝酒**主之。方：

桂枝　芎穷　独活　牛膝　薯蓣　甘草各三两　附子二两　防风　茯苓　天雄　茵芋　杜仲　白术　蒴藋根各四两　干姜五两　大枣四十枚　蹢躅一升　猪椒叶根皮各一升

上十八味，㕮咀，以酒四斗，渍七日。服四合，日二，加至五六合。

肝风占候，其口不能言，当灸鼻下人中，次灸大椎，次灸肝俞第九椎下是，五十壮，余处随年壮。眼暗人，灸之得明，二三百壮良。

心气虚悸恍惚，**大定心汤**主之。

干姜附子汤　治心虚寒风，半身不遂，骨节离解，缓弱不收，便利无度，口面喎邪。方：

干姜　附子各八两　桂心　麻黄各四两　芎穷三两

上五味，㕮咀，以水九升，煮取三升。分三服，三日后服一剂。

治心寒，或笑或呻口噤，**侧子酒**主之。

芎穷汤　主猝中风，四肢不仁，善笑不息。方：

芎穷一两半　黄芩　石膏一方用黄连　当归　秦艽　麻黄　桂心各一两　杏仁二十一枚　干姜　甘草各一两

上十味，㕮咀，以水九升，煮取三升，分三服。

治心虚寒，阴气伤寒损心，惊掣悸语，声宽急混浊，口喎冒昧，好自笑，厉风伤心，**荆沥汤**主之。方：

荆沥三升　麻黄　白术　芎穷各四两　防风　桂心　升麻　茯苓　远志　人参　羌活　当归各二两　母姜切，一升，取汁　防己　甘草各二两

上十五味，㕮咀，以水一斗五升，煎麻黄两沸，去沫，次下诸药，煮取三升，去滓，下荆沥、姜汁，煎取四升。分四服，日三夜一。

治心虚寒，气性反常，心手不随，语声冒昧，其所疾源厉风损心，具如前方所说无穷，**白术酿酒补心志定气**。方：

白术切　地骨皮　荆实各五斗　菊花二斗

上四味，以水石，煮取一石五斗，去滓澄清，取汁酿米一石，用曲如常法，酒熟，多少随能饮之，常取半醉，勿令至吐。

凡心风寒，灸心俞各五十壮，第五节两边各一寸半是。

治脾虚寒，厉风所伤，举体消瘦，语音沉涩，如破鼓之声，舌强不转而好咽唾，口噤唇黑，四肢不举，身重，大小便利无度，依源麻黄汤主之。

温中下气半夏汤　治脾寒言声忧惧，舌本卷缩，嗔喜无度，悗闷恍惚胀满。方：

半夏　生姜各一升　芍药　茯苓　桂心　橘皮　五味子各三两　附子五两　白术四两　甘草二两　大枣三十枚　大麻仁一升，熬研为脂

上十二味，㕮咀，以水一斗二升，煮取三升，去滓，下大麻，更上火一

沸，分三服。

当归丸 治脾虚寒，身重不举，言音沉鼓，厉风伤痛，便利无度，补脾安胃，调气止痛。方：

当归八两 天雄六两 干姜 酸枣仁各八两 黄芪 地骨皮各七两 芎穷干地黄各六两 桂心 防风 附子 白术各五两 甘草 厚朴 秦芃各四两大枣二十枚 吴茱萸五合 秦椒叶四两

上十八味，末之，蜜丸如梧子。酒服三十丸至四十丸，日再服。

脾风占候，声不出，或上下手，当灸手十指头，次灸人中，次灸大椎，次灸两耳门前脉，去耳门上下行一寸是，次灸两大指节上下各七壮。

治脾风，灸脾俞，挟脊两边各五十壮。凡人脾俞无定，所随四季月应病，即灸脏俞是脾穴，此法甚妙，脾风者总呼为八风。

治肺虚寒，厉风所中，嘘吸战掉，声嘶塞而散下，气息短惫，四肢痹弱，面色青䓡，遗失便利，冷汗出，**依源麻黄续命汤**。方：

麻黄六两 大枣五十枚 杏仁 白术 石膏各四两 桂心 人参 干姜茯苓各三两 当归 芎穷 甘草各一两

上十二味，㕮咀，以水一斗二升煮麻黄，去沫，次下诸药，煎取三升，去滓，分三服。旧方无术、茯苓，今方无黄芩，转以依经逐病增损。

八风防风散 治肺寒虚伤，言音嘶下，拖气用力，战掉，缓弱虚瘠，厉风入肺。方：

防风 触活 芎穷 秦椒 干姜 黄芪 附子各四十二铢 天雄 麻黄百膏 五味子 山茱萸各三十六铢 秦芃 桂心 薯蓣 细辛 当归 防己人参 杜仲各三十铢 甘草十一铢 贯众二枚 甘菊 紫苑各二十四铢

上二十四味，治下筛。每服方寸匕，酒调，进至两匕，日再服。

温中生姜汤 治肺虚寒，羸瘦缓弱，战掉嘘吸，胸满肺痿。方：

生姜一斤 桂心四两 甘草 麻黄各三两 橘皮四两

上五味，㕮咀，以水一斗，煮取二升半，分三服。先煎麻黄两沸，去沫，然后入诸药合煮。

治肺寒，灸肺俞百壮。

治肾寒虚为厉风所伤，语音塞吃，不转偏枯，胻脚偏跛塞，缓弱不能动，口㖞，言音混浊，便利仰人，耳偏聋塞，腰背相引，肾沥汤，依源增损，随病用药。方：

羊肾一具　磁石五两　玄参　茯苓　芍药各四两　芎穷　桂心　当归　人参　防风　甘草　五味子　黄芪各三两　地骨皮三升，切　生姜八两

上十五味，㕮咀，以水一斗五升，煮羊肾取七升，下诸药，取三升，去滓。分三服，可服三剂。

治耳聋口㖞等，**茵芋酒**主之。

干地黄丸　治肾虚，呻吟喜恚怒，反常心性，阳气弱，腰背强急，髓冷。方：

干地黄一两半　茯苓　天雄　钟乳各二两　杜仲　牛膝　苁蓉　柏子仁各四十二铢　桂心　续断　山茱萸　天门冬各一两半　松脂　远志　干姜各三十铢　菖蒲　薯蓣　甘草各一两

上十八味，末之，蜜丸梧子大。酒服三十丸，日二服，加至四十丸。

治肾寒，灸肾俞百壮。

大岩蜜汤　主贼风，腹中绞痛，并飞尸遁注，发作无时，发即抢心胀满，胁下如锥刀刺，并主少阴伤寒。方：

栀子十五枚　甘草　干地黄　细辛　羊脂青羊角亦得　茯苓　吴茱萸　芍药《小品》用芎穷　干姜　当归　桂心各一两

上十一味，㕮咀，以水八升，煮取三升，去滓，纳脂令烊。温分三服，相去如人行十里顷。若痛甚者，加羊脂三两，当归、芍药、人参各一两；心腹胀满坚急者，加大黄三两。《胡洽》不用柏子、羊脂、茯苓、桂心，名岩蜜汤。

小岩蜜汤　主恶风，角弓反张，飞尸入腹，绞痛闷绝，往来有时，筋急，少阴伤寒，口噤不利。方：

大黄二两　雄黄　青羊脂各一两　吴茱萸二两　当归　干地黄　干姜　桂心　芍药　甘草　细辛各四两

上十一味，㕮咀，以水一斗，煮取六升，分六服。重者加药，用水三斗，煮取九升，分十服。

排风汤　主诸毒风邪气所中，口噤闷绝不识人，及身体疼烦，面目暴肿，手足肿者。方：

犀角　羖羊角　贝子　升麻各一两

上四味，治下筛，为粗散，以水二升半，纳四方寸匕，煮取一升，去滓服五合。杀药者，以意增之。若肿，和鸡子敷上，日三；老小以意加减之，神良。亦可多和用之。

乌头汤　主寒疝，腹中绞痛，贼风入腹攻五脏，拘急不得转侧，中呼发作，有时使人阴缩，五足厥逆。方：

乌头十五枚《要略》用五枚　芍药四两　甘草二两　大枣十枚　老姜一

斤　桂心六两

上六味，㕮咀，以水七升，煮五物取三升，去滓，别取乌头去皮四破，蜜二升微火煎，令减五六合，纳汤中煮两小沸，去滓。服一合，日三，间食，强人三合，以如醉状为知，不知增之。

治贼风所中，腹内挛急。方：

麻黄四两　甘草一尺　石膏鸡子大　鬼箭羽鸡子大

上四味，㕮咀，以东流水二升，煮取一升，顿服之。

论曰：夫历节风着人久不治者，令人骨节蹉跌，变成癫病，不可不知。古今以来，无问贵贱，往往苦之，此是风之毒害者也。治之虽有汤药，而并不及松膏、松节酒，若羁旅、家贫不可急办者，宜服诸汤，犹胜不治，但于痛处灸三七壮佳。

防风汤　治身体四肢节解如随脱，肿，按之皮陷，头眩短气，温温闷乱欲吐者。方：

防风　白术　知母各四两　生姜　半夏各五两　芍药　杏仁　甘草　芎穷各三两　桂心四两

上十味，㕮咀，以水一斗，煮取三升。分四服，日三夜一。《古今录验》方无半夏、杏仁、芎穷，用附子二枚，为八味。

羌活汤　治中风，身体疼痛，四肢缓弱不遂，及产后中风。方：

羌活　桂心　芍药　葛根　麻黄　干地黄各三两　甘草二两　生姜五两

上八味，㕮咀，以清酒三升、水五升，煮取三升。温服五合，日三服。

防己汤　治风历节，四肢疼痛如槌锻，不可忍者。方：

防己　茯苓　白术　桂心　生姜各四两　乌头七枚　人参二两　甘草三两

上八味，㕮咀，以苦酒一升、水一斗，煮取三升半。一服八合，日三夜一。当觉焦热，痹忽忽然，慎忽怪也，若不觉，复合服，以觉乃止。凡用乌头皆去皮、熬令黑乃堪用，不然，至毒人，宜慎之。《千金翼方》不用苦酒。

治湿风体痛欲折，肉如锥刀所刺方：

附子　干姜　芍药　茯苓　人参　甘草　桂心各三两　白术四两

上八味，㕮咀，以水八升，煮取三升，日三服。一方去桂，用干地黄二两。

大枣汤　治历节疼痛。方：

大枣十五枚　黄芪四两　附子一枚　生姜二两　麻黄五两　甘草一尺

上六味，㕮咀，以水七升，煮取三升。服一升，日三服。

犀角汤　治热毒流入四肢，历节肿痛。方：

犀角二两　羖羊角一两　前胡　栀子仁　黄芩　射干各三两　大黄　升麻各四两　豉一升

上九味，㕮咀，以水九升，煮取三升，去滓，分三服。

治历节诸风，百节酸痛不可忍。方：

松脂三十斤，炼五十遍，酒煮十遍。不能五十遍，二十遍亦可。炼酥三升温，和松脂三升，熟搅，令极调匀。旦空腹以酒服方寸匕，日三。数数食面粥为佳，慎血腥、生冷物、酢果子。百日以后瘥。

松节酒　主历节风，四肢疼痛犹如解落。方：

松节三十斤，细锉，水四石，煮取一石　猪椒叶三十斤，锉，煮如松节法

上二味，澄清，合渍干曲五斤，候发，以糯米四石五斗酿之，依家酝法四酘①，勿令伤冷热。第一酘时下后诸药：

柏子仁　天雄　萆薢　芎穷各五两　防风十两　人参四两　独活十五两　秦艽六两　茵芋四两　磁石十二两，末

上十味，㕮咀，纳饭中炊之，如常酘法，酸足讫，封头四七日，押取清。适性服之，勿至醉吐。

汉历节风方：

松膏一升，酒三升，浸七日。服一合，日再，数剂愈。

又方：

松叶三十斤，酒二石五斗，渍三七日。服一合，日五六度。

石膏汤　逐风毒。方：

石膏鸡子大三枚　麻黄三两　杏仁四十枚　鸡子二枚　甘草一尺

① 酘（tou 投）:《集韵》:"酘，酒再酿。"

上五味，㕮咀，以水三升，破鸡子纳水中，烊令相得，纳药，煮取一升，服之。覆取汗，汗不出，烧石熨取汗出。

偏风第四

方十二首　针灸法五首

防风汤　主偏风　甄权处疗安平公方：

防风　芎穷　白芷　牛膝　狗脊　萆薢　白术各一两　羌活　葛根　附子《外台》作人参　杏仁各二两　麻黄四两　生姜五两　石膏　薏苡仁　桂心各三两

上十六味，㕮咀，以水一斗二升，煮取三升。分三服，服一剂觉好，更进一剂，即一度针，九剂九针即瘥，灸亦得。

针风池一穴，肩髃一穴、曲池一穴、支沟一穴、五枢一穴、阳陵泉一穴、巨虚下廉一穴，凡针七穴即瘥。

仁寿宫备身患脚奉敕：

针环跳、阳陵泉、巨虚下廉、阳辅，即起行。

大理赵卿患风，腰脚不随，不能跪起行：

上髎一穴、环跳一穴、阳陵泉一穴、巨虚下廉一穴，即得跪。

库狄钦患偏风不得挽弓：

针肩髃一穴，即得挽弓，甄权所行。

治猥[①]退风，半身不遂，失音不语者方：

杏仁去双仁及皮尖三斗，洗，入臼捣二斗令碎，研如寒食粥法，取汁八升，煎取四升，口尝看香滑即熟，未及此为不熟，惟熟为妙，停极冷，然后纳好曲一斗六升，煎取八升，第一遍酘馈也。次一炊复取杏仁三升，取一斗二升汁，煎取六升，第二酘也。次一炊准第二酘也。次一炊准第二酘取杏仁汁多少，为第三酘也。若疑米不足，别更取二升杏仁，研取八升汁，煎取四升，更酘酘炊米酘之。若犹不足，更研杏仁二升，取八升汁，煎取四升，更酘之，以熟为限。一石米，杏仁三斗，所以节次研杏仁者，恐并煎汁酢故也。若冬日，任意并煎。准计三斗杏仁，取汁一石六斗，煎取八斗四升，渍曲，以分之酘馈，酒熟封四七日，开澄取清，然后押糟，糟可干末，和酒服之大验，秘方：

又方：

蓖麻子脂一升，酒一斗，铜钵盛，着酒中一日，煮之令熟，服之。猥退

---

① 猥：通痿。《说文通训定声》："苏俗言气弱不任运动曰委顿，盖痿顿也。"

风，半身不遂，失音不语者，灸百会，次灸本神，次灸承浆，次灸风府，次灸肩髃，次灸心俞，次灸手五里[1]，次灸手髓孔，次灸手少阳，次灸足五里，次灸足髓孔，次灸足阳明各五百壮。

治大风半身不遂。方：

蚕沙两石，熟蒸，作直袋三枚，各受七斗，热盛一袋着著患处，如冷，即取余袋一依前法，数数换，百不禁，瘥止。须羊肚、酿、粳米、葱白、姜、椒、豉等混煮，热吃，日食一枚，十日止。千金不传。

又方：

蒸鼠壤土，袋盛熨之，瘥即止。

葛根汤　治四肢缓弱，身体疼痛不遂，妇人产后中柔风及气满。方：

葛根　干地黄　芍药　桂心　羌活各三两　麻黄　甘草各二两　生姜六两

上八味，㕮咀，以清酒三升、水五升，煮取三升，温服五合，日三。

麻子汤　治大风，周身四肢挛急，风行在皮肤，身劳强，服之不虚人，又主精神蒙昧者。方：

秋麻子三升，净择，水渍一宿　防风　桂心　生姜　石膏用绵裹　橘皮各二两　麻黄三两　竹叶一握　葱白一握　香豉一合

上十味，㕮咀，先以水二斗半，煮麻子，令极熟，漉去滓，取九升，别煮麻黄两沸，掠去末，纳诸药汁中，煮取三升，去滓。空腹，分三服。服讫当微汗，汗出以粉涂身。极重者不过三两剂，轻者一两剂瘥。有人患大风、贼风、刺风，加独活三两，比小续命汤准，当六七剂。

仲景三黄汤　治中风，手足拘挛，百节疼痛，烦热心乱，恶寒，经日不欲

①　里：原作"册"，据文义改。

饮食。方：

麻黄三十铢　黄芪十二铢　黄芩十八铢　独活一两　细辛十二铢

上五味，哎咀，以水五升，煮取二升。分二服，一服小汗，两服大汗。心中热，加大黄半两；胀满，加枳实六铢；气逆，加人参十八铢；心悸，加牡蛎十八铢；渴，加栝楼十八铢；先有寒，加八角附子一枚。此方秘不传。

白蔹薏苡汤　治风拘挛不可屈伸方：

白蔹　薏苡仁　芍药　桂心　牛膝　酸枣仁　干姜　甘草各一升　附子三故

上九味，哎咀，以醇酒二斗，渍一宿，微火煎三沸。服一升，日三，扶仗起行。不耐酒，服五合。《千金翼方》有车前子。

治腰背痛，**独活寄生汤**　夫腰背痛者，皆犹肾气虚弱，卧冷湿地当风所得也，不时速治，喜流入脚膝，为偏枯冷痹缓弱疼重，或腰痛挛脚重痹，宜急服此方：

独活三两　寄生《古今录验》用续断　杜仲　牛膝　细辛　秦艽　茯苓　桂心　防风　芎䓖　人参　甘草　当归　芍药　干地黄各二两

上十五味，哎咀，以水一斗，煮取三升。分三服，温身勿冷也。喜虚下利者，除干地黄。服汤，取蒴藋叶火燎，厚安席上，乃热眠上，冷复燎之。冬月取根，春取茎熬，卧之佳，其余薄熨，不及蒴藋蒸也。诸处风湿亦用此法。新产竟便患腹痛不得转动，及腰脚挛痛不得屈伸，痹弱者，宜服此汤，除风消血也。《肘后》有附子一枚大者，无寄生、人参、甘草、当归。

菊花酒　主男女风虚寒冷腰背痛，食少羸瘦无色，嘘吸少气，去风冷，补不足。方：

菊花　杜仲各一斤　附子　黄芪　干姜　桂心　当归　石斛各四两　紫石英　苁蓉各五两　萆薢　独活　钟乳各八两　茯苓三两　防风四两

上十五味，哎咀，以酒七斗，渍五日。一服二合，稍稍加至五合，日三。《千金翼方》不用干姜。

杜仲酒　主腰脚疼痛不遂，风虚。方：

杜仲八两　石南二两　羌活四两　大附子五枚

上四味，哎咀，以酒一斗，渍三宿。服二合，日再。偏宜冷病妇人服。

风痱第五

论三首　方八首　灸法一首

论曰：夫风痱者，猝不能语，口噤，手足不遂而强直者是也。治之以伏龙肝五升末，冷水八升，和搅取其汁，饮之，能尽为善。《肘后》此方治心烦恍惚，腹中痛满，绝而复苏。自此以下九方，皆是主此风，用之次第，宜细寻之。

论曰：凡欲医此病，知先后次第，不得温投汤药以失机宜，非但杀人，困兹遂为痼疾，亦既得之，当进三昧竹沥饮，少似有胜于常，更进汤也。竹沥饮子，患热风者必先用于此制其热毒。

竹沥汤　主四肢不收，心神恍惚不知人，不能言。方：

竹沥二升　生葛汁一升　生姜汁三合

上三味，相合，温暖。分三服，平旦、日晡、夜各服，服讫觉四体有异似好，次进后汤。方：

麻黄　防风各一两半　芎穷　防己　附子　人参　芍药　黄芩　甘草　桂心各一两　生姜四两　石膏六两　杏仁四十枚　竹沥一升　羖羊角二两　生葛汁五合

上十六味，㕮咀，以水七升，煮减半，纳沥，煮取二升五合。分三服，取汗，间五日更服一剂，频与三剂，渐觉少损，仍进。后方：

竹沥三升　防己　升麻　桂心　芎穷　羖羊角各二两　麻黄三两　防风二两

上八味，㕮咀，以水四升合竹沥，煮取二升半。分三服，两日服一剂，常用，加独活三两最佳。此方神良，频进三剂。若手足冷者，加生姜五两、白术二两。若未除，更进后汤。方：

防风　麻黄　芍药各一两半　防己　桂心　黄芩　白术　附子一本作杏仁四十枚　羖羊角　竹沥一升　甘草一本作葛根二两　人参　芎穷　独活　升麻各一两　生姜　石膏各二两

上十七味，㕮咀，以水八升，煮减半，纳沥，煮取二升半。分三服，相去如人行十里更服。若有气者，加橘皮、牛膝、五加皮各一两。

凡风痱服前汤得瘥讫，可常服煮散除余风。方：

防风　独活　防己　秦艽　黄芪　芍药　人参　白术　茯神　芎穷　远志　升麻　石斛　牛膝　羖羊角　丹参　甘草　厚朴　天门冬　五加皮　桂心　黄芩《千金翼方》作薯蓣　地骨皮各一两一云各四两　橘皮　生姜　麻黄　干地

黄各三两　　槟榔《千金翼方》作甘
草　藁本《千金翼方》作附子　薏
苡仁一升　石膏六两一云三两

　　上三十三味，捣筛为粗散，和
搅令匀，每以水三升、药三两，煮
取三升，绵滤去滓。顿服之，取汗，
日一服。若觉心中热烦，以竹沥代
水煮之。

　　凡患风人多热，常宜服荆沥。方：
　　荆沥　竹沥　生姜汁各三合
　　上三味，相和暖之，为一服。
每日旦服煮散，午后服此，平复好
瘥乃止。

独活煮散　主诸风痱方：
　　独活八两　芎䓖　芍药　茯苓
防风　防己　葛根各一两　当归
人参　桂心　羖羊角　石膏　麦门冬各四两　磁石十两　甘草三两　白术三两
　　上十六味，各切如豆，分二十四份，份安生姜、生地黄切一升，杏仁二七
枚，以水二升，煮取七合。日晚或夜中服之，日一服，间日服。无所忌。

　　凡风，服汤药多患虚热翕翕然，五补丸除热。方：
　　防风　人参　苁蓉　干地黄　羖羊角　麦门冬　天门冬各一两半　芍药
独活　干姜　白术　丹参　食茱萸一本云山茱萸　甘草　茯神　升麻　黄芪
甘菊花　地骨皮　五加皮　石斛　牛膝　薯蓣各三十铢　秦艽　芎䓖　生姜屑
桂心　防己　黄芩各一两　寒水石三两　附子十八铢　石膏三两
　　上三十二味，末之，白蜜和。生姜蜜汤服梧子大二十丸，日三，稍加至
三十丸。忌油、面、蒜、生冷、醋滑、猪、羊、鸡、鱼等。

　　论曰：古人立方，皆准病根冷热制之，今人临急选次，寻之即用，故多不
验。所以欲用方者，先定其冷热，乃可检方，用无不效也。汤酒既尔，丸散亦
然。凡此风之发也，必由热盛，故有竹沥、葛汁等诸冷药焉。后之学者，不能
仔细识其方意，故有兹论具而述之。其人无密室者，不得与疗风。强人居室不
密尚中风，况服药人。

　　治风痱不能语，手足不遂，灸法：
　　度病者手小指内歧间至指端为度，以置脐上直望心下，以丹注度上端毕，
又作两度，续所注上合其下，开其上取其本，度横置其开上令三合，其状如倒

作"厶"字形，男度左手，女度右手，嫌不分了，故上丹注，三处同时起火，各一百壮愈。

风懿第六

论三首　方二十三首　针灸法六首

独活汤　治风懿不能言，四肢不收，手足掸曳。方：

独活四两　桂心　芍药　栝楼根　生葛各二两　生姜六两　甘草三两

上七味，㕮咀，以水五升，煮取三升。分三服，日三。

论曰：脾脉络胃挟咽，连舌本，散舌下。心之别脉系舌本。今心脾二脏受风邪，故舌强不得语也。

治中风口噤不能言。方：

防己　桂心　麻黄各二两　葛根三两　甘草　防风　芍药各一两　生姜四两

上八味，㕮咀，以水六升，煮取二升半，分三服。瘖哑不语，皆治之。

石楠汤　治六十四种风注走入皮肤中，如虫行，腰脊强直，五缓六急，手足拘挛，隐疹搔之作疮，风尸身痒，卒风面目肿起，手不出头，口噤不能言。方：

石楠　干姜　黄芩　细辛　人参各一两　桂心　麻黄　当归　芎穷各一两半　干地黄十八铢　甘草二两　食茱萸三十铢

上十二味，㕮咀，以水六升、酒三升，煮取三升。分三服，大汗勿怪。

治中风口噤不知人。方：

白术四两，以酒三升，煮取一升，顿服之。

又方：

服荆沥一升。

又方：

服淡竹沥一升。

又方：

芥子一升　醋三升

上二味，煮取一升，薄头以布裹之，一日一度。《肘后》以治卒不得语。

又方：

豉五升　吴茱萸一升

上二味，以水七升，煮取三升，渐渐饮之。《肘后》以治不能语。

卒中风，口噤不得开，灸机关《千金翼方》名颊车二穴，穴在耳下八分小近前，灸五壮即得语。又灸随年壮，僻者逐僻，左右灸之。

中风失瘖，不能言语，缓纵不随，先灸天窗五十壮，息火仍移灸百会五十壮毕，还灸天窗五十壮者。始发先灸百会，则风气不得泄，内攻五脏，喜闭伏，仍失音也，所以先灸天窗，次百会佳，一灸五十壮，悉泄火势，复灸之，视病轻重，重者一处三百壮大效。凡中风，服药益剧者，但是风穴悉皆灸之三壮，无不愈也，神良。决定勿疑惑也，不至心者，勿浪尽灸。

论曰：风寒之气客于中，滞而不能发，故瘖不能言，及瘖哑失声，皆风邪所为也，入脏皆能杀人，故附之于治风方末。凡尸厥而死，脉动如故，此阳脉下坠，阴脉上争，气闭故也，针百会人三分，补之，灸熨斗熨两胁下。又灶突墨弹丸大，浆水和饮之。又针足中指头去甲如韭叶，又刺足大指甲下内侧去甲三分。

桂汤　治猝失音。方：

浓煮桂汁，服一升，覆取汗。亦可末桂着舌下，渐渐咽汁。

又方：

浓煮大豆汁含亦佳，无豆用豉。

治猝不得语方：

酒五合，和人乳汁中半分，为二服。

论曰：夫眼瞤动，口唇偏喎，皆风入脉，急与小续命汤、附子散，摩神明膏、丹参膏，依穴灸之，喉痹舌缓亦然。风入脏使人瘖哑猝死，口眼相引，牙车急，舌不转，口喎僻者，与伏龙肝散和鸡冠血及鳖血涂，干复涂，并灸吻边横纹赤白际，逐左右，随年壮报之，至三报。三日不瘥，更报之。

附子散　主中风，手臂不仁，口面喎僻。方：

附子　桂心各五两　细辛　防风　人参　干姜各六两

上六味，治下筛。酒服方寸匕，日三，稍增之。

甘草汤 治偏风积年不瘥，手脚枯细，面口㖞僻，精神不定，言语倒错。方：

甘草　桂心　芎穷　麻黄　当归　芍药各一两　附子二枚　独活　防己各三两　生姜　石膏　茯神各四两　白术　黄芩　细辛各一两　秦艽　防风各一两半　侧子二枚　菊花一升　淡竹沥四升　人参二两

上二十一味，㕮咀，以水一斗，先煮麻黄去沫，取七升，纳竹沥及药，煮取三升。分四服，服三服讫，间一杯粥，后更服，待药势自汗。慎风冷、醋、蒜、面、乳酪、鱼等。

治凡风着人面，引口偏着耳，牙车急，舌不得转方：

生地黄汁一升　竹沥一升　独活三两

上三味，合煎取一升，顿服之，即愈。

治中风，面目相引，口偏僻，牙车急，舌不可转。方：

牡蛎　矾石　灶下黄土　附子各等份

上四味，末之，取三岁雄鸡冠血，和药敷其上，预持镜候之，才欲复故，便急洗去之，不速去便过，不复还也。《千金翼方》云偏右涂左，偏左涂右。

又方：

青松叶一斤，捣令汁出，清酒一斗渍二宿，近火一宿。初服半升，渐至一升，头面汗出即止。

又方：

竹沥三升　防风　防己　升麻　桂心　芎穷各二两　羖羊角三两　麻黄四两

上八味，㕮咀，以水四升，合竹沥，煮取一升半。分三服，日服，一剂，常用效。

又方：

酒煮桂取汁，以故布搨病上，正则止。左㖞搨右，右㖞拓左，秘不传，余常用大效。

治口耳僻方：

防风二两　柏实三两　独活　生姜各四两　麻黄三两　杏仁三十枚　附子葛根各二两

上八味，㕮咀，以水一斗、酒二升，煮取三升。分四服。

治口喎不止[1]。方：

取空青末如豆一枚，含之即愈。

治卒中风口喎。方：

炒大豆三升令焦，以酒三升淋取汁，顿服之。《肘后》以治口噤不开。

又方：

大皂荚一两，去皮子，下筛，以三年大醋和。左喎涂右，右喎涂左，干更涂之。

枳菇酒 主诸药不能瘥者。方：

枳实上青刮取末，欲至心止，得菇五升，微火炒去湿气，以酒一斗渍，微火暖令得药味。随性饮之。主口僻眼急大验，治缓风、急风并佳。《肘后》以治身直不得屈伸反复者，枳树皮亦得。

治卒中风口喎。方：

以苇筒长五寸，以一头刺耳孔中，四畔以面密塞之，勿令泄气，一头纳大豆一颗，并艾烧之令燃，灸七壮即瘥，患右灸左，患左灸右。千金不传。耳病亦灸之。

中风口喎，灸手交脉三壮，左灸右，右灸左，其炷如鼠屎形，横安之两头下火。

角弓反张第七

方六首

治猝半身不遂，手足拘急，不得屈伸，身体冷，或智或痴，或身强直不语，或生或死，狂言不可名状，角弓反张，或欲得食，或不用食，或大小便不利，皆疗之。方：

人参　桂心　当归　独活　黄芩　干姜　甘草各十八铢　石膏一两半　杏仁四十枚

上九味，㕮咀，以井华水九升，煮取三升。分三服，日二，覆取汗，

不汗更合，加麻黄五两合服。《古今录验》名八风续命汤。

仓公当归汤　主贼风口噤，角弓反张，痓者。方：

当归　防风各十八铢　独活一两半　麻黄三十铢　附子一枚　细辛半两

上六味，㕮咀，以酒五升、水三升，煮取三升。服一升，口不开者，格口纳汤，一服当苏，二服小汗，三服大汗。

又方：

酒一斗，胶二斤，煮令烊，得六升。一服一升，稍服愈。

秦艽散　治半身不遂，言语错乱，乍喜乍悲，角弓反张，皮肤风痒。方：

秦艽　独活《胡洽》用乌头　黄芪　人参　甘菊花各二两《胡洽》用蜀椒　茵芋十八铢《胡洽》用茵草　防风　石斛《胡洽》用草薢　桂心　山茱萸各二两半　附子　芎穷《胡洽》用桔梗　细辛　当归　五味子　甘草　白术　干姜　白鲜皮《胡洽》用白薇，各三十铢　麻黄　天雄　远志各一两《胡洽》用防己

上二十二味，治下筛。酒服方寸匕，日再，渐渐加至二匕。又云治风无新久，并补。

吴秦艽散　治风注甚良，角弓反张，手足酸疼，皮肤习习，身体都痛，眉毛堕落，风注入肢体百脉，身肿，耳聋，惊悸心满，短气，魂志不定，阴下湿痒，大便有血，小便赤黄，五带七伤，万病皆主之。方：

秦艽　蜀椒　人参　茯苓　牡蛎　细辛　麻黄　栝楼根各十八铢　干姜　附子　白术　橘梗　桂心　独活　当归各一两　黄芩　柴胡　牛膝各半两　芎穷　防风各一两半　石楠　杜仲　莽草　乌头　天雄各半两　甘草一两半

上二十六味，治下筛，盛以苇袋。食前温酒一升服方寸匕，日三服，急行七百步，更饮酒一升。忌如常法。

风痹第八

论一首　方九首

论曰：血痹病从何而得之？师曰：夫尊荣人骨弱、肌肤盛，因疲劳汗出，卧不时动摇，加被微风遂得之，形如风状。《巢源》云：其状如被微风所吹。但以脉自微涩，涩在寸口，关上紧，宜针引阳气，令脉和，紧去则愈。

治风湿脉浮，身重汗出恶风。方：

汉防己四两　甘草二两　黄芪五两　生姜　白术各三两　大枣十二枚

上六味，㕮咀，以水六升，煮取三升，分三服。服了坐被中，欲解如虫行

皮中，卧取汗。

治三阴三阳，厥逆寒食，胸胁支满，病不能言，气满，胸中急，肩息，四肢时寒热不随，喘悸烦乱，吸吸少气，言辄飞扬，虚损，铁精汤方：

黄铁三十斤，以流水八斗，扬之三千遍炭五十斤，烧铁令赤投冷水，复烧七遍如此，澄清，取汁二斗煮药　半夏　麦门冬

各一升　白薇　黄芩　甘草　芍药各四两　人参三两　大枣二十枚　石膏五两　生姜二两

上十味，㕮咀，纳前汁中，煮取六升。服一升，日三，两日令尽。

黄芪汤　治血痹，阴阳俱微，寸口关上微，尺中小紧，外证身体不仁，如风状方：

蜀黄芪　人参　芍药　桂心各二两　大枣十二枚　生姜六两　上六味，㕮咀，以水六升，煮取二升。服七合，日三服尽。《要略》五物，无人参。

治游风行走无定，肿或如盘大，或如瓯，或著腹背，或著臂，或著脚，悉主之方：

海藻　茯苓　防风　独活　附子　白术各三两　大黄五两　鬼箭　当归各二两，一本作当陆

上九味，㕮咀，以酒二斗，渍之五日。初服二合，加之，以知为度。

白蔹散　治风痹肿，筋急展转易常处方：

白蔹半两　附子六铢

上二味，治下筛。酒服半刀圭，日三，不知增至一刀圭，身中热行为候，十日便觉。

治风痹游走无定处，名曰血痹，大易方：

萆薢　薯蓣　牛膝　泽泻各二两　白术　地肤子各半两　干漆　蛴螬　天雄　狗脊　车前子各十铢　茵芋六铢　山茱萸三十铢　于地黄二两半

上十四味，末之，蜜和，酒下如梧子十丸，日三，稍稍加之。

治诸风痹方：

防风　甘草　黄芩　桂心　当归　茯苓各一两　秦艽　葛根各二两　生

姜五两　大枣三十枚　杏仁五十枚。

上十一味，㕮咀，以水、酒各四升，煮取三升。分三服，取汗。

附子酒　主大风冷痰癖胀满，诸痹方：

大附子一枚重二两者亦云二枚，酒五升渍之，春五日。一服一合，日二，以瘥为度。

麻子酒　主虚劳百病，伤寒风湿，及妇人带下，月水往来不调，手足疼痹著床，服之令人肥健方：

麻子一石　法曲一斗

上二味，先捣麻子成末，以水两石著釜中，蒸麻子极熟，炊一石米，须出滓，随汁多少如家酝法，候熟，取清酒随性饮之。